Karmaenergetische Vampire

Energetischer Vampirismus – Über Menschen die die Lebenskraft und Bioenergie ihrer Mitmenschen stehlen und wie man sich vor diesen Energiesaugern schützt

von
Igor Saveljev

Übertragung aus dem Russischen von E. Buchmann

Weitere Bücher von Igor Saveljev:

Das Syndrom der chronischen Müdigkeit - *Schutz und Heilung vor Verderbnis, dem Bösen Blick, Behexungen und anderem Unheil von Igor Saveljev,* ISBN 978-3-89094-479-1

ISBN 978-3-89094-552-1

Inhaltsverzeichnis

Und unten ist Eis, und oben – ich schinde mich ab –
Nach oben entkommen oder nach unten durchbohren?
Klar – hinauf schwimmen und nicht die Hoffnung verlieren,
Und dort – an die Arbeit...

W. Wyssotzkij[1]

[1] Hier und im Weiteren werden die Werke von W. S. Wyssotzkij entsprechend dem Text der zweibändigen Sammlung von Aufsätzen W. S. Wyssotzkijs, Jekaterinburg, Ural-Handelshaus „Possyltorg“, 1994, angeführt.

Vorwort des Autors

Wer von uns hat noch nicht einen solchen Zustand erleben müssen - 'nicht leben, sondern sich abplagen'? Das Gefühl der 'Belagerung' von allen Seiten, wenn auch weder von unten, noch von oben Eis vorhanden ist. Aber es gibt dieses Gefühl des Eises, der Kälte, der Ausweglosigkeit, der eigenen Kraftlosigkeit, wenn es scheint, dass dich irgendeine unbekannte Kraft zwischen Eisschollen hin- und herrollt. Aber das ist eben nur ein Gefühl, eine Empfindung, obwohl – und hier lassen wir wiederum Wyssotzkij sprechen:

Warum ist alles nicht so,
Wie es immer war:
Derselbe Himmel – wiederum blau.
Derselbe Wald, dieselbe Luft und dasselbe Wasser...

Tatsächlich, als hätte sich nichts verändert in unserem Leben, als wäre alles so wie immer. Aber das Empfinden des eigenen Zustandes führt zur Krisis:

Und es zerreißen die Aorten, aber nach oben – es fehlt der Mut!
Dort links am Bord entlang, dort rechts am Bord entlang,
Dort geradeaus in Laufrichtung verhindert ein Durchkommen
Der gehörnte Tod.

Und die in *die* Ecke Getriebenen rufen in ihrer Verzweiflung:

Rettet unsere Seelen!
Wir reden irre vom Ersticken,
Rettet unsere Seelen!
Eilt zu uns herbei!

Mein Buch ist gerade für jene bestimmt, die an sich selbst schon einmal einen solchen Zustand erlebt haben (und das ist die Mehrheit), und von denen für jene, die ihre Seele vor dem Erstickungstode und ihren Körper von Krankheiten retten wollen. Von Krankheiten, die die offizielle moderne Medizin weder begreifen, noch die Gründe für ein ernsthaftes Unwohlsein des Menschen feststellen, noch eine Diagnose stellen kann. Sicher, in den letzten Jahren ist in der modernen Medizin eine neue Diagnose aufgetaucht – das Syndrom der chronischen Müdigkeit. Die Mediziner meinen, dass dieses Syndrom keinen Deut besser ist als ein anderes - das Syndrom des erworbenen Immundefekts – AIDS.

Die Ärzte nehmen an, dass das Syndrom der chronischen Müdigkeit (SCM) eine Infektionskrankheit ist, die über die Wirbelsäule den gesamten Organismus befällt und bislang unheilbar ist. Anfänglich verschlechtert sich beim Menschen grundlos die Stimmung, es setzt ein Kräfteverfall ein, es entsteht eine Gleichgültigkeit gegenüber den Personen der Umgebung und gegenüber dem Leben, danach beginnen alle möglichen Krankheiten. In der ersten Etappe erbringen die Krankheiten keine objektiven Daten und Analysen des Blutes und des Urins, Röntgenbilder lassen keine Krankheiten erkennen. Dem Menschen aber geht es immer schlechter und schlechter. Die Ärzte stellen die Diagnose „Wehleidigkeit". Und weiter ... „Das ist unser Mann" – be-

stimmt der Psychiater und beginnt ihn sowohl „zu tränken", als auch zu stechen, lädt ihn zu einer stationären Behandlung (die im Volksmund „Klapsmühle" genannt wird) ein, überredet ihn und steckt in hinein. Und nicht selten werden die Bedauernswerten tatsächlich die 'Ihrigen', mit unbekannter Krankheit, die sich auf keine Art heilen lässt.
Die traditionelle Volksmedizin, deren Wurzeln Jahrtausende zurückreichen, kennt kein Syndrom der chronischen Müdigkeit. Unter eben diesem Syndrom verbergen sich einige schlimme Krankheiten mit einer in den gemeinsamen Charakteristika ähnlichen Symptomatik, zumindest auf den ersten Etappen der Krankheitsentwicklung: Kräfteverfall, Gleichgültigkeit, mitunter Depressionen. Mann kann diese Krankheiten natürlich auch als Infektionskrankheiten ansehen, die von außen durch einen Virus übertragen worden sind, und zwar durch einen Virus der besonderen Art, vielmehr durch einige. Diese 'Viren' sind energetische. Solche Krankheiten sind im Volke und auch unter den Wunderheilern seit langem bekannt, das sind Behexung, Verleumdung, Fluch, Vampirismus. Es gibt auch noch die so genannten Karma-Krankheiten, über die man viel geschrieben hat, immer noch schreibt und schreiben wird. Die Hauptsache aber besteht nicht darin, dass man über diese Krankheiten schreibt, sondern besteht in den schweren Folgen dieser Krankheiten, von denen sehr viele, und nicht nur Menschen, sondern auch Tiere dahinsiechen und umkommen. Auch die Natur ist davon betroffen. Deshalb genügt es, nicht nur wissen, dass solche Krankheiten existieren, sondern man muss auch verstehen, sich vor ihnen zu schützen, und wenn es nicht glückt und eine solche Krankheit den Menschen heimsucht, muss man verstehen, sich und andere zu heilen.
In diesem Buch wird von der einfachsten und der am meisten verbreiteten Krankheit dieser Art die Rede sein – vom gewöhnlichen tagtäglichen bioenergetischen Vampirismus. Und wie tritt dieser Vampirismus zutage? Was sind Vampire? Wie schützt man sich vor ihnen? Wie besiegt man in sich einen Vampir? Der Autor hofft, dass der Leser auf diese und andere Fragen, die mit dem energetischen Vampirismus zu tun haben, eine Antwort in dem vorliegenden Buche finden wird.
In den letzten Jahren habe ich mich mit der Bioenergetik in den verschiedenen Aspekten ihrer Nutzung, vor allem mit der Bioenergietherapie beschäftigt. Menschen unseres Berufes nennt man Extrasensories - Menschen mit übersinnlicher Wahrnehmung, Übersinnliche. Von diesen Menschen gibt es auf der Welt bedeutend mehr als gefühllose. Und damit kann man auch niemanden in Erstaunen versetzen. Verwunderlich ist etwas anderes. Der heutige übersinnliche Mensch kann seine natürliche Begabung nicht für sich und nicht für andere zum Nutzen beherrschen. Und einige Betörte, betört von jenen, die aus irgendwelchen Gründen gegen das Selbsterkennen des Menschen und das Erkennen der Umwelt durch den Menschen ankämpfen, sagen mit Stolz, dass „das" nicht existiert.
Die Wissenschaft sich schon lange entfernt von materialistischen Postulaten, nachdem die Materie als das Primäre und der Geist, das Bewusstsein als das Sekundäre anerkannt worden sind. Alles hängt von den technischen Mitteln des Erkenntnisniveaus der Materialität ab. In der Geschichte der Physik und Chemie begaben wir uns von den physischen Körpern zuerst zu den Molekülen, dann zu den Atomen und schließ-

lich zu den Elektronen. Und diese Teilchen sind Materie, die energetische Ladungen trägt. Heute ist bewiesen, dass auch ein Vakuum über eine starke Energie verfügt. Das ist ein besonderes Thema, in dem das einheitliche bioenergetische All ohne Unterteilung in Materialismus und Idealismus der Hauptheld ist.
Das zweite Gebot Gottes lautet:

Schaffe dir kein Götzenbild oder Ähnliches weder oben im Himmel, noch unten auf Erden, noch in den Wassern unter der Erde; verneige dich nicht vor ihnen und diene ihnen nicht.

Es scheint alles einfach zu sein. Aber nein. Wir schaffen uns Götzenbilder. Bald „Klassiker" mit Strömen von Blut, das von ihren Anhängern vergossen wird, bald irgendeinen Führer oder „Vater der Demokratie", bald …. Übersinnliche, von denen sich jeder zweite für ein Genie hält, und sich mindestens einer von zwei „Genien" für die Verkörperung von Jesus Christus hält - unabhängig von Geschlecht und Alter. Sie stehen in der Kirche mit Kerzen, aber predigen Sünde. Eine Bibel haben sie noch niemals in ihre Hände genommen, obwohl die Bibel nicht nur eine Lehre, sondern das Heil ist, wenn nicht gar noch mehr.
Ich zitiere Wladimir Wyssotzkij. Und das beileibe nicht aus Freude am Bonmot. Das ist für die Energetik, für das Heil, für den Schutz vor Vamipiren.

Nicht im Märchen, sondern im Leben

Wenn man dem „Wörterbuch der russischen Sprache“ von S. I. Oshegov Glauben schenken darf, so ist ein Vampir entweder ein „märchenhafter Werwolf, ein Leichnam, der aus einem Grab steigt und das Blut der lebenden Kreatur trinkt“, oder überhaupt nur eine Fledermaus. Die Große Sowjetische Enzyklopädie definiert, ohne sich auf solche Erklärungen zu beschränken, im übertragenen Sinne einen Vampir als einen Blutsauger, einen grausamen Menschen, einen Ausbeuter.

Wenn alles so einfach wäre, wie in den dicken und allwissenden Enzyklopädien geschrieben steht, so wäre es müßig, über Vampire zu reden. Es wird kaum jemanden geben, der mit eigenen Augen einen Leichnam gesehen hat, der das Blut seines Opfers trank. Horrorfilme ausgenommen. Sicher, grausame Menschen und Ausbeuter gibt es zuhauf, und wenn es gewünscht wird, ist es nicht so schwierig, sich von ihnen zu trennen, nicht nur im übertragenen, sondern auch im direkten Sinne. Sich aber von einem Vampir im direkten Sinne zu trennen, pflegt bei weitem komplizierter zu sein, umso schwieriger ist es, wenn der Vampir ein sehr nahe stehender oder gar verwandter Mensch ist. Gibt es nun tatsächlich „märchenhafte Werwölfe, Leichname, die das Blut der lebenden Kreatur trinken“? Was das Blut angeht, kann ich dazu nichts sagen. Aber da gibt es die Energie eines Menschen, eines nahe stehenden, die die Toten, ohne aus dem Grab zu steigen, aufsaugen können.

Im Januar 1992 kam zu mir die fünfzigjährige Valentina Ch. deren Mann war vor zwei Jahren gestorben. Mit ihm hatte sie mehr als ein Vierteljahrhundert zusammengelebt. Anfangs schenkte ich diesem Umstand keine Beachtung, obwohl die Mehrheit der Krankheiten, die zu behandeln ich im Begriff war, von der Patientin eben erst nach dem Tode ihres Mannes verspürt worden waren. Die Frau war sehr beeinflussbar. Nach einer Behandlungssitzung fühlte sie sich bedeutend besser, jedoch war die Besserung nur von kurzer Dauer. Jedes Mal, wenn sie zur Sprechstunde kam, sprach sie von ihrem verstorbenen Mann. In einer der folgenden Sitzungen begann ich die Ursache für den geringen Effekt der Behandlung zu suchen, und plötzlich entdeckte ich links am Halsansatz der Patientin etwas in der Art eines Knäuels von Egeln. Mit großer Mühe gelang es mir, es vom Körper der Patientin loszureißen. Zu meiner wenig angenehmen Verwunderung sah ich, wie zusammen mit den Egeln in der Ferne der Sarg mit dem Verstorbenen langsam verschwand.

Meine Patientin atmete mit Erleichterung tief durch. Ihr Gesicht überzog sich mit leichter Röte, und die ersten Worte, die sie hervorbrachte, waren: „Als ob Sie einen Stein von meiner Seele genommen hätten.“ Danach war unser Umgang deutlich erleichtert, und die weitere Behandlung verlief erfolgreich. Was war passiert? Nichts Besonderes. Der Verstorbene war zu Lebzeiten einfach nur ein energetischer Vampir und ernährte sich von der Energie seiner Frau. Und sie hatten zusammengelebt, und nach dem Tode des Mannes litt die ihren Mann beweinende Gattin am Verlust und an der physischen Einsamkeit, und sie konnte, auch nicht für kurze Zeit, den Tod ihres Mannes vergessen. Ihre Seele befand sich ständig neben seiner Seele, vor der sich zu

verbergen unmöglich war. Die Seele des Verstorbenen versorgte sich aber weiterhin mit der Energie der Frau.
Insgesamt gesehen ist die Situation nicht besonders aufregend. Bei verschiedenen Völkern existieren sicher nicht umsonst bereits Jahrtausende Riten des Abschiednehmens von Verstorbenen, damit die Toten keine Lebenden „ergreifen" können. Die Seele eines Verstorbenen soll sich dort befinden, wo sie hingehört, und die Seele eines lebendigen Menschen nicht berühren, und sie darf ihr keinen Anlass geben zu leiden.
Die junge begabte Schauspielerin L. heiratete nach der Scheidung von ihrem Mann, einem Trinker, den bekannten Theaterkritiker N. Wenn es auch eine „ungleiche" Ehe nicht nur nach der Stellung in der Gesellschaft, sondern auch nach dem Alter war (sie war fünfundzwanzig Jahre jünger), lebten die Eheleute ein Viertel Jahrhundert harmonisch miteinander. Der an vielen Krankheiten leidende Ehemann lebte bis zu seinem 82. Lebensjahr. L. war eine starke Spenderin, und N. ein ebenso starker Vampir. Jetzt, wenn ich diese Zeilen schreibe, weilt N. schon drei Jahre nicht mehr unter uns. Seine Ehefrau aber kann vor Gram über den Verlust nicht zu sich finden. Sie fühlt sich moralisch und physisch ausgebrannt und hat ihre Karriere als Schauspielerin aufgegeben. Die Trennung von der aktiven schöpferischen Arbeit schwächte auch den Energiestrom, die Seele des Toten aber verhält sich weiter wie ein Vampir. Leider glaubt die überzeugte Materialistin L nicht, dass so etwas möglich ist, und lehnt die Vorschläge der Heiler, ihr zu helfen, ab. Hilfe kann jedoch auf ziemlich einfache Art geleistet werden, man muss nur die astrale bioenergetische Verbindung mit der Seele des Verstorbenen unterbinden.
Beispiele für einen rein irdischen Vampirismus kann jeder von uns in ausreichender Menge anführen. Zweifellos ergreift viele beim Wort „Vampir", wenn schon nicht ein Schauder des Schreckens, so doch zumindest ein Gefühl des Missbehagens. Allerdings gibt es auch nicht wenige andere Beispiele, bei denen die Menschen ein ganzes Leben im direkten Kontakt mit Vampiren leben und dabei nicht nur am Leben, sondern auch gesund bleiben, wenn sie wissen, wie man mit ihnen leben und umgehen soll.
Ich hatte z. B. das Glück, von meiner Geburt an mit Vampiren Umgang zu haben. Ja, Glück gehabt, ohne alle Anführungszeichen. Und für mich, wie übrigens auch für viele andere, ist ein Vampir durchaus nichts Schreckliches oder Widerwärtiges. Sehr häufig kümmert sich ein energetischer Vampir unbeschreiblich um seinen Spender (eben um den Spender, nicht aber um einen anderen Vampir), er liebt ihn, kann ohne ihn nicht leben. Besonders großzügig ist ein Vampir, der begreift, dass er sich von einem verwandten Spender ernährt. Ein solch kluger Vampir kann seinem Spender, nicht selten einem leichtsinnigen Verschwender, nicht nur seine Energie, sondern auch alle übrigen Wohltaten, ein Paradies auf Erden schaffen. Und wenn Vampir und Spender es verstehen, ihre bioenergetischen Beziehungen richtig aufzubauen, oh, wie können sie anfangen zu leben! Sich selbst und anderen zur Freude. Also, denke darüber nach, lieber Leser, ob es sich beim Anblick eines Vampirs lohnt, wegzulaufen. Vielleicht ist es sogar ein kluger Vampir?

Welche Vampire gibt es?

Sprechen wir zuerst über die gewöhnlichen (nicht besonders kluge und nicht besonders dumme), d. h. über diejenigen, die oft ihr Vampirwesen nicht begreifen, über die ungebildeten (beschränkten) Vampire, die alltäglichen, über Nassauer, Schmarotzer.
Spielarten der Schmarotzer-Vampire gibt es ziemlich viele. Die primitivsten unter ihnen sind die Bettler. Da steht eine solche Bettlerin oder ein solcher Bettler irgendwo auf einem belebten Platz mit ausgestreckter Hand mit leidvollen und traurigen Augen und nimmt, was man gibt. Manchmal bedanken sie sich, manchmal kommen sie nicht dazu oder vergessen es. Und man gibt, eingedenk dessen, dass „eine gebende Hand nicht verkümmert". Der obdachlose Vampir ist weniger attraktiv. Am häufigsten ist es ein Mann mit aufgedunsenem, ausgemergeltem Gesicht, nicht selten in irgendwelche unecht-schmutzigen, abgewetzten Lumpen gehüllt, in deren Löchern schwärendes oder eiterndes Fleisch zu sehen ist. Und es ist nicht der Alkoholduft als vielmehr der Duft einer übel riechenden Müllhalde, die unsere Hand antreibt, einen Geldschein hinzuwerfen, damit ihm ja nicht einfällt, uns mit bittendem Appell zu berühren. Solches kann auch passieren. Die obdachlosen Vampire, wie übrigens auch die anderen Spielarten von Vampiren pflegen nicht immer „ehrlich" zu sein. Wenn das, was man ihnen freiwillig gibt, nicht zum Leben reicht, können sie auch ein bisschen klauen, auf diese Weise erweitern sie ihren „Spielraum", und wenn sie sich ein Opfer nach ihren schwachen Kräften ausgesucht haben, sind sie auch mal zum Raub bereit. Aber darüber werden wir uns, um nicht die Reinheit des Genres zu verletzen, nicht weiter auslassen.
Natürlich sind die Nassauer-Vampire nicht nur Bettler oder Obdachlose. Und wie steht's um einen Freund, der praktisch niemals Geld hat, um sich auf eigene Kosten zu betrinken? Oder wie steht's um einen Nachbarn, der von dir immer irgendetwas braucht (nicht nur Salz oder Streichhölzer)? Und ein Ehemann, der nur für die Schönheit existiert, obwohl in seinem Ausweis ein Stempel belegt, dass er verheiratet ist? Aber warum nur der Ehemann? Einer meiner ehemaligen Berufskollegen hat sich nicht entschließen können, Ehemann zu werden, damit „eine Ehefrau nicht das Familienbudget belastet". Eine Frau zu finden (er war damals Professor), die mehr verdient als er, ist ihm nicht beschieden gewesen. Der Mann ist bald 55 Jahre alt, und mit einem Stempel im Ausweis hat er noch niemanden beglückt, dafür hat er sein mit Blut und Schweiß verdientes Geld vor vielen Anwärterinnen geschützt und sogar die Alimente für seine Tochter abgestritten, allerdings eine uneheliche. Geholfen hat ihm dabei ein sehr teurer Rechtsanwalt. Vielleicht mag mein Beispiel mit dem Professor, bezogen auf die Schmarotzer nicht ganz passend sein (er hat nichts Fremdes genommen, sondern von seinem Besitz nichts abgegeben), wenn da nicht seine wissenschaftlichen Arbeiten wären, die Plagiate reinsten Wassers ohne Wenn und Aber waren.
Wie man es auch drehen und wenden mag, der Professor war weit von einem Bettler und Obdachlosen entfernt, obwohl er Krawatten und Blousons trug, wie sie sich für gelehrte Ehemänner schicken. Als Mensch war er knauserig, nicht nur gegenüber den Anwärterinnen auf sein Ehebett. Beziehungen zu Studenten (in deren Köpfen er Ver-

nünftiges und Ewiges säen muss) reduzierte er auf ein Minimum und verteilte den größeren Teil der Last auf die Kollegen, er selbst erfüllte die belastenden Pflichten eines Parteigruppenorganisators und Stellvertreters des Lehrstuhlleiters. Seine Reden gestaltete er verwickelt und unverständlich, und die gespannten Zuhörer (sowohl Mitarbeiter als auch Studenten) versuchten zu begreifen, wovon das gelehrte Parteisternchen schwatzt, und verloren eine Menge Energie, die, wie der Leser erraten wird, in den Raum seines Biofeldes wie in ein schwarzes Loch hineingezogen wurde.

Und wir mit unseren Erinnerungen an ein Leben ohne Armut in den Jahren der paradiesähnlichen Stagnation, die nicht wenig in den Jahren der Perestrojka und Beschleunigung abbekommen hat (allerdings hat sich der Beschleuniger selbst irgendwie sehr bald beiseite geräumt), näherten uns wie Frühlingsbäche bei Hochwasser an die wortreichen Schwätzervampire. Und so, scheint es, ist der harmloseste Vampir ein Schwätzer, ein Aufschneider, eine Elster. Er streunt auch nicht herum, er steigt nicht unbedingt auf eine Tribüne oder auf ein Rednerpult. Ja, unseren Schwätzer treibt es ganz und gar nicht in höhere Regionen, und er träumt auch nicht von irgendeiner einträglichen Karriere, vielmehr führt er seine Lebensbedürfnisse fast an den Rand der offiziellen Armutsgrenze. Der Hauptberuf eines solchen Menschen ist Schwatzen, d. h. er redet, wie es ihm gerade einfällt, aber es muss ihm unbedingt jemand zuhören. Er kann auch andere Berufe haben, aber es muss unbedingt ein Zuhörer zugegen sein. Und der Zuhörer darf nicht von einfacher Natur sein, sondern von solcher Art, dass er sich nicht leicht überreden (oder nötigen) lässt, das Geschwätz anzuhören. Und je mehr sich das Opfer aufregt, desto wünschenswerter ist es für einen solchen Redner. Ein jeder von uns kann sich ohne besondere Mühe an seinen sehnsüchtigen Wunsch erinnern: Wann hört er oder sie endlich auf, unsere geduldigen Ohren zu vergewaltigen, in die sich ohne jegliche Scham das Spülwasser einer sich nach einem Zuhörer verzehrenden Seele ergießt? Wir verschmachten in Erwartung des Finales des sich hinziehenden Monologs mit dem berückenden „nur für Sie“ oder „mein, nur mein“. Für uns ist der Schwätzer natürlich nicht „mein, nur mein“, in den meisten Fällen brauchen wir ihn nicht einmal. Die Sache ist die, dass nicht der Spender seinen Vampir auswählt, sondern der Vampir sucht sich unterbewusst einen Spender. In der Tierwelt wählt nicht das männliche Individuum das weibliche, sondern umgekehrt, sie wählt ihn aus, sich dabei wie eine Ware zur Schau stellend. Es wählt immer derjenige, der etwas braucht.

Einmal haben wir schon die „weibliche Frage“ berührt, sprechen wir nun darüber vom Standpunkt der Wechselbeziehungen zwischen Vampir und Spender. „Suchen Sie eine Frau“ – diese Behauptung ist vielmehr nicht ganz richtig. Natürlich kann man eine Frau suchen, aber nur zu dem Zwecke, damit sie aus den Suchenden ihren Wunschpartner, den Geliebten auswählt. Olja T. wuchs als gesundes Mädchen auf. Das Ungemach begann im Institut. Sie lernte Sergej kennen. Der junge Mann gefiel Olja durch seine Liebenswürdigkeit und die ihr gegenüber erwiesene Aufmerksamkeit. Die jungen Leute beschlossen zu heiraten. Und da begann es ... Bald tauchten bei der jungen Frau „wunde Stellen“ auf, eine schlimmer als die andere: Zysten an den Eierstöcken, Verklebungen in den Eileitern, Magen-, Leber-, Rückenschmerzen, Hämorrhoiden usw. Ihr Mann war ein Vampir. „Glück“ hatte auch ihre Schwester

Oxana, die ebenfalls einen Vampir geheiratet hatte. Und ihr Mann hatte an ihr einen Narren gefressen. Die Mädchen wählten ihre Bräutigame nicht nach dem Herzen, sondern nach dem Verstand: aufmerksame, sympathische, gut situierte. Aber ein Vampir bleibt ein Vampir, auch wenn er ein hübscher Kerl mit einem prall gefüllten Geldbeutel ist. Für Geld kann man sich kein Glück kaufen, aber man muss lernen, die eigentliche Lebenskraft, die Bioenergie, um sie nicht von seinesgleichen zu nehmen, von der umgebenden Natur zu holen. Natürlich ist es einfacher, von der Mensch gewordenen Bioenergie zu naschen, aber wenn man seinen Nächsten lieb gewinnt, wie sich selbst, dann muss man sich um ihn auch vernünftig sorgen und die Kraft nicht von ihm, sondern aus dem unerschöpflichen Ozean der kosmischen Energie entnehmen.

Wenn Ehemann und Ehefrau unverbesserliche Vampire sind, so ist das weitere Schicksal ihrer Ehe vorbestimmt. Im besten Falle - und je rascher desto besser - erwartet sie die Scheidung.

Im schlimmeren Falle sind ständige Krankheiten beim Ehepartner des Vampirs an der Tagesordnung, und es ist sein vorzeitiger Aufbruch ins Jenseits zu erwarten. Natürlich habe ich nicht jene Fälle im Auge, wenn die zweite Hälfte ein starker Spender ist oder der Vampir sein Wesen begriffen hat und lernt, Energie aus dem Kosmos zu entnehmen. Einer meiner Bekannten, ein angesehener Mathematiker, Pawel Tsch., heiratete, nachdem er die 40 überschritten hatte, die bedeutend jüngere Frau Ida I. Sie schlossen eine Vernunftehe: Er brauchte eine treu sorgende Hausfrau, und sie brauchte einen Ehemann, der in der Lage war, die Familie mit allem Notwendigen zu versorgen. Dazu kam noch, dass ihr, einem Mädchen aus wenig begüterter Familie, mit ziemlich mittelmäßigen Fähigkeiten und mit wenig ansprechendem Äußeren, von Kindesbeinen an das grelle Licht und die Aureole des Ruhmes vorschwebte. So oder so vereinten sich „zwei einsame Seelen“ zu einer Familie. Zu allem Unglück zeigten sich beide nicht nur als Egoisten (er - das einzige begabte Kind in seiner Familie, und ihr redete jemand ein, dass sie eine ausgemachte Schönheit sei), sondern auch als energetische Vampire. Die starke negative Energetik des Familienduetts begann in jeder der vertragsschließenden Seiten alles Positive zu zerstören. Die Geburt eines Kindes, das sich aus einem kleinen Vampirchen rasch in einen würdigen Sohn seiner Eltern verwandelte, vermehrte das Glück nicht. Schließlich schickten Mama und ihr Sohn, ohne es wissen, das Familienoberhaupt dorthin, woher noch niemand zurückgekehrt ist.

Natürlich wünschte sich keiner der beiden den vorzeitigen Tod Pawels Tsch. herbei, und beide wollten, dass seine früheren Träume in Erfüllung gingen – nicht lange vor seinem frühen Ende wurde er zum Korrespondierenden Mitglied der Akademie der Wissenschaften der UdSSR berufen.

Wer trägt nun die Schuld an der Familientragödie? Bewusst – niemand, wenn auch die Unkenntnis der Gesetze einen Menschen nicht vor der Verantwortung schützt. Und nicht nur meine Helden, sondern auch viele andere (damals und auch heute) kennen nicht die Naturgesetze, obwohl bekannt ist, „dass die Natur keine Leere zulässt“. Wenn wir aber von einer unzureichenden Bioenergetik eines konkreten Menschen sprechen, wie soll das sein? Darüber, was zu tun ist, wenn diese Energie nicht ausreicht und nicht der Wunsch besteht, seinem Nächsten einen Verlust zuzufügen, spre-

chen wir später. Jetzt werden wir erst einmal die Dokumentarsujets unserer „Vampiriade" fortsetzen.
Der Vampirismus in der Familie ist eine ziemlich häufige Erscheinung. Wenn das schwache Geschlecht der Vampir ist, dann wird nicht selten der Ehemann zum Bummler, eine Verstärkung für seine Kräfte irgendwo abseits (bei Feten mit Freunden oder im Hasardspiel) suchend, mitunter hält er sich auch eine Freundin. Die Bekannten wundern sich, wenn der Ehemann neben seiner Ehefrau, einer ordentlichen Schönheit, Tröstung bei ausschweifenden Jammergestalten findet. Oder umgekehrt. Die junge Frau lässt ihren überaus erfolgreichen Schönling von Ehemann, einen guten Familienmenschen im Stich und läuft zu einem Mann, der älter und bei weitem kein Millionär ist. Natürlich, das Missverhältnis der Charaktere, genauer die Disharmonie der Charaktere, die psychologische, sexuelle und intellektuelle Unvereinbarkeit fallen auch noch ins Gewicht. Aber diese Probleme kann man, wenn man es wünscht, lösen, wenn die Hauptsache vorhanden ist: eine bioenergetische Vereinbarkeit. Eine solche Vereinbarkeit ist schwer mit dem Verstand abzuzählen oder mit den Augen zu sehen. Aber man kann sie hören, wenn man der Stimme seines Unterbewusstseins lauscht, das keinen Betrug duldet. Igor J. und Galina K. waren allem Anschein nach ein harmonisches Paar. Die Natur hatte beim Familienoberhaupt weder mit dem Aussehen noch mit dem Verstand gegeizt. Und sie hätte sowohl ihm als auch jedem anderen eine würdige Ehefrau sein können. Vor mehr als dreißig Jahren haben sie aus Liebe geheiratet. Ernsthafte Familienkonflikte schien es bei ihnen auch nicht zu geben. Aber beide bedauern ihre Ehe. Es ist kalt im Haus. Keiner von ihnen wärmt den anderen. Im Abschnitt der Bioenergetik ist, wie man so sagt, „der Darm ziemlich dünn". Sie kommt aus den Krankheiten nicht heraus, und er hat kaum Kraft zum Leben, aber er duldet weiter.
Eine Familie besteht nicht nur aus Mann und Frau. Häufig leben in einer Großfamilie drei bis vier Generationen zusammen – Eltern, Kinder, Großmutter, Großvater, Urgroßmutter, Urgroßvater. Für die Familien mit den jüngsten Nachkommen, die die Familie weiterleben lassen, ist eine hauswirtschaftliche und ihre Enkel liebende Großmutter (wenn man alle Emotionen beiseite lässt) ein unvergleichlich höheres Glück als ein Lotteriegewinn. Das ist aus der jahrhundertelangen Geschichte der Familie bekannt, genauso wie die Tatsache, dass Großmütter und Großväter in ihrer Mehrheit ihre Enkel mehr lieben als ihre Kinder. Aber das, lieber Leser, ist ganz und gar nicht unser Problem. Für uns ist wichtiger, welche Beziehung unsere Großmütter und Großväter zu Vampiren haben. Wenn es auch betrüblich scheinen mag, über dieses Thema zu reden, aber … die Wahrheit ist förderlicher.
Viele von uns werden sich an die gar nicht so weit entrückten Zeiten erinnern, als man in langen Schlangen in den Geschäften am Feierabend anstand, weil tagsüber die Bürger des arbeitsfähigen Alters sich dort aufhielten, wo man ihnen die Mittel für die Existenz zahlte. Die Geldscheine wurden zu Spitzenzeiten in den Geschäften in Waren umgesetzt, und eben auch zu dieser Zeit erschienen dort unsere lieben Altchen: gerade die alten Damen, denn in unserem Vaterland waren die alten Herren immer in der Unterzahl vorhanden. Vielleicht lag es daran, dass die Ladentische am Tage leer waren? Nichts dergleichen. Es lag nicht daran, dass es weniger Waren gab oder Ver-

käufer in den Geschäften fehlten. Aber die Altchen waren eben da ... 'Irgendetwas' zog sie immer gerade in die genervten Warteschlangen, Nerven aber hatten sie, und was für „eiserne", nicht zu vergleichen mit denen der üblichen Berufstätigen. Für den scharfsinnigen Leser wird die Ironie meines 'irgendetwas' verständlich sein.
Und richtig: Für Vampire sind die Warteschlagen aus gequälten Berufstätigen ähnlich dem Brunnen für den vor Durst verschmachtenden Wandersmann.
Alles ist sehr einfach. Die Altchen, die die Warteschlangen so gern haben, sind die allergewöhnlichsten Vampire. Wer es nicht glaubt, kann die Probe an sich selbst machen. Die Vampire in den Warteschlangen, selbst wenn es diese in solcher Art nicht mehr gibt, schmiegen sich allzu gern an ihre Altersgenossen an, und dafür ist jeder beliebige Teil ihres Vampirorganismus geeignet. Gerade in Warteschlangen „arbeiten" Vampire sehr gern, d. h. sie trinken mit dem Bauch Energie aus ihrem Opfer. Er wirft sich auf den vor ihm Stehenden, und die Kraft nimmt gleichsam zu. Die Objekte dieser Vampire beginnen gereizt zu reagieren: „Na, was drängelst du denn so?" Und für den Vampir ist eine fremde Gereiztheit geradezu eine Delikatesse. Ein Mensch, der geneigt ist, schnell 'in die Luft zu gehen', verliert mit noch größerer Geschwindigkeit seine Energie. Diejenigen, die Ähnliches noch nicht erfahren haben, werden aller Wahrscheinlichkeit diese Zeilen ohne besondere Begeisterung lesen ...
Und wenn ein Altchen gar nicht mehr aus dem Hause geht, nicht um in ein Geschäft zu laufen, sondern um zum nächsten Bänkchen zu gelangen? Das bedeutet, sie muss nicht. Wer sagt denn, dass die Vampire sich ihrem Geschäft nur in Warteschlangen hingeben?

Der wissenschaftlich-technische Fortschritt und der Vampirismus

Nina Sergejewna, die Mutter des Geschäftsmannes Iwan Iljitsch, muss nicht in ein Geschäft gehen. Er ist der häusliche Mann, und seine Frau Anna ist Direktorin eines großen Supermarktes. Jetzt ist das so. Früher aber musste Nina Sergejewna durch die Geschäfte laufen und hat auf die Enkelin Lida aufgepasst. Die Familie war, bevor die Großmutter krank wurde, bis zu dieser Zeit glücklich. Das häusliche Regime der alten Dame mit den kranken Beinen begann sich auf merkwürdige Art und Weise in der Gesundheit und Stimmung der anderen Familienmitglieder widerzuspiegeln. Niemanden zog es in die gut eingerichtete Wohnung, „es leuchtet, aber wärmt nicht". Alle wurden gereizt, sowohl Anna als auch Lida plagten verschiedene Krankheiten. Wieso nur? Früher war Nina Sergejewna mit Sorgen und Arbeit vollauf beschäftigt. Aber was gibt es für eine Arbeit mit kranken Beinen? Den ganzen Tag sitzt die nunmehr sorgenfreie alte Dame in ihrem eigenen Zimmer vor ihrem eigenen Fernseher und schaut sich eine Sendung nach der anderen an. Der Fernsehapparat ist aber ein arglistiger Geselle: Er verdirbt nicht nur die Sehkraft und bestrahlt nicht nur die Besitzerin. Ein Fernsehapparat ist ein sehr starker energetischer Vampir und „schwarzer Magier" im direkten und übertragenen Sinne. Erstens entwaffnet er den Menschen, macht ihn passiv. Nicht umsonst schlafen viele bei den „interessantesten“ Sendungen ein. Aber das sind noch die Glückspilze, das sind die, deren Organismus gegen die Gewalt protestiert. Denn diejenigen, denen es nicht glückte, unter den radioaktiven Strahlen des „Familienfreundes“ einzuschlafen, zerstören die Zellen ihres Hirns und anderer Organe durch das Nichtstun. Ein wissbegieriger Mensch, der sich müht, „einmal zu sehen, als hundertmal zu hören“, kann sich recht schnell in einen Telezombie mit allen daraus resultieren Folgen verwandeln.

Im diesem Zusammenhang ist eine Information in der Zeitung „Mir nowostej“ (Nr. 27, 1996) von besonderem Interesse, die der Präsident des Moskauer Kultur- und Geisteszentrums „Belowodje“ S. Ju. Kljutschnikow, der viele Jahre der psychotherapeutischen Praxis gewidmet hat, den Lesern mitteilt.

Der Psychotherapeut unterstreicht, dass jede negative Vorhersage, sogar wenn sie gleich vergessen wird, ihren Stempel auf der Psyche eines Menschen hinterlässt, weil das Unterbewusstsein alles weiß, auch wenn sich das Bewusstsein nicht erinnert. Am einfachsten ist es auf die Psyche eines Menschen einzuwirken, wenn seine Psyche sich in geschwächt-aufgeweichtem Zustand befindet, ähnlich dem Plastilin. Besonders empfänglich für eine negative Bearbeitung sind Menschen mit labiler Psyche, Kranke, Neurotiker. Nicht selten saugt das Hirn gesunder, dem äußeren Anschein nach starker Menschen die unterschiedlichen Ideen, häufig mit zerstörerischem Charakter, auf. Eine Informationsprogrammierung des Menschen ähnlich der eines Computers ist insbesondere möglich bei Nutzung des 25. Bildes während der Fernsehübertragungen. Das Bewusstsein des Menschen kann nur 24 Bilder in der Sekunde wahrnehmen. Wenn nun in ein „Sekundenvolumen“ ein 25. Bild hineinmontiert wird, dann wird es nur vom Unterbewusstsein wahrgenommen. S. Ju. Kljutschnikow sagt, dass im Westen, als während der Filmvorführung im 25. Bild Werbung für Popcorn und Coca-Cola lief, der Absatz dieser Waren sehr stark anstieg. Auf das Unterbewusstsein wirken in diesem oder jenem Grade alle Clips, seien es Reklame-, Musik- oder Politikclips.

Eine Information, die eine negative Wirkung auf das Unterbewusstsein bewirkt, springt offen und direkt ins Auge, um sie jedoch endgültig zu begreifen, sind ein bestimmtes Niveau der psychologischen Ausbildung und die Fähigkeit zur Analyse vonnöten. Informationen, die vom Bildschirm kommen, muss man dosieren und keinesfalls unkritisch aufnehmen, sonst kann sie der Herausbildung eines verzerrten psychologischen „Ego“ förderlich sein. Deshalb muss man in sich die Erkenntnis dafür entwickeln, dass das, was vom Bildschirm über das Leben gesagt wird, und das eigentliche reale Leben nicht ein und dasselbe sind, und die Meinungen der Teleorakel nicht selten eine auf das Bewusstsein und Unterbewusstsein des Fernsehzuschauers fokussierte Illusion sind, die sich in die Realität nur dann umwandelt, wenn man fest an sie glaubt und ihr folgt.

Wenn den eigenen Kräften die Sicherheit fehlt, die wohltuenden Körner vom Unkraut, das die Hirne und das Unterbewusstsein verunreinigen, trennen zu können, dann ist der beste Schutz vor jeglicher Art Telebeeinflussung das Bestreben, nach Möglichkeit bei der Werbung und bei einzelnen politischen Sendungen nicht hinzusehen und hinzuhören oder nur ausgewählte Sendungen anzuschauen. Viele solcher

Sendungen sind auf Emotionen aufgebaut, und sie heizen die Situation im Prozess der Durchführung an. Eine bedeutende Rolle spielt dabei die Persönlichkeit des Moderators. Wenn der Moderator ein ruhiger und ausgeglichener Mensch ist, dann ist die Wirkung der Sendung weniger destruktiv. In diesem Zusammenhang möchte ich meine Meinung zu den Moderatoren der Fernsehsendungen „Itogi" (dt.: Ergebnisse) und „Wsgljad" (dt.: Blick, Ansicht, Meinung) sagen. Jewgenij Kisseljow und Alexander Ljubimow sind nach meiner Meinung eben solche für die Psyche und die Gesundheit der Fernsehzuschauer ungefährliche Journalisten, für die die Wahrheit trotzdem teurer ist als die politische Konjunktur. Das alles sage ich mit Blick darauf, dass diese Moderatoren mir nicht immer wegen ihrer Haltung im Umgang mit den Teilnehmern der Talkshow sympathisch sind und ich nicht immer mit ihrer Meinung einverstanden bin. Nichtsdestoweniger ist mir die Wahrheit mehr wert als die Endlosschleife in meinen eigenen Sympathien oder Antipathien.

S. Ju. Kljutschnikow gibt den Rat, so fernsehen zu lernen, dass man nicht in eine Telebeeinflussung gerät. Jeder Mensch, der sich für stark und geistig für selbständig hält, muss in jedem Augenblick auf das Fernsehen verzichten und entsprechend seinem Willen den Apparat ausschalten können, und nicht nur dann, wenn die Zeit für das Fernsehen knapp wird. Zur Wahrung der psychischen Gesundheit ist es besser, neutrale Sendungen zu schauen, Horror- und Actionfilme zu meiden, die Szenen des Sadismus und der Gewalt enthalten.

Der Präsident von „Belowodje" bestätigt die früher von mir geäußerte Meinung vom Fernsehvampirismus und sagt, dass viele sich von der Flut der von ihrem Hirn aufzunehmenden Informationen belästigt fühlen und eine starke psychologische Dyskolie fühlen. Dabei ist eine der am meisten verbreiteten Klagen: Ich habe ferngesehen, und ich fühle mich den ganzen Tag wie eine ausgequetschte Zitrone, kraftlos, und ich kann nichts machen. Kljutschnikow führt Beispiele und schwerere Folgen an. Einer seiner Patienten hörte lange im Fernsehen Rockkonzerte, und dann, als er Auto fuhr, vernahm er im Radio ein bekanntes Lied, und verfiel in einen so genannten veränderten Zustand, in dem er eine törichte Handlung beging, er brannte seine Wohnung nieder, und später konnte er selbst nicht begreifen, wie das geschehen konnte. Es gibt diese allgemein bekannten Fälle: Ein Rentner setzte seinem Leben ein Ende aus dem Grunde, dass Jegor Gajdar nicht Premierminister geworden war. Zwei Arbeiter hatten Streit: Der eine stand auf Jelzins Seite, der andere auf Gorbatschows. Ergebnis des Streits war, dass der eine den anderen erstach.

Zu sagen ist noch, dass nicht nur die Fernsehgeräte, die in den Wohnungen stehen, sondern auch Computer, deren Anwendung in ungeahnt kurzer Zeit gigantisch zugenommen hat, für die Gesundheit des Menschen gefährlich werden. Hier in diesem Zusammenhang eine Meldung des Pressezentrums der GmbH „Trio plus" in der Werbewochenzeitschrift „Extra M" vom 18. März 1995. Im Ergebnis der spontanen Computerausbreitung in den letzten 2 – 3 Jahren sind die PC praktisch in allen Einrichtungen aufgetaucht, gar nicht erst zu reden von kommerziellen Strukturen. Die mit ihnen arbeitenden Menschen sind in der Regel gezwungen, im Verlaufe eines ganzen Arbeitstages vor den eingeschalteten Monitoren zu sitzen.

Um zu klären, wie sich das auf die Gesundheit der Menschen auswirkt, hat das Gesamtrussische Zentralinstitut für Demoskopie eine spezielle Umfrage durchgeführt. Hier einige ihrer Ergebnisse: 74 % der Befragten antworteten, dass bei der Arbeit am Computer die Augen ermüden, und bei 31 % der Befragten verschlechterte sich außerdem die Sehfähigkeit. Fast ebenso viele (30 %) verspüren nach der Arbeit am Computer eine Gereiztheit. Das ständige Sitzen vor dem flimmernden Bildschirm wirkt sich nicht gerade günstig auf die Gesundheit der Mütter und ihrer Nachkommenschaft aus. So meinen 16 % der Befragten, dass sie schon Schäden erlitten hätten. Ein eingeschalteter PC-Monitor beschert uns einen ganzen Strauß von keineswegs unschädlichen Strahlen und Feldern. Lassen Sie uns nur einige davon kennen lernen, und wir werden sehen, wie sie sich auf unsere Gesundheit auswirken können.

Elektrostatische Felder: Elektronenstrahlröhren von Displays strahlen einen ziemlich starken Strom positiver Ionen ab. Sie „erfassen" und vertreiben die in der Luft befindlichen Mikrostaubteilchen, die ihrerseits Gesicht und Augen des Operators „bombardieren".
Mögliche Folgen sind: Depression, Stresszustand, Kopfschmerz, Schlaflosigkeit, Hautreizung, Ermüdung der Augen. Außerdem beeinflusst der Aufenthalt eines Menschen in einer Atmosphäre mit überwiegend positiven Ionen die Psyche negativ.

Veränderliches Magnetfeld: Elektronenstrahlröhren der Monitore sind starke Quellen von sich ändernden elektromagnetischen und elektrischen Feldern mit hoher und niedriger Frequenz. Auch die Verwendung von Monitoren des Typs „Low Radiation" ist kein Allheilmittel. Sie schützen den Nutzer nur vor den hochfrequenten Komponenten, lassen ihn aber mit dem niedrigfrequenten Elektromagnetfeld allein.
Mögliche Folgen sind: Laut Statistik erhöhen veränderliche elektrische Felder von hoher Intensität die Wahrscheinlichkeit onkologischer Krankheiten um das Siebenfache. Sie fördern auch die Strukturveränderungen von Zahnfüllungen, was zu ihrer Zerstörung und zu Freisetzung von Giftstoffen führt.

Ultraviolette Strahlung: Ein Operator unterliegt recht hohen Dosen ultravioletter Strahlung. Mögliche Folgen sind rasches Altern der Haut, Augenkrankheiten.
Ich denke, ein Kommentar erübrigt sich.

Jedoch kehren wir zu Nina Sergejewna zurück. Der Möglichkeit beraubt, ein aktives Leben zu führen, und an den Fernsehapparat gefesselt, ist sie gezwungen, sich von der Energie ihrer Liebsten zu ernähren. Nach den Worten von Iwan Iljitsch ist die Schwiegertochter Anna das Objekt der Aufmerksamkeit der Mutter geworden. Solche Beispiele könnte man in unendlicher Zahl anführen. Die schwach gewordenen Großmütter verbrauchen praktisch ihre Liebsten und befördern sie auch manchmal ins Jenseits.
Alles, wovon ich schreibe, ist hinlänglich bekannt, obwohl sich vielleicht Leser finden, die mich einer besonderen Aversion gegenüber älteren Menschen bezichtigen werden. Schon im Voraus bin ich mit möglichen Beschuldigungen nicht einverstan-

den. Ich bin selber schon Großvater, und in jungen Jahren habe ich weder von Großmüttern noch von Großvätern im energetischen Sinne Leid erfahren müssen. Zwar sind meine Großväter gestorben, lange bevor ich die Möglichkeit hatte, mit ihnen Umgang zu haben. Und die einzige Großmutter Jewdokia Jegorowna, die fast 100 Jahre alt wurde, hat ihr ganzes Leben lang hingegeben, weil sie im hohen Alter noch gearbeitet hat, meistens körperlich. Es ist lange bekannt, dass körperliche Arbeit, besonders an frischer Luft, die Bewegungsaktivität stimuliert, den Menschen veranlasst, durch sich hindurch große Mengen kosmischer Bioenergie passieren zu lassen. Eine Arbeit unter Schweiß und bis zum Eintreten der „zweiten Atmung" treibt Verstopfungen aus den energetischen Kanälen, was die Verschmelzung des Menschen mit der Natur befördert. Das hat mit Großmüttern nichts zu tun, sondern damit, dass im vorgerückten Alter der Mensch weniger Möglichkeiten hat (infolge des Alters und anderer Umstände), ein aktives Leben zu führen, was sich negativ auf seine Energetik auswirkt.

Die stürmische Entwicklung von Wissenschaft und Technik hat neben den unstrittigen positiven Seiten auch vieles Negative: Kernkraftwerke, die Chemisierung der Produktion. ökologische Katastrophen, Ozonlöcher, die Vernichtung natürlicher Ressourcen (der Flora und Fauna in der Welt, der Gewässer) – und das ist bei weitem nicht alles. Aber dieses „nicht alles" hat als Folge einen starken Prozess der Vampirisierung der vernunftbegabten Menschheit. Das liegt nicht nur daran, dass die Entwicklung von Wissenschaft und Technik den Menschen vom körperlichen Umgang mit der Natur wegreißt. Der Hauptgrund liegt in anderem verborgen. Wenn man sich die physischen Proportionen des Menschen betrachtet, so schwankt entsprechend den Angaben der Anatomie die Hirnmasse eines erwachsenen Menschen (im Alter von 20 bis 60 Jahren) zwischen 1100 und 1200 Gramm, was etwa 2 % der Masse des menschlichen Körpers entspricht. Eben diese 2 % wiegen die Hirne der Menschheit, und für ihren übergewichtigen Teil sind es sogar weniger. Berücksichtigt man diese Proportionen, so kann man erraten, dass 98 % der „Masse" der Menschheit ganz und gar nicht geschaffen worden ist für den wissenschaftlich-technischen Fortschritt. Jedoch sind nicht nur 2 % der vorhandenen Hirne mit geistiger Tätigkeit befasst. Gräbt man in einem statistischen Nachschlagewerk nach, kann man einen Schreck bekommen, wenn man begreift, dass alles, was in unserem Lande vorkommt, der Logik des gesunden Menschenverstandes (d. h. der gesunden Hirne) widerspricht, denn mit der Wissenschaft beschäftigen sich nicht zwei Prozent der Hirne, sondern eine um ein Vielfaches größere Menge der unterschiedlichsten menschlichen Organe, die für geistige Mühen überhaupt nicht vorherbestimmt sind.
Ich möchte nicht von Politik sprechen. Das alles hat ein direktes Verhältnis zur Bioenergetik und zu unseren Vampiren. Ich stimme diesen „Spezialisten" nicht zu, die behaupten, dass der Mensch entweder von einem Spender oder von einem Vampir geboren wird. Der Vampirismus im Allgemeinen und der bioenergetische Vampirismus im Besonderen sind ernst zu nehmende Erkrankungen des gesamten Organismus eines Menschen. Und so wie jede andere Krankheit kann der Vampirismus ererbt oder

erworben sein. Dabei kann die Erblichkeit sowohl energetischer als auch karmischer Natur sein.
Ein Vampirismus entsteht bei einem Menschen, wenn ihm etwas fehlt. Und wenn ihm etwas fehlt, so ist folglich der Organismus des Menschen unzufrieden. Und die (bewusste oder unbewusste) Unzufriedenheit des menschlichen Organismus veranlasst ihn, das zu tun, was ihm gegen den Verstand, gegen das Herz, gegen den Strich geht, als Folge erstickt der Organismus, sie erzeugt in ihm ein Defizit an Bioenergie. In eben dieser Wissenschaft schleppen zwei Prozent der Hirnspender 98 Prozent Ballast mit sich herum. So verhält es sich auch in anderen Bereichen der Hirntätigkeit. Die Unzufriedenheit widerspiegelt sich unmittelbar in der Bioenergetik des Menschen, und ein Defizit an Bioenergie bildet auch die Grundlage für den energetischen Vampirismus. Hoffentlich verwandeln wir uns nicht in der nächsten Zeit in das Land Vampire!
Sieh dich um, Leser, und schau, wie viele Esser es auf einen Arbeitenden gibt, und die Mehrheit dieser Esser benimmt sich wie „ein Schwein unter einer Eiche", fügen denen Schaden zu, von denen sie essen. Haltet ein, Vampire! Bedenkt! Wenn die Spender aussterben, wer wird dann arbeiten und euch ernähren?
Aber nein, ein Vampir ist kein Einfaltspinsel, wie es scheinen mag. Ein Vampir kommt nicht umhin, nachdem er die Schule des wissenschaftlich-technischen Fortschritts und der „Leitungsarbeit" absolviert hat, etwas zu lernen. Da ist z. B. Tanja L. (in der Vergangenheit Ökonom). Sie war gezwungen, wegen ihres Gesundheitszustandes in Rente zu gehen und bekommt Invalidenrente. Ich weiß nicht, wie es früher war, aber jetzt arbeiten Tanja und ihre Mutter als zwei starke energetische Sauger. Sie ertragen einander nur mit Mühe, wie man so sagt – sie leben wie Hund und Katze. Den Ehemann und Schwiegersohn Ossja lieben sie sehr. Geht Ossja aus dem Haus, finden die beiden für sich keinen Platz. Ossja hat eine kreative Arbeit, eine abendliche, musikalische, zu Hause hat er keinerlei Pflichten, weil alles die armen Frauen machen. Auf Arbeit ist Ossja unermüdlich, zu Hause aber kann er sich angesichts der Sorgen der beiden Frauen nicht auf den Beinen halten. Er hält es oft nicht aus und läuft davon, aber er erduldet es, allzu besorgt sind die Frauen. Tanja und ihre Mutter sind auch keine einfachen energetischen Mitesser. Tanja will ihren Mann nicht zu sehr quälen, und so begibt sie sich allein oder zusammen mit ihrer Mutter in das Volksgetümmel, in Geschäfte und Verkehrsmittel. Tanja ist ein einfacher Mensch, ohne Falsch, wenn sie Bekannten erzählt, wie sie an öffentlichen Orten zu Energie kommt, glänzen ihre Augen vor Sattheit und Versöhnung.

Die Sättigung der Vampire

Vampire können individuelle Wesen (oder Personen) und öffentliche (oder alles verzehrende) Wesen sein. Tanja L. ist ein alles verzehrender Vampir. Tanja hatte nicht vor, ihren Ossja „auf den Hund zu bringen", deshalb versorgte sie sich mit nicht geringerem Vergnügen anderswo. Dazu muss man sagen, dass Vampire gar zu gern die Energie eines Spenders desselben Geschlechts aufnehmen, vorzugsweise von solchen, die über ausgeprägte Vorzüge verfügen wie Geist, Schönheit, Kraft usw.

Die am meisten vertretenen Abarten von individuellen Vampiren sind Taubenvampire. Sie sind friedlich, zärtlich und unterwürfig, auf jegliche Weise versuchen sie, ihren Spender zu umschmeicheln, ihn auf ihre Seite zu ziehen, von weltlicher Hast zu befreien. Solche Vampire lieben oder liebten ihr ganzes Leben nur ein und denselben Menschen.

Aggressive Vampire oder Habichtvampire sind sehr häufig unter den alles verzehrenden Vampiren anzutreffen. 'Habichte' versuchen – in Abhängigkeit von verschiedenen Lebensumständen - auf jegliche Art, einen Spender in die Knechtschaft, in eine eiserne Umklammerung zu zwingen. Für diese Vampire ist dabei die Hauptsache, eine unnachgiebige, d. h. eine materielle, dienstbare, nach Interessen ausgerichtete Abhängigkeit zu schaffen. 'Habichte' streben nach einer Führerrolle, sie wollen politische oder gesellschaftliche Ämter bekleiden und Chefs unterschiedlicher Art sein. Auf dem Wege zu ihrem Ziel spielen sie nicht selten und recht gern die Rolle des „Wolfs im Schafspelz", und Menschen, die über wenig Intuition verfügen, können sich bei ihrer Einschätzung irren. Jeder kann für sich eine Unmenge an Beispielen finden, wenn eine schöne Lüge eine furchtbare Wahrheit verbirgt – große und kleine Beispiele, historische und episodische. Zur Illustration des Gesagten versuche ich dem Leser einige Bilder aus meinem Gedächtnis nahe zu bringen.

Swetlana Serebrjanskaja, eine Frau Balzacschen Alters, war eine leicht zu entflammende, immer nur den einen Menschen liebende Frau. Bei ihrer Arbeit hatte sie mit verschiedenen Menschen Umgang. Zu allen war sie gebührend liebenswürdig, aber richtig und auf menschliche Weise nett war sie zu ihrem Abteilungsleiter. Mit den Chefs hatte sie kein großes Glück, entweder entließ man sie, oder diese verließen von sich aus die Arbeitsstelle. Swetlana Philippowna blieb ein für allemal ihrer Wahl treu: Denjenigen, der gegenwärtig ihr Chef war, hielt sie in den eisernen Umarmungen ihrer Aufmerksamkeit. Sie klagte über die schlechte Gesundheit ihres Mannes und gestand ihre Liebe ein, überschüttete ihn mit Geschenken, nachdem sie vorher den Geschmack ihres Objektes ausgeforscht hatte, leise, aber beharrlich sang sie dem Chef und sich Loblieder. Sie schwor Treue, lähmte mit ihrer Aufmerksamkeit den Atem. Will man die Heldin mit primitiven Maßstäben messen, so kann man zu falschen Schlussfolgerungen über ihre sexuellen Ansprüche kommen. Soweit mir bekannt ist, und ich vertraue nicht nur dem Gerede, sondern auch meinem beruflichen Gespür, reagierte keiner ihrer Chefs dementsprechend, einer aber, den sie mit ihrer Aufmerksamkeit fertig gemacht hat, verlor über sich die Kontrolle und benannte sie mit einem unschönen Wort weiblichen Geschlechts. Wie sich später herausstellte, hat er sie für eine „solche“ nicht gehalten. Das Wort erwies sich einfach als Spatz – man fing ihn, d. h. man fing sie: sowohl das Wort als auch den Chef. Der arme Kerl „polterte“ laut: Untersuchungen durch die Parteikontrollkommission, die Gewerkschaften, strenge Rüge mit Verwarnung, Kameradschaftsgericht, Entzug der Prämien. Danach kam es noch schlimmer. Die sich als Taube verstellende Serebrjanskaja zeigte sich als unersättlicher Vampir. Sie wollte sich nicht von irgendwelcher Energie ernähren, nur ein bestimmter „Geschmack“ und „Geruch“ eines Opfers wurden von ihrem Biofeld mit höchstem Nutzeffekt angeeignet. Übrigens haben sie die Chefs nicht besonders hervorgehoben (was bei einer richtigen Frau Beachtung findet). Unsere Heldin war aber eine richtige Frau, so dass vom Sex in der primitiven, gewöhnlichen Vorstellung sich nicht zu reden lohnt.

Leninismus und Vampirismus

In der Ökonomie gibt es das Gesetz: Wenn es eine Nachfrage gibt, muss es auch ein Angebot geben. In Anwendung auf die Vampire kann man das Marktaxiom so auslegen: Vampire bestimmen die Nachfrage, wenn es Spender gibt, die ihre Energie anbieten. In der gerade beschriebenen Lebensgeschichte sind die unter der Vormundschaft der Swetlana Serebjanskaja stehenden Chefs von ihr eben als Spender aufgefasst worden, wenn auch vielleicht nur im Unterbewusstsein. Aber Swetlana hat über die Schnur gehauen.

Die Kunst des verfeinerten Vampirismus wie auch vieles andere kannten wir zu jener Zeit noch nicht. Vielleicht deswegen, weil das Thema der Bioenergetik im „Lande des siegreichen Sozialismus“ für die nicht eingeweihten Kreise verboten war, und die Mehrheit der Bevölkerung (die geboren war, um „aus einem Märchen eine Legende zu machen“) nahm sich weder als Spender noch als Vampir wahr. Und die Klassiker des alles besiegenden Marxismus-Leninismus, die sich mit der theoretischen Begründung der besten Gesellschaftsordnung für das gefoppte Versuchsvolk anfangs in einem einzelnen Land und später im gesamten sozialistischen Lager befasst hatten, wussten über energetische Vampire und Spender überhaupt nichts zu schreiben. Wie schade! Schade nicht im theoretischen Sinne, sondern in ganz alltäglicher Hinsicht, weil das Leben, das „Sein“, wie einer der größten Klassiker schrieb, eben auch das Bewusstsein bestimmt.

Aus irgendeinem Grunde dachten der „große Lenin“ und seine „treuen Leninisten“ nicht an das Sein, sondern an das Peinigen ihres Volkes, das mit Märchen über ein kommunistisches Paradies eingelullt wird. Und der durchaus nicht märchenhafte, sondern der „ewig lebendige“ Lenin sog nicht nur, sondern ließ das Volk großzügig zur Ader. Wenn man seine Werke einer objektiven Bewertung unterzieht (darunter auch die früher verheimlichten) und die Quellen der Memoiren nicht nur seiner Speichellecker, sondern auch der Gegner und unabhängigen Neutralen, so war Lenin nicht nur einer der größten satanischen Menschen, sondern auch der größte Vampir „aller Zeiten und Völker“. Er ist und bleibt ein typischer „Habicht“ – sowohl in der Theorie als auch in der Praxis. Einzelne „Tauben“- Symbole in seinen Werken haben keine inhaltliche Bedeutung. Das alles sind nur Seifenblasen der Leninschen „Wahrheit". Wenn seine Nachfolger ihn „ewig lebendig" nennen, dann bedeutet das nach meiner Meinung, jemandem ewige Leiden und Qualen zu bringen. Bislang ist Lenin nicht beerdigt, er ist immer noch „lebendig". Und gerade deshalb ist die Kritik an ihm für diejenigen keine Sünde, die von Iljitsch, dem Toten, schlecht sprechen. Seine satanisch-vampirische Seele befindet sich infolge dessen, da sein Körper nicht beigesetzt oder verbrannt worden ist, wie es sich gehört, neben dem Körper, genauer gesagt, über der Ruhestätte, dem Mausoleum. Ihr Hellseher, ich bitte euch, bestätigt meine Worte! Da ist er! Die schwarze Seele schaut mit Stolz auf die ihm untertänige Herde. Die dunkle Wolke der Seele ist von einem silbernen und goldenen Kranz umrahmt. Das ist die Energie jener Menschen, die andächtig an ihn und seine „alles besiegenden Ideen" glaubten und glauben. Und weiter unten schwarze Energieklümpchen. Das sind die realen, praktischen Ergebnisse der Verwirklichung dieser Ideen. Wenn man den Leichnam beisetzen wird, wird man auch die sündige Erde und die Seele befreien. Vielleicht werden dann viele Gläubige Gebete für die ewige Ruhe der Seele für den geschaffenen Götzen beten. Und wahrscheinlich haben die sich nicht umsonst ablösenden „Führer", die Nachfolger der Lehre Lenins, die Werke der Vorgänger über Bord geworfen, die post mortem der „Götzenkrone" beraubt worden sind. Schließlich kam die Reihe an Lenin. Es werden Jahrhunderte vergehen, und in den Jahrhunderten werden Märchen über Lenin, den Räuber, den toten Wechselbalg lebendig sein. Schreckliche Märchen!

Aber das Leben geht weiter. Es leben Vampire und Spender, und auch solche, die weder die einen noch die anderen nötig haben. Letztere bedürfen keiner Zuspeisung durch Spender, weil sich ihr Organismus in einem normalen Wechselverhältnis mit der Natur befindet, sie brauchen den Kontakt mit den Vampiren, diesen Parasiten, nicht – warum jene zusätzlich füttern, die gewohnt sind, in Kost und Logis zu leben. Aber das Blut der Spender ist in Wallung geraten. Sie brauchen Aktivität, sie müssen irgendwem den Überfluss ihrer Energie abgeben. Häufig sind sie uneigennützig, bereit, auf sich einen Berg aller möglichen Arbeiten zu nehmen, sie freuen sich, wenn sich andere freuen. Wie viele nützliche Dinge könnten sie sowohl für sich als auch für „jenen Burschen" vollbringen, wenn sie nicht Vampire wären! Unsere Helden bemühen sich, so die Spender einzuspannen, dass diese vollständig von ihnen abhängen. Und je mehr die Spender gestatten, von ihnen zu essen, desto aktiver sind die Vampire. In unserem Lande ist ein raffiniertes System der Befriedigung solchen Appetits geschaffen worden. Der Organismus eines jeden Menschen des „Volksstaates" war von den vampirischen Fühlarmen der „führenden Kraft des Sowjetvolkes" durchdrungen, der kommunistischen Partei und ihres „treuen Helfers", des Leninschen Komsomol, und der „Schule des Kommunismus" der Gewerkschaften. Millionen menschlicher Ressourcen und materieller Mittel wurden von diesen Strukturen aufgesogen. Hat denn niemand in diesen Organisationen gearbeitet? Man hat, und sehr viel sogar, besonders beim Genossen Stalin. Aber man arbeitete für sich, ohne etwas dafür zu schaffen. Und wie ist es jetzt bei den „Demokraten"? Bei welchen „Demokraten"? Ich möchte jetzt nicht vom Mohren sprechen, den, wenn man der Volksweisheit Glauben schenken darf, niemand weißwäscht und der niemals weißgewaschen wird… Und in diesem Buch ist nicht die Rede von Politik und Ideologie. Aber da diese Politik nicht nur eine Politik eines Imperiums, sondern auch eine Vampirpolitik ist, so hat sie für die Gesundheit eines jeden Menschen eine sehr direkte Beziehung. Dieses Thema ist auch ein medizinisches und bioenergetisches. Man muss sich vom Vampirismus konkreter Menschen ebenso wie vom politischen Vampirismus schützen können. Bevor man aber lernt sich zu schützen, muss man begreifen, „wer wer ist", d. h. vor wem man sich schützen muss.

Der Vampirismus kann kollektiv und individuell auftreten. Im ersten Falle benutzt eine Gruppe von Menschen die Energie eines anderen oder einer Gruppe von Spendern. Beim individuellen Vampirismus nutzt der Vampir die Energie eines Spenders. Für die alles verzehrenden Vampire kann das „Hirten"-Vampsyndrom charakteristisch sein, dann konsumiert ein Mensch die Energie aus dem Biofeld abhängiger Individuen. Solche Hirten können Chefs gegenüber ihren Unterstellten, Besitzer und Verkäufer materieller Werte unterschiedlicher Art sein usw. Ich will damit auf keinen Fall behaupten, dass alle Chefs, Besitzer oder Verkäufer unbedingt Vampire sein müssen. Unter ihnen gibt es sehr oft Spender, die, ohne sich zu schonen, auf ihren Schultern eine Vielzahl von Dingen und Sorgen tragen. Und diese Personen sind Helden aus der Serie „Das Leben bewundernswerter Menschen".

Geschichte eines Vampirs

Shenja Tschernuschkin wuchs als verschlossener Junge auf, er war sehr fleißig und verträglich. Der Stiefvater (dessen Familiennamen Shenja später angenommen hat) und die Mutter erwarteten im Sohn keine Seele. Aber von seinen Altersgenossen hat ein rundlicher, wenig beweglicher, mit Schafsaugen und einschmeichelnder Stimme ausgestatteter Sohn eines großen Wissenschaftlers ordentlich etwas abbekommen. Für sie war Shenja ein kleiner Herr. Zu Stalins Zeiten lebten Personen, die große gelehrte Titel trugen, wie Fürsten bei Väterchen Zar. Deshalb standen die Türen zur Wissenschaft für Jewgenij offen.

Jewgenij Andrejewitschs Fleiß und der in der Welt der Wissenschaft bekannte Familienname des Vaters machten es möglich, dass er ziemlich leicht den wissenschaftlichen Grad eines Doktors der chemischen Wissenschaften erhielt. Er arbeitete in einem Institut der Akademie der Wissenschaften der UdSSR, und bei der großen Konkurrenz talentierter Wissenschaftler brachte er es nicht weiter als bis zum wissenschaftlichen Oberassistenten. Ungeachtet seiner scheinbaren Schüchternheit und Verlegenheit, seiner geringen Körpergröße, Schmalschultrigkeit, seines wohlgenährten Bauches und des glänzenden Gesichts war der wissenschaftliche Mitarbeiter sehr ehrgeizig. Er schuf sich einen eigenen Namen, indem er eine Unmenge gedruckter Arbeiten, Artikelchen und Referate „stempelte". Eine günstige Gelegenheit gab Tschernuschkin die Chance, aus der globalen akademischen Wissenschaft in die Fachwissenschaft überzuwechseln, d. h. in die ministerielle, und danach machte man ihn zum Sektorenleiter mit einer bedeutenden Erhöhung seiner Einkünfte (Gehalt plus Prämie). Doktoren der Wissenschaften gab es hier bedeutend weniger als an der Aka-

demie, und als man einen abgestraften Direktor einer wissenschaftlichen Einrichtung in die Wüste schickte, gab man dem viel gedruckten Jewgenij die Möglichkeit zum Aufstieg. Unerwartet stieg er bis zum Direktor des Forschungsinstituts auf. Die Stellvertreter und Assistenten des früheren Direktors konnten sich nicht entscheiden, wer den Chef ersetzen soll, und schlugen dem Minister auf den heiligen Platz einen bescheidenen Neutralen, aber „großen Wissenschaftler" vor. Makel waren in der Biographie des „Wissenschaftlers" nicht zu finden, aber eine der höchsten Punktzahlen für das Vorankommen, die Mitgliedschaft in der heimatlichen kommunistischen Partei, hatte unser Held. Und dann ging es los …
Bald rollten die Köpfe derer – einer nach dem anderen –, die ihn protegiert hatten. Nachträglich dachten sie sich für ihn ein Pseudonym aus dem Untergrund aus: Tschernoduschin - Finsterseele[2] Sicherlich war es für die ehemalige führende Elite des jetzt dem Tschernuschkin anvertrauten Forschungsinstituts deutlicher geworden, was für eine Seele damals ihr Protegé hatte und von welcher Farbe ihre eigenen Seelen waren. Für alle wurde es offenkundig, dass der äußere Fleiß des neuen Chefs der Schafspelz des Wolfes gewesen war, dem alle Mittel recht waren. Ich weiß nicht, ob unser Held dafür lebte, um zu „essen", oder „aß", um zu leben, aber er „aß", und viele hat er „aufgegessen". Man sagte, dass er nur jene „aß", die ihm zum ersehnten Ziele im Wege standen, Korrespondierendes Mitglied der Akademie der Wissenschaften der UdSSR zu werden. Damals konnte der Direktor eines staatlichen Forschungsinstituts durchaus auf eine solche Beförderung rechnen. Und Jewgenij Andrejewitsch rechnete. Fünfzehn Jahre rechnete er, wie er die Akademiker überlisten und die Wissenschaft mit dem Namen einer neuen Leuchte beglücken könnte, die in den Enzyklopädien erwähnt wird. In den fünfzehn Jahren seines Wirkens als Direktor ließ er keine einzige Möglichkeit aus, um die vom Präsidium der Akademie erklärten Vakanzen im Sturm zu nehmen. Und bei jedem neuen Sturm erweiterte der Kandidat der Korrespondierenden Mitglieder sein wissenschaftliches Gewicht, das mit vielen Parametern gemessen wird.
Wenn die Herausgeber des Guinnessbuches der Rekorde schneller gearbeitet hätten, so würde die lesende Welt schon lange wissen, dass, beurteilt nach der Menge der gedruckten Werke (möge es ein Referatchen von 2 Zeilen auf 15 Verfasser mit dem ständigen Koautor Jewgenij Andrejewitsch sein) und aller möglichen Prämien sowohl für die Zeit der Anwesenheit auf dem „Thron" des Direktors als auch für eine bestimmte Zeiteinheit (sagen wir, für ein Jahr), Tschernuschkin nicht Seinesgleichen findet. Entsprechend diesen Parametern müssten sich alle anerkannten und in der Welt bekannten Wissenschaftler unseres Landes als jämmerliche Möpse zu Füßen des Elefanten Tschernuschkin vorkommen.
Neider, kommt zur Vernunft! Tschernuschkin ist kein Genie. Er ist der unübertroffen skrupelloseste Vampir der Extraklasse. Ein Vampir reinsten Wassers. Jetzt gibt es in unserem Lande viele arme Menschen. Aber es gibt auch viele Reiche, die ihren Status mit Methoden verdient haben, die man in jenen Zeiten für Verbrechen gehalten hat: Was man früher als Spekulantentum bezeichnet hatte, ist heute Business und Kom-

---

[2] Wortspiel zum Familiennamen 'Tschernuschkin.

merz. Ich kenne viele Geschäftsleute und Handelsleute, die heute auf legaler Basis kaufen (oftmals im Ausland) und an ihre Mitbürger eine Masse verschiedener Waren wiederverkaufen. Ich weiß nicht, wie das vom Standpunkt der Moral zu bewerten ist, aber sie arbeiten wie Leute in einem Betrieb. So ist z. B. der „Tschelnok"-Händler ein durchaus nicht leichter und nicht ungefährlicher Beruf. Wäre Shenja Tschernuschkin, sagen wir, vierzig Jahre später geboren worden, säße er vielleicht irgendwo in einem modernen „Kioskchen" und handelte mit Schnaps, „Mars" oder „Snikers". Aber das ist heute, in den vergangenen Zeiten hat der Mensch, der nicht über Hellsichtigkeit verfügt, von „Kioskchen" und „Mars" nicht einmal geträumt. Der Marxist-Leninist und das Mitglied der kommunistischen Partei Jewgenij Andrejewitsch hat schnell kapiert, dass nicht das „Kapital" von Marx, sondern das heimatliche Forschungsinstitut, zwischen dessen Wänden sich sein Direktionszimmer befindet, das reale Kapital darstellt... Lohnt es sich denn, über Tschernuschkin zu schreiben? Vielleicht nicht. Aber Vampire sind nicht nur Verwandte oder nahe stehende fremde Menschen, die vonein-ander die Energie entnehmen. Unser Jewgenij Andrejewitsch mit seiner nächsten Umgebung, genauer gesagt, mit seinem Vamp-Apparat, „sog" von den Untergebenen einen riesigen bioenergetischen Raum „ab", und mit ihm auch Verstand, Nerven und Gesundheit einer Vielzahl von Menschen. Ohne sich auf lebende Personen zu beschränken, sogen sie auch die Energie aus Seelen bereits verstorbener talentierter Wissenschaftler, ehemaliger Mitarbeiter des Forschungsinstituts, und schrieben sich dabei ihre wissenschaftlichen Leistungen zu, d. h., vor Plünderei schreckten die Tschernuschkins auch nicht zurück.

Vor mehr als 10 Jahren sagte mir Jurij Rasorjachin, er war einer von ihnen: „Wir sind eine Mafia." Das sagte er mit Stolz. Er hatte etwas, worauf er stolz sein konnte, weil man alles, was Bemerkenswert an ihm war, und sein wissenschaftliches Niveau in einigen Zeilen zusammenfassen kann:

Wenn auch rothaarig, aber ohne Sommersprossen,
Ein buckliges Großväterchen ist er geworden,
Hinterlässt er niemals
Wissenschaftliche Spuren.
Solche Menschen zerstören alles,
Was war, ist und sein wird.

Einer solchen Bewertung Jurijs stimmen viele zu, jedoch in Bezug auf Rasorjachins künftigen Chef Tschernuschkin hat sich der Verseschmied sehr geirrt. Seine Prophezeiung ging nicht in Erfüllung:

Das ängstlich-verschlagene Hamsterchen
Herrscht schon viele Jahre über seinen Besitz.
Aber er wird an einen Haken geraten,
Und Gott verlässt den Verschmitzten.

Und jetzt regiert Tschernuschkin. Er regiert nicht nur allein. Von solchen Vampiren gibt es viele. Deshalb schreibe ich auch über sie. Wenn Sie Ihre Energie nicht verschwenden wollen, meiden Sie Vampire, die über Ihnen stehen!

Kreative Vampire

Kann denn ein Vampir etwas Nützliches schaffen, was man braucht, d. h. kann ein energetischer Vampir kreativ sein? Natürlich, er kann. Und wie sogar! Dabei haben in der Kreativität die alles verzehrenden Vampire Erfolg, die über einen scharfen Verstand verfügen, über verschiedenartige Fähigkeiten und über Findigkeit. Sie bringen diesem oder jenem Menschen keinen besonderen energetischen Schaden, weil ihre Bioenergie „aus der Welt über einen Faden" aufgenommen worden ist. Am häufigsten ist, dass solche Vampire keine Familie haben, jedoch nicht aus Gründen einer überzeugten Abneigung gegen die Ehe. Die zweite „Hälfte" hält sie einfach nicht aus, sie bringt sich durch Flucht in Sicherheit oder kränkelt ständig und verabschiedet sich vorzeitig ins Jenseits. Aber davon haben wir schon geschrieben.

Solche Vampire mischen sich, wenn ein ihnen nahe stehender Mensch, ein Verwandter oder ein individueller Spender die fehlende Energie nicht beschaffen kann, unter die Gesellschaft, unters Volk. Ich kenne viele Vampire von unterschiedlichem Rang und Niveau, mit denen ich auf freundschaftlichem Fuße stehe. Ich ertrage sie leicht, wenn sie im Austausch für die benötigte Energie die Verbindung unterhalten, die für uns beide von Interesse ist. Im Verlaufe einer solchen Verbindung werden neue kreative Phantasien und Pläne geboren, und das Leben wird inhaltsreicher. Da ich selbst ein Choleriker und Sanguiniker bin, so ertrage ich im Umgang leichter Sanguiniker und Phlegmatiker. Übrigens ist das Temperament in einer Verbindung nicht das Entscheidende. Die Hauptsache ist die Aufmerksamkeit, die man sich entgegenbringt, die gegenseitige Achtung, das ist unstrittig das Thema des Umgangs miteinander.

Schöpferische Vampire arbeiten häufig in Gemeinschaften mit einer großen Anzahl von Menschen. Ihren Vampirismus können nur diejenigen erahnen, die mit ihnen unmittelbar kommunizieren. Da aber im engen Kontakt mit ihnen nur starke Spender bestehen können, führt der Weg solche Vampire unausweichlich „unters Volk", in eine große Zuhörerschaft, dorthin, wo die Leidenschaften brodeln. Mit anfachenden, nicht selten auch interessanten Reden binden sie die wohlwollende Aufmerksamkeit der Hörer an sich, die, es selbst nicht bemerkend, sie mit ihrer Energie ernähren. Solche kreativen Vampire nenne ich „weiße". Die „weißen" Vampire verdienen sich ihr täglich Brot auf ganz gewissenhafte Art und Weise. Die Ergebnisse ihrer Arbeit finden einen Verbraucher, erfreuen ihn. Allerdings bleibt ein Vampir ein Vampir. Er ist gezwungen, sich mit Energie der ihn umgebenden Menschen zu versorgen.

In den siebziger Jahren unterhielt ich lange Zeit Beziehungen zu einem „weißen" Vampir", zum Professor und Doktor Jurij Nikolajewitsch M. Damals und auch heute hielt er Vorlesungen an einer der größten Hochschulen des Landes. Seine Vorlesungen waren immer interessant. Im persönlichen, menschlichen Umgang, im Kontakt Aug in Aug war das ein äußerst schwieriger Mensch, und nach der Kommunikation mit ihm fühlst du dich moralisch und physisch ausgelaugt. Alle Vampire, meist unbewusst, unterbewusst, rufen während des Kontakts mit anderen Menschen auf diese oder jene Art bei den Kontaktpersonen Gereiztheit hervor, weil ein gereizter Mensch bedeutend mehr Energie verliert als ein ruhiger Mensch. Eines der Verfahren, beim

Gesprächspartner Gereiztheit hervorzurufen, ist der Versuch, ihn in ein Gespräch über ein uninteressantes Thema zu verstricken. Wenn der Vampir spürt, dass sich der Gesprächspartner zu einem solchen Thema gleichgültig verhält, beginnt er im Eiltempo auf andere Themen solange „überzuspringen“, bis sich das Opfer zu ärgern anfängt. Nachdem er sich an der Energie des anderen infolge seines leeren Geschwätzes gesättigt und alles, was möglich war, aufgesogen hat, fällt er von seinem Spender wie ein Blutegel mit den Worten ab: „Ich werde mich freuen, Sie wiederzusehen.“

Jurij Nikolajewitsch rechnete mich selbst zum Kreis seiner Freunde, rief häufig bei mir an, lud mich zu Spaziergängen und zum gemeinsamen Urlaub ein. Ich unterhalte mich gern mit interessanten und kreativen Menschen. Aber hier stimmte etwas nicht. Alles Interessante reichte er an eine große Zuhörerschaft weiter. Zwar hielt er nicht jeden Tag Vorlesungen, aber essen wollte er jeden Tag. Ständig rief er mich frühmorgens an und erkundigte sich nach meiner Gesundheit. Die Gespräche waren belanglos. Ich bat ihn, mich nicht so früh zu stören, aber er nahm es nicht zur Kenntnis. Unsere Telefongespräche waren damit zu Ende gegangen, indem ich einfach das Telefon abgestellt hatte. Einmal machten wir am Strand von Riga, in Jurmala Urlaub. Damals wusste ich noch nicht, dass ich über Vampire schreiben werde. Jetzt aber, wenn ich mich daran erinnere, komme ich zu dem Schluss, dass Jurij Nikolajewitsch ein recht interessanter Vertreter der selten anzutreffenden Klasse der waghalsigen Vampire ist. Seine Waghalsigkeit zeigte sich nicht nur im Hin- und Herspringen von einem Thema zu anderen während eines Gesprächs. „Lassen Sie uns ein bisschen spazieren gehen.“ Und ich gehe mit. „Irgendwie ist es kühl. Halten Sie mal die Tasche, ich ziehe mir den Sweater über.“ Und ich halte. „Ich werde nicht warm. Lassen Sie uns laufen.“ Und ich laufe. „Ich bin müde. Lassen Sie uns gehen.“ Und ich gehe. „Lassen Sie uns ein Weilchen sitzen.“ Und ich setze mich. „Ich möchte trinken. Gehen wir zum Kiosk.“ Und wiederum gehe ich mit ihm... „Und dieses Geplapper geht den ganzen Tag“, wie der „liebe Großvater Kornej“[3] schrieb.

Und Sie können sich vor einem solchen Wagehals-Vampir nur durch die Flucht retten. Apropos Flucht, fliehen heißt auch laufen, und ein Lauf ist ein wunderbares Mittel, um sein Biofeld wiederherzustellen, übrigens auch jede andere Form der physischen Aktivität. Selbst der Lauf auf der Stelle, wofür nicht einmal ein besonderer Raum erforderlich ist. Und nicht nur Ironie, sondern auch Weisheit liegt in der Zeile von Wyssotzkij: „Der Lauf auf der Stelle wirkt sehr ausgleichend.“ Du läufst und regst dich nicht auf, da niemand an dir vorbeizieht. Und wenn man die Aufzeichnungen des großen Spenders Wyssotzkijs hört, braucht man auch überhaupt nicht zu laufen. Wenn der Dichter seine Lieder singt, erweist er sich als starker Bioenergetiker, als Bioenergotherapeut, als Heiler. Er ist immer lebendig! Ohne alle Anführungszeichen.

Die Unterschiedlichkeit der Vampire, der kreativen und der einfältigen, ist recht groß. So gibt es z. B. den Vampir „Panzer“. Unter meinen Bekannten gibt es auch solche. Einer von ihnen ist eine sehr berühmte kreative und sehr vielseitige Persönlichkeit. Nennen wir ihn P. (das ist der erste Buchstabe des Wortes ‘Persönlichkeit’). Er tut

---

[3] Kornej Tschukowskij, Kinderbuchautor, d. Übers.

viel Nützliches. Er ist, wie man sagt, berühmt in unserem Lande und im Ausland. Verdächtig ist allerdings, woher er, ein nicht mehr ganz junger Mann, soviel Energie nimmt? Wie sich gezeigt hat, von Spendern. Zum Glück für ihn, er ist ein alles fressender Vampir, ein „Panzer". Wenn seine Energie zur Neige geht, dann fährt er einfach in seine „Tankstellen" mit endlosen Monologen, mitunter recht ungereimten, ein. Hauptsache ist, dass man ihm zuhört. Am besten noch mit Begeisterung. Es geht auch mit geduldiger Gereiztheit. Er mag es sehr, wenn sein großes Auditorium von seinen „Panzerketten"-Monologen geradezu platt gewalzt wird. Er „walzt" gut, qualifiziert: viele interessante Fakten (als Köder) und viel melancholisches Geschwätz (zur Reizung und Zerlöcherung des Biofeldes jener, die ihm zuhören). Es geschah einmal in Petersburg. Ich habe ihn so ganz ohne Hintergedanken (als interessanten Menschen) zu einer Heilseance gelockt. Er trat nach mir auf. Es war alles interessant, aber man gab mir den Rat, ihn nicht mehr einzuladen. Das Auditorium war nicht sehr groß, mit seinem Monolog hat er es lange ausgequetscht, denn der „Panzer" war stark. Und so kam es, dass er einige überfahren hatte. Die Standfesteren haben sie dann ausgepumpt. Ich meine, dass die Ursache für diese „Tragödie" in etwas anderem lag. P. ist seiner Natur nach ein Hegemon, und seinen Standpunkt drängt er anderen immer recht ungeniert, mitunter auch grob auf. In diesem Auditorium passte der „Standpunkt" der Mehrheit nicht zu seinen Überzeugungen. Und mit jenen, die „außerhalb des Gesetzes" stehen, verfährt er nicht selten wie mit Verbrechern, d. h. auf „schwarze" Art und Weise.

Und so sind wir auch bei jenen Vampiren angekommen, die sich anderen gegenüber auf „schwarze" Art und Weise verhalten, wobei sie danach trachten, weiß zu bleiben. Wie aber soll man weiß werden, wenn im Inneren alles „schwarz" ist? Natürlich ist das eine Kinderfrage. Wir erinnern uns wieder des schwarzen Hundes, den man nicht weiß waschen kann. Und wenn ein Vampir „schwarz" ist? Wenn in ihm Bosheit und Hass brodeln? Dann ist auch die Energie „schwarz", trägt Böses und Hass. Und wenn es sich um einen kreativen Vampir handelt, dann können die Werke solcher Vampire nur ihm ähnliche Individuen nutzen.

Mein Bekannter L. hielt sich nach seiner Überzeugung nicht für einen „schwarzen Menschen". Ich verfüge über viele Fakten, die seine schöpferische und öffentliche Tätigkeit belegen. L. ist eine Persönlichkeit, eine Persönlichkeit mit vielen Facetten, die es versteht, andere nach ihrem Wert zu beurteilen und ihnen mit Achtung zu begegnen. Jedoch hat er auch starke negative Seiten, die er infolge unzureichender Fähigkeit zur Selbstkritik nicht überwinden konnte. Eine dieser Seiten ist sein trügerisch verschärfter Spürsinn für „Hexen". Das Thema „Jagd auf Hexen" ist auch in dem erwähnten Monolog von L. berührt worden. Bei der Zusammenkunft mit meinen Schützlingen warf L., der ihre helle Energie aufnahm, obwohl er das selbst nicht wollte, auf einen frei gewordenen Platz „schwarze Energie", die sich in diejenigen ergoss, die sich um ihren energetischen Schutz keine Sorgen machten. Schuld daran war vor allem ich selbst. Ich war der „Rangälteste" und habe L., obwohl ich seine positiven und negativen Seiten gut kannte, eingeladen. Ich berücksichtigte auch nicht, dass sich im Herbst, in der Übergangszeit zwischen ruhigem Sommer und Winter, gefühlsbetonte Menschen nicht immer wohl fühlen, selbst wenn sie mit sich allein sind. Der

bioenergetische Austausch mit solchen Menschen, darunter (vor allem) mit Vampiren ist sogar gefährlich für die Gesundheit, besonders jener, deren Biofeld schwach ist.
Ist es denn möglich, gefühlsmäßig zwischen einem kreativen Vampir und einem kreativen Spender zu unterscheiden? Natürlich. Einen kreativen Vampir nehmen wir spekulativ wahr, d. h., wir bewerten die positiven Ergebnisse seines Schaffens vor allem mit dem Verstand. „Es leuchtet, aber es wärmt nicht" – das trifft auch für ihn zu. Einen schöpferischen Spender nehmen wir mit dem Verstand und dem Herzen wahr, er leuchtet nicht nur, er wärmt auch. Und wollte man jeden Menschen aus dem Blickwinkel seines Umgangs mit anderen Menschen betrachten, so wirken auf die mit einem Vampir verkehrenden Menschen Zentrifugalkräfte und auf die mit einem Spender verkehrenden zentripetale Kräfte ein.

Vampire für jeden Geschmack

Hängt der Vampirismus des Menschen in irgendeiner Weise von seinem Temperament ab? Für welchen Temperamentstyp ist der Vampirismus stärker ausgeprägt und für welchen weniger? Darauf eine kurze Antwort: Jeder x-beliebige Mensch kann ein Vampir sein, die Erscheinungsformen des Vampirismus in Abhängigkeit vom Temperament können sehr unterschiedlich sein. Für den Anfang erinnern wir uns, was Temperament überhaupt ist und welche Typen dem Menschen eigen ein können.
Temperament – das sind die individuellen Besonderheiten der Psyche, des Charakters und des Verhaltens eines Menschen, die die Dynamik der verschiedenen Arten seiner Tätigkeit und der Beziehungen zur Umwelt und zu anderen Menschen bestimmen. Man unterscheidet vier Grundtypen des Temperaments: das sanguinische oder lebhafte, das phlegmatische oder langsame, ruhige, das cholerische oder energische, leidenschaftliche, das melancholische, dessen charakteristische Kennzeichen Verschlossenheit und Neigung zu tiefen Gemütsbewegungen sind. Wir haben uns schon an die Bezeichnungen der Temperamente gewöhnt, weil sie etwa vor 2 ½-tausend Jahren entstanden sind. Der altgriechische Arzt Hippokrates erläuterte die Unterschiede in den Temperamenten der Menschen mit dem Wechselverhältnis der Hauptarten der Flüssigkeit im Organismus. Das Überwiegen von Blut im Organismus (lat. sanguis) macht den Menschen zum Sanguiniker, von Schleim (griech. phlegma) zum Phlegmatiker, von rot-gelber Galle (griech. cholé) zum Choleriker, und schwarzer Galle (griech. melagcholía) zum Melancholiker.
Ein Mensch des sanguinischen Temperaments ist lebhaft, beweglich, wissbegierig, fröhlich und lebensbejahend, ohne heftige, ungestüme Bewegungen. Sanguiniker sind emotional unbeständig, sie unterliegen leicht Gefühlen, die gewöhnlich nicht stark und nicht tief auftreten. Sie vergessen schnell Kränkungen, überstehen leicht Misserfolge, mögen Leute um sich herum, knüpfen rasch Kontakte mit anderen Menschen und gehen ohne Mühe mit ihnen Beziehungen ein.
Phlegmatiker sind schwerfällig, ruhig, übereilen nichts. Bei allem, was sie tun, sind sie überlegt, gründlich und ausdauernd. Sie sind ordnungsliebend, möchten die gewohnte Umgebung nicht aufgeben, verzichten liebend gern auf Veränderungen jegli-

cher Art. Eine angefangene Sache führen sie zu Ende. Eine äußere Bekundung psychischer Prozesse läuft bei ihnen mit Verzögerung ab. In den Beziehungen zu anderen Menschen sind die Phlegmatiker ausgeglichen und ruhig. In Maßen sind sie gesellig, sie zeichnen sich durch konstante Stimmung aus, gehen Streitigkeiten aus dem Wege, geraten wegen Misserfolge nicht aus dem Gleichgewicht. Gelegentlich entwickelt sich bei ihnen ein gleichgültiges, teilnahmsloses Verhältnis zur Arbeit, zum Leben, zu Menschen und sogar zu sich selbst.

Für den Choleriker sind Schnelligkeit der Handlungen, Heftigkeit und rasche Erregbarkeit kennzeichnend. Psychische Prozesse laufen bei ihnen schnell und intensiv ab, mit Feuereifer und Leidenschaft machen sie sich an eine Sache, zeigen Initiative und arbeiten mit Begeisterung, wenn allerdings der Vorrat an Nervenenergie aufgezehrt ist, insbesondere bei der Ausführung gleichförmiger, monotoner Arbeiten, die Ausdauer und Geduld erfordern, kann es bei ihnen zu einer emotionalen Flaute kommen. Bei Cholerikern überwiegt Erregung gegenüber Hemmung, und in den Beziehungen zu Menschen kommt es zu emotionaler Unbeherrschtheit, Gereiztheit, Schroffheit und zum Aufbrausen, was der Grund für das Entstehen von Konfliktsituationen mit anderen sein kann.

Bei den Melancholikern laufen die psychischen Prozesse verzögert ab. Ihre Emotionen entstehen allmählich, aber sie zeichnen sich durch Tiefe, große Kraft und Dauerhaftigkeit aus. Sie sind leicht verletzbar, ertragen nur schwer Kränkungen und Trübsal, was bei ihnen äußerlich nur schwach zutage tritt. Melancholiker neigen zur Verschlossenheit, meiden den Umgang mit wenig bekannten Menschen, geraten nicht selten in Verlegenheit und verhalten sich in einer neuen Situation ungeschickt. Unter entsprechend ungünstigen Lebensbedingungen entwickeln sich bei den Melancholikern eine krankhafte Empfindsamkeit, Niedergeschlagenheit, Trübsal, Wehleidigkeit, Verschlossenheit und Pessimismus. Melancholiker sind zartfühlend, taktvoll, rücksichtsvoll, sensibel und teilnahmsvoll.

Die Temperamente in ihrer reinen Form, wenn man sich so ausdrücken darf, kommen recht selten vor. Gewöhnlich überwiegen bei einzelnen Menschen Merkmale dieses oder jenes Temperaments, in einigen Lebenssituationen können aber auch Charakterzüge auftreten, die einem anderen Temperament eigen sind. Allerdings neigt jeder Mensch zu einem dieser vier genannten Typen.

Natalja Peschko ist ein typischer Sanguiniker. In ihrer Kindheit überstand sie eine schlimme Krankheit, infolge derer sie für ihr ganzes Leben gehbehindert blieb. Sie ist eine energische, arbeitsame, wissbegierige Frau, zeigt gern Initiative im Umgang mit anderen Menschen, spricht schnell und mitunter unklar. Ihre Energie reicht für viele, aber nur dann, wenn sie sich in der Umgebung von vielen Menschen befindet. Und das kann sie, weil sie, wenn auch kein hohes, so doch ein führendes Amt einnimmt. Mitarbeiter und Bekannte jedoch gehen ihr aus dem Wege. Nach einigen Minuten der Korrespondenz mit ihr macht sich eine physische Müdigkeit bemerkbar, geht die Laune verloren. Das sind eindeutige Kennzeichen des Umgangs mit Vampiren. Peschko wurde zum Vampir nicht aus eigenem Antrieb. Die schwere Krankheit in der Kindheit, die Behinderungen in der Bewegung, der fehlende Kontakt zur Natur führten ohne ihr Zutun zum Vampir.

Ein typisches Beispiel für einen Phlegmatiker-Vampir kann einer unser Helden, Jewgenij Andrejewitsch Tschernuschkin sein. Nach der Art seines Verhaltens ist er langsam, ruhig, er übereilt nichts, geht Streitigkeiten aus dem Weg. Seine eigennützigen Pläne hinsichtlich seiner Karriere und in Bezug auf seine Gegner führt er gern bis zum Ende - beharrlich und gründlich. Ein anderes Beispiel ist Ada Konstantinowna Iwanowa. Sie ist ein typischer Phlegmatiker. Mit Methode und Beharrlichkeit verfolgt sie ihr Ziel, schön zu leben. Aus ideologischen Überlegungen wurde sie schon in ihrer Jugend Mitglied der kommunistischen Partei, heiratete einen begabten Doktor der Wissenschaften und dank der Parteiarbeit wurde sie Laborleiterin in einem angesehenen Forschungsinstitut. Sie half ihrem Chef (mit der Absicht, dass er ihr hilft, Kandidat der Wissenschaften zu werden). Im persönlichen, von der Parteitribüne geprägten Umgang redete sie verworren, womit sie alle erschöpfte. Als sie sich aber auf der Karriereleiter nach oben arbeitete, spielte sie geschickt auf den schwachen Saiten jener, von denen ihr Wohl und Wehe abhingen. Die einen nahm sie durch Speichelleckerei und Katzbuckelei für sich ein, anderen erwies sie kleine „technische" Dienste, dritte warnte sie vor einer heraufziehenden Gefahr usw. Später dann verriet sie alle auf gemeine Weise, die ihr Nahestehenden, ihre Partei, die KPdSU, und frühere Chefs. Ihre „Ideologie" verflog schnell, als sie mit ihrem feinen Gespür „den Duft von Gebratenem" wahrnahm.
Beim Leser kann die Frage auftauchen, warum ich viele Helden der „Vampiriade" zu den Vampiren zuordne. Vielleicht habe ich mir das nur ausgedacht? Nein, es gibt in diesem Buche nichts Ersonnenes und Ersponnenes. Die Helden sind reale Menschen. Viele Leser mögen sich in ihnen oder in ihren Bekannten wiederfinden. Es geht gar nicht um konkrete Familiennamen. Es geht um das Thema. Und das Thema ist sehr wichtig. Und wie man sich drehen und wenden mag, der Vampirismus ist eine ernsthafte Erkrankung des Menschen. Und sie behandeln zu lassen oder nicht ist ausschließlich die persönliche Angelegenheit des Kranken. Unter einer solchen Krankheit leidet nicht nur der Vampir, sondern auch ein größerer oder kleinerer Teil der Öffentlichkeit. Alles hängt von der Stellung des Vampirs in der Gesellschaft, im Team oder in der Familie ab. Vampire ertragen kein Alleinsein, Alleinsein ist für sie wie der Tod. Und die Mehrheit der energetischen Vampire errichtet für sich bewusst oder unterbewusst moralisch-ethische Grenzen ihrer Expansion. Unter ihnen gibt es mehr Ausbeuter als Ausgebeutete, mehr Konsumenten als Produzenten. Ein Vampir kann niemals ein uneigennütziger Mensch sein. Das Vakuum seines Biofeldes und das Fehlen materiellen Wohlstandes trachtet unser Held ohne Gewissensbisse und mit großem Vergnügen mit beliebigen zugänglichen Mitteln aufzufüllen.
„Schön zu leben kannst du nicht verbieten" – so lautet das Lebenscredo des Vampirs-Phlegmatikers Jurij Abramow. Wie alle Phlegmatiker war Jurij sehr eigensinnig. In dem Wunsche, schön zu leben, vergaß er überall und zu jeder Zeit, dass man die Grenzen des Erlaubten nicht verletzen darf. Man verurteilte Abramow nach einem Artikel des Strafgesetzbuches zu langen zwölf Jahren Gefängnis, von denen er neun unter politischen Gefangenen zubrachte. Die „Perestrojka" und den Zerfall der UdSSR (Jurij saß in einer Kolonie des ukrainischen Odessa) verstand er für sich zum Vorteil zu nutzen. Seine Stimme und die Stimmen zu seiner Verteidigung rauschten

über unseren Planeten. Zuerst seine treu ergebene Mutter Tamara Leonidowna, dann die ukrainische Presse, dann Radio „Swoboda" (dt. „Freiheit"), dann die Journalistin Jelena Salnikowa (Sendung „Oblaka" des russischen Rundfunks), danach der Jurist Oleg Ljamin aus Moskau, das Moskauer Fernsehen, dann Natalja P., eine Verehrerin Jurijs. Und dann ... Unerwartet für alle, auch für den politischen Häftling selber, kamen seine Abschiebung aus dem Odessaer Kittchen, der Erwerb der russischen Staatsbürgerschaft und eines Reisepasses, der Verzicht auf Einreise in ein Land, aus dem Stimmen zu seiner Unterstützung zu hören waren, der wie durch ein Wunder erfolgte Flug in die Vereinigten Staaten ohne Wiederkehr... Die Technik der Entlassung Jurijs aus den Verliesen der Odessaer Kolonie und seiner Übersiedlung auf den amerikanischen Kontinent wird mit der Zeit – und das ohne jeden Zweifel - in allen Einzelheiten von Psychologen, Journalisten, Geheimdiensten und anderen einfach nur neugierigen Leuten studiert werden. Der Fall ist, wie man so sagt, interessant. Phantasterei ist hier nicht im Spiele. Das ist Realität reinsten Wassers. Und wenn es in den Gesetzen über die Verleihung des Titels eines Helden der Länder der ehemaligen UdSSR oder der Länder des ehemaligen sozialistischen Lagers einen Paragraphen gegeben hätte, der die Verdienste bei der Rettung des eigenen Lebens vorsah, so denke ich, hätten die Oberhäupter dieser Länder nach eingehendem Studium des Lebens von Jurij Abramow ihm den Heldentitel nicht entsagt. Das Geheimnis des „Heldentums" Abramows liegt in der heroischen Kraft seines Vampirismus. Er betreibt den Vampirismus prima. Zuerst kommt er auf die mitleidige Tour. Und Mitleid erwecken kann man bei guten, barmherzigen Menschen. Aufgeblasen wie ein Luftballon kommt dieser feiste Vampir-Phlegmatiker daher wie „Milch und Honig" und macht sich an die nächste Entnahme von Energie beim erstbesten Spender, seinem weiteren Opfer. Hauptsache ist, dass er einen solchen Spender zu finden versteht. Der Phlegmatiker Jurij hat sich als Vampir keinerlei Beschränkungen hinsichtlich Moral und Ethik auferlegt. Alle seine Spender, im äußersten Falle all jene, die ich selbst kenne (übrigens bin auch ich sein Spender), erinnern sich seiner mit Abscheu und Verdruss. Vom beruflichen Standpunkt aus ist mein Held, der Vampir, sehr interessant für mich. Ernsthafte negative Besonderheiten habe ich in Bezug auf ihn nicht. Mitleid mit seinen Spendern habe ich auch nicht – sie haben sich selbst angeboten. Das heißt nichts anderes, als dass sie ihm gegenüber auch Interesse gezeigt haben. Es gab auch energetische Ressourcen. Und dass er unehrlich mit vielen handelt, das ist sein Pech. Und ein Gefühl des Ekels ruft er durchaus nicht bei allen hervor. So hat er z. B. Frauen, die es in seine Nähe treibt, genug. Und wenn sie auch alle sagen, dass er ein Lump ist, so sagen sie es jetzt, heute, und nach seinem Fernsehauftritt gab es von denen, die mit ihm korrespondieren wollten, kein Rückzugssignal.

Unter den Cholerikern habe ich sehr oft Vampire angetroffen. Oftmals habe ich sie in der Umgebung von Spendern vorgefunden. Vielleicht sind sie Choleriker nicht nur nach Hippokrates (wegen der reichlich vorhandenen rot-gelben Galle in ihrem Organismus), sondern einfach nur wegen des Überflusses an Bioenergie in ihnen. Damals arbeitete ich im Lehrstuhl für Ökonomie der Moskauer Hochschule für Energetik. Viele Jahre lehrte dort Professor Igor Jewgenjewitsch Nelidow, Doktor der Wirtschaftswissenschaften, ein kluger Kopf. Ein typischer Choleriker. Reizbar, impulsiv.

Er konnte seinen Kollegen auch manch verletzendes Wort an den Kopf werfen. Aber niemand hegte gegen ihn Groll, weder frontal noch hinter seinem Rücken. Und nicht nur deshalb, weil seine Gereiztheit sanftmütig und gerecht war. Igor Jewgenjewitsch, damals schon ein achtzigjähriger Mann, war ein starker Spender und „litt" geradezu an einem Energieüberschuss, den zu bändigen ihm schwerfiel. Und er verströmte seine Energie zusammen mit gerechten und nicht sehr schmeichelhaften Worten an irgendeinen schwerfällig-stupiden Demagogen und Vampir. Das Vampirchen des Lehrstuhls beruhigte sich sogleich, erfuhr Befriedigung, errötete wohlig und beleckte sich. Auf Fremdes war der Professor niemals erpicht, ihm genügte das Seine völlig.

Da ist noch ein Choleriker, Valerij Filkin, er hatte es bis zum Leiter der Planungsabteilung eines Ministeriums in noch jungen Jahren gebracht, was die anderen fast erbleichen ließ. Er besaß unverkennbare körperliche Mängel, und für die Frauen war er kein anziehender Mann. Die ihn nicht sehr achtenden Frauen (unter seinen Unterstellten gab es sie reichlich) terrorisierte er jedoch bedeutend weniger als die Männer. Nicht deshalb, weil er ein Gentlemen gewesen wäre. Er war niemals einer, weder Frauen noch Männern gegenüber. Er war ein typischer Vampir. Und im Unterbewusstsein spürte er, dass man nur jene ausbeuten muss, bei denen etwas zu holen ist im Kopf, im Aussehen, in der Kraft. Die Auswahl war groß. Der Hauptverwaltung und folglich auch der Planungsabteilung waren ca. drei Dutzend Industrie-, Forschungs- und Projektierungsorganisationen unterstellt. Valerij mochte die Subordination: sowohl in Naturalien in Form geistiger Getränke und allerlei Konsumkram, als auch in der lebendigen Natur als Nervenenergie, psychische Energie, allgemein gesagt, als biologische Energie. Und wenn Geschenke an die Vorgesetzten gemäß der Tradition von den Untergebenen gemacht wurden, so bediente sich Valerij Wladimirowitsch bei der Bioenergie selbst. Filkin suchte keine raffinierten Methoden, um sich fremder Energie zu bemächtigen. Er ging völlig primitiv vor. Eine vorbereitende Prozedur missachtend und ohne in das Wesen der Sache vorzudringen, suchte er in Dokumenten nach Fehlern, die es in Wirklichkeit nicht gab, dabei ließ er jene unberücksichtigt, die sogar ohne Sehhilfe zu bemerken waren. Er fühlte, dass der, der 'auf seinen Teppich' zu treten eingeladen war, unruhig wurde, und der cholerische Valerij setzte energisch die schwere Artillerie verschiedenen Kalibers ein: „ich erteile Ihnen einen Verweis", „ich entziehe die Prämie, „ich setze Sie im Dienstgrad herab", „ich entlasse Sie nach dem Paragraphen über die berufliche Nichteignung". Da Filkin nicht nur drohte, sondern auch über gefügige Direktoren der Hauptverwaltung des Gouvernements wahllos sein Versprechen realisierte, kann man sich vorstellen, wie Leute mit schwachen Nerven aufgeregt waren. Sie waren aufgelöst und gestatteten dem Chef, dass man sie „bis auf die Knochen abnagte". Sicherlich, laut drohte Valerij niemals mit der „Klappsmühle". Aber wer sich nicht fügte, wurde auch dorthin befördert – mit der konkreten Anschrift - Krankenhaus MSO-21 der Dritten Hauptverwaltung des ehemaligen Ministeriums für Gesundheitswesen der UdSSR. Übrigens ist der Vampirismus zwischen Gleichgeschlechtlichen (von Mann zu Mann, Frau zu Frau) eine Krankheit mit größere Verbreitung als unter Menschen verschiedenen Ge-

schlechts. Einzelne bioenergetische Zentren des Biofeldes des Menschen (Chakren[4]) sind in direkter Weise mit bestimmten anatomischen Organen verbunden. Sowohl Manneskraft, als auch weibliche Schönheit, als auch menschliche Güte wie auch alles Übrige nimmt sich der Vampir vom Spender. Ich habe mich hinsichtlich der Güte nicht versprochen, obwohl man sich einen guten Vampir schwerlich vorstellen kann. In der Regel aber wird die Mehrheit der Lebewesen durch die Nahrungsaufnahme gutmütig, weil sie gesättigt für eine gewisse Zeit weniger aggressiv werden, und bei dem, der eine schmackhafte Nahrung verzehrt hat, verringert sich die Aggressivität nochmals. Aber weder weibliche Schönheit noch Güte interessierten den physisch benachteiligten Filkin. Er suchte das, was ihm fehlte. Und außerdem beruhigte er sich psychisch, wenn ein nach allen Parametern stärkerer und bedeutenderer Mensch ihm zu schmeicheln und sich zu erniedrigen begann. Valerij berauschte sich an solchen Siegen und suchte neue zu erringen.
Der Choleriker Albert Muljawskij, mit weiblichen Gesichtszügen, war in den fernen Studentenjahren kein Leiter. Er war ein einfacher Student nach dem Armeedienst. Leiter der Planungsabteilung wurde er später. Der damals ein wenig alberne Spaßmacher versuchte sich über die Grünschnäbel, die an die Hochschule direkt von der Schulbank kamen, zu erheben; er war ein Zecher. Er war ohne allen Anstand aufdringlich, schwätze dummes Zeug, aber er hatte es faustdick hinter den Ohren. An der Ökonomischen Fakultät der Moskauer Hochschule für Flugwesen gab es nicht allzu viele männliche Studenten. Albert hatte eine reiche Auswahl an Mädchen, aber nach langen Irrungen und Wirrungen, die mit den Tränen der leichtsinnigen verlassenen Mädchen benetzt wurden, nach dem Ausschluss aus den Reihen „des treuen Helfers der Partei, dem Leninschen Komsomol“, fand er schließlich das bescheidene und anspruchslose Professorentöchterchen Stella. Jedoch harrte Stella nicht allzu lange bei ihm aus, sie starb mit 32 Jahren. Stellas Gesundheit war nicht kräftig, und aller Wahrscheinlichkeit nach hat der Ehemann, der Vampir wider Willen, eine Verlängerung ihres Lebens nicht gefördert.
Im Unterschied zu Igor Jewgenjewitsch Nedlidow war Jewgenij Igorewitsch Marjuschin weder Choleriker noch Spender. Igor Jewgenjewitsch, ein grauhaariger, hochgewachsener, charmanter Mann, der niemals eine Brille getragen hat, lebte achtzig Jahre. Jewgenij Igorewitsch war von kleinem Wuchs, schwächlich, mit abstoßendem Äußeren, nahm seine Brille niemals von seinen kleinen schwachsichtigen Augen ab. Seine Silhouette und sein Profil waren denen eines Spechts ähnlich. Er arbeitete als Abteilungsleiter eines Forschungsinstituts, in dem sein uns bereits bekannter Namensvetter Tschernuschkin als Direktor tätig war. Nach dem Temperament ein Melancholiker, verfügte der leicht in Verlegenheit zu bringende Marjuschkin ähnlich wie sein gefiederter Doppelgänger über einen starken Schnabel, mit dem er methodisch seine Gegenwart und Zukunft abklopfte. Er galt als Mann des Direktors in der Parteileitung und in verschiedenen Personalkommissionen und klopfte ständig. Für niemanden war es ein Geheimnis, dass der fast lautlos agierende Shenja mit einschmei-

4 Wir haben fortfolgend die Namen der Chakren ‚original‘ belassen, auch wenn die Schreibweise von der deutschen etwas abweicht. (D.V.)

chelnder Art und Weise nicht nur beim Direktor klopft. Mit Methode und Energie klopfte er für sich den Doktorgrad heraus. Er bastelte ihn sich aus kleinen „Würmchen“ zusammen, die er eifrig aus wissenschaftlichen Berichten der Unterstellten und ihrer Vorgänger herausgepickt hatte. Um die wissenschaftliche und öffentliche Meinung in die Irre zu führen, erdachte sich unser Held zu Beginn seiner Arbeit an seiner riesigen gestohlenen „Forschung“ für seine Dissertation einen beeindruckenden Titel aus. Die verteidigte Dissertation gelangte in die Höchste Prüfungskommission und es hätte nicht viel gefehlt, dass man sie nicht bestätigt hätte. Aber sowohl die von Shenja bestohlenen Autoren als auch die beleidigten nichtoffiziellen Opponenten schliefen nicht. Unter dem Deckmantel der „Perestrojka“ klopfte man bei der Höchsten Prüfungskommission und noch weiter oben an. Die Dissertation wurde von dort entfernt. Dennoch gibt es in unserem Leben viel Ungerechtes. Wahrscheinlich blinkte in den von der Höchsten Prüfungskommission bestätigten Dissertationen nicht immer der Gloriole eines wissenschaftlichen Gedankens.

Aber konnte man denn eine Arbeit mit einem solchen originellen Titel, wie sie Marjuschin vorgelegt hatte, ablehnen? Auf mich wirkt dieses Klischee wie ein Dopingcocktail. Ich schreibe das ohne Ironie, in der Hoffnung, dass dieser Cocktail seinen Abnehmer nicht nur in meiner Person findet. Trinkt auf eure Gesundheit: „Erarbeitung, Modellierung und Berechnung von Reaktoren mit pseudoverflüssigter und Flüssiggasdruckluftmischschicht in den Produktionen einer organischen Hauptsynthese“. Man kann das Trinken auch lassen. Man braucht nur zu lesen. Wenn du einige Male gelesen hast, wird es leichter auf der Seele, und die Nerven beruhigen sich. Das glauben Sie nicht? Versuchen Sie es selbst. Schlucken Sie, ohne nachzudenken. Und wer sich der Mühe unterziehen will, der möge die unverständlichen Worte mit Hilfe eines Wörterbuchs entschlüsseln.

Der Melancholiker Sergej Salatow ist Jewgenij Marjuschin ganz und gar nicht ähnlich. Blaue Augen, Größe ein Meter neunzig, in den Schultern zweimal breiter als gewöhnlich. Kandidat zum Meister des Sports. Weder zu einem öffentlichen noch einem leitenden Amt fühlt er sich hingezogen. Marjuschin ist er auch hinsichtlich des Ansehen nicht ähnlich: Er ‘beklopft’ niemanden. Er ist ein wenig mürrisch und verschlossen. In geldlichen Angelegenheiten nimmt er es nicht so genau. Er ist prinzipienlos. Gern verrät er seine Gönner, wenn es ihm zum eigenen materiellen Vorteil gereicht. Bei Menschen, die mit ihm Umgang haben, ruft er einen Zustand physischer Schwäche und moralischer Leere hervor. Er ist nicht dumm, seine Kollegen bittet er aber einige Male, elementare Dinge zu erläutern, wobei er beharrlich sein Ziel verfolgt: beim Gesprächspartner Gereiztheit auslösen.

Die Melancholiker-Vampire Galina Turtschina und Igor Leonidow treiben ihr Wesen mit anderen Methoden. Stets trachten sie danach, sich als verständnisvolle Menschen darzustellen. Sie machen ständig Fehler, wenn man aber auf sie verweist, sagen sie: „Klar.“ Dann wiederholen sie die Fehler ebenso wie ihr ‘Klar’. Auf diese Weise treiben sie vor allem den Chef zur Weißglut. Gern geben sie fremde Gedanken als eigene Erfindung aus. Alle ihre wissenschaftlichen Arbeiten sind Plagiate reinsten Wassers. Sie intrigieren, danach strebend, Geld auf unehrlichste Weise aufzutreiben.

Dennoch sind sie Zerstörer

Das war vor langer Zeit, vor fast zwanzig Jahren. Ich arbeitete in einem Forschungsinstitut des Werkzeugmaschinenbaus. Direktor war der heute in derselben Rolle sich wohl befindende, damals jedoch für ein Direktorenalter jener Stagnationszeit noch junge Jurij Petrowitsch Skoworoda. Er war kein schlechter Kerl, auch nicht dumm, mit seinem cholerischen Temperament hat er viele nicht nur entflammt, sondern auch verbrannt. Es schien, dass der zur Weißglut gebrachte und empfindliche Vertreter des Tierkreiszeichens Löwe Jurij Petrowitsch alles um sich herum ansteckt und selbst verbrennt. Allerdings ist er heute noch auf derselben Stelle. Viele konnten mit ihm nicht zusammenarbeiten und haben sich „im gegenseitigen Einvernehmen" oder „auf eigenen Wunsch" getrennt. Von einigen aber, wie auch vom Direktor, kann man freudig mitteilen: „Der ist unverwüstlich", natürlich auf derselben Stelle. Und wo sie alle auch sein mögen – ein Direktor leitet ein Team. Und ohne Team kein Direktor.

Weshalb ich das alles erwähne? Jurij Petrowitsch ist es – ohne alle Ironie - wert, dass man über ihn spricht. Bei solchen Deformationen in unserer Gesellschaft und den zahlreichen Veränderungen in den oberen Führungsetagen hält es nicht jeder mit seinem Temperament auf dem Posten des Direktors eines „papiernen" Forschungsinstituts aus. Hinzu kommt, dass Skoworoda in energetischer Hinsicht sehr interessant ist. Juri Petrowitsch ist ein energetischer Werwolf, d. h. ein Spender und Vampir oder Vampir und Spender, ein bioenergetischer Durchgangstunnel. Warum ich Jurij Petrowitsch einen energetischen Werwolf nannte, wird der Leser bereits erraten haben. Er gab seine Energie ab, vielleicht ohne es zu wollen, und nahm Bioenergie von anderen aus eben diesem Grund, eine andere Möglichkeit gab es nicht, wie es in einem Liedchen aus dem bekannten Spielfilm „Wolga-Wolga" der dreißiger Jahre heißt: „Denn ohne Wasser merkt euch das, wär' uns're Welt ein leeres Fass". Beim Aufpumpen seiner Untergebenen (am häufigsten verdientermaßen) geriet Skoworoda in Harnisch und schlüpfte in die Rolle, die seiner Stellung als Direktor entsprach, verschwendete seine Energie, und wurde völlig entleert, wenn es der „Angezapfte" verstand, sich energetisch zu schützen. Wenn Letzterer aber unwissend oder schwächlich war, dann war Jurij Petrowitsch in seinem Element: Er wurde ruhig, gutmütig und entließ sein Opfer in Frieden. Leider vermochten nicht alle Opfer, dem aggressiven Skoworoda Widerstand zu leisten. Es gab auch Herzanfälle und Flucht in andere Wände „auf eigenen Wunsch". Es gab auch ganz tragische Fälle, als diejenigen, die angezapft werden sollten, bereits leer gepumpt, energetisch bis auf den Grund leer getrunken waren - ihnen blieb das Herz stehen. Es blieb für immer stehen. Eines der ersten Opfer mit tödlichem Ausgang war der dem Direktor nicht alles nachsehende Stellvertreter G.

Dass Skoworoda ein energetischer Vampir ist, war offenkundig. Wenn er seine „Erziehungsmaßnahmen" nur gegenüber den „straffälligen" Unterstellten angewandt hätte, so hätte sich die Frage nach seiner Zugehörigkeit zur Sippe der Vampire nicht gestellt. Der Hauptvorrat seiner erzieherischen Einflüsse lief auf solche in ihrem Ton sehr strenge, aber in ihrem Wesen nach lächerliche Repliken hinaus, etwa von dem

Typ: „Ich sah, wie Sie gestern in der Arbeitszeit mit einem Mädchen in Richtung U-Bahn gegangen sind“, „warum ist Ihre sympathische Mitarbeiterin noch nicht verheiratet?“, „mir scheint, dass der Mitarbeiter M. Ihrer Abteilung trinkt – seine Hände zittern“ usw. Diese Fragen, der Leser wird es erraten, wurden vom Direktor dem Abteilungsleiter gestellt, dem nichts anderes übrigblieb, als aus Verlegenheit mit den Achseln zu zucken, die Arme zu heben oder mit anderen ähnlichen Gesten zu reagieren.

„Was heben Sie Ihre Arme?“ setzte Skworoda seine Attacke fort. Halten Sie mich nicht für einen Dummkopf.“ Und wie sollte auf die Worte des Direktors dessen Untergebener, der ein angesehenes Amt mit einem anständigen Monatsgehalt bekleidete, reagieren, wenn die Hauptverwaltung des Ministeriums zur Erledigung einer „dringenden“ Arbeit sein „Mädchen“ im Alter von fast 40 Jahren anforderte, der Direktor aber zu dieser Zeit nicht in seinem Sessel saß, weil er, wie sich herausstellte, im Dienstwagen von seinem Forschungsinstitut bis zur nächsten U-Bahnstation kutschierte, um nachzusehen, wer mit wem gerade unterwegs ist. Und wie soll man auf das Unvermögen der „sympathischen Mitarbeiterin“ reagieren (die kaum zwanzig geworden), die noch keinen Mann zum Heiraten gefunden hat oder was soll man über den Mitarbeiter M. sagen, den der Abteilungsleiter auf Arbeit noch nie in angetrunkenem Zustand gesehen hat? Aber der Abteilungsleiter war kein Einfaltspinsel.

Er zog rasch seine organisatorischen Schlussfolgerungen aus den Kontakten mit dem wissbegierigen Chef, und auf die Versuche des Direktors, ihn in Gespräche hineinzuziehen, die nicht zur Sache gehörten, reagierte er eindeutig – er sah ihm aufmerksam in die Augen, zustimmend und freundlich mit dem Kopf nickend. „Warum antworten Sie mir nicht? Wie denn, sind Sie mit mir nicht einverstanden?“ explodierte Ju. P. „Ich bin ganz Ihrer Meinung, aber es fällt mir schwer, alles sofort zu erfassen“, antwortete der Schlaukopf, dabei seine Ironie verbergend. Bald darauf verging dem Direktor das Interesse an ähnlichen Gesprächen mit diesem Abteilungsleiter. Aber wozu brauchte ihn der Direktor, wenn dieser keinerlei Reaktion auf die Versuche des vor bioenergetischer Gier verschmachtenden Ju. P. zeigte, sein Biofeld in Unruhe zu versetzen.

Das Sprichwort „Willst du leben, musst du dich drehen – Sich regen bringt Segen“ passt nicht zu Beziehungen mit Menschen, die Skoworoda ähnlich sind. Hier ist es eher angebracht, einen anderen Rat zu befolgen – „Halte still wie ein Partisan“. Willst du deine Energie nicht verschwenden, so reagiere nicht auf die Reizursache. Meinen Helden habe ich zu Beginn meiner Erzählung in rein ‘technischer’ Hinsicht nicht mit zärtlichen Worten bedacht. Für einen Werwolf halte ich ihn deshalb, weil sich unter der Maske eines äußerlich sympathischen und nicht dummen Menschen ein bioenergetischer Vampir und Räuber verborgen hält. Aber nicht nach seinem bewussten Willen war er ein Vampir. In ihm war der Wunsch zu verspüren - und es gab Versuche - den Menschen zu helfen, sowohl in beruflicher als auch in materieller oder kreativer Hinsicht. Und es waren nicht nur Versuche, sondern reale Handlungen. Das heißt nichts anderes, als dass er nach dem Verstand ein Spender war, nach der Physiologie seines Biofeldes aber war er ein typischer Vampir. Er war in seiner Art ein Durchgangstunnel, durch den ohne Verzögerung die Bioenergie hindurchfloss und ver-

schwand. Deshalb verspürte er ständig ihren Mangel, sie aber der Umwelt zu entnehmen, verstand er nicht.
Noch ein anderes Beispiel. Foma Trofimowitsch Chrenow steht der Firma „Dentist“ vor. Womit sich diese Firma beschäftigen soll, ist klar – mit den Zähnen unseres Volkes steht es nicht zum Besten, das ist in der ganzen Welt nicht anders. Foma Trofimowitsch behandelt selbst niemanden. Er ist einfach nur der Direktor seiner privaten Firma, in der gegen Lohn recht gut geschulte Spezialisten arbeiten. In seiner Firma gibt es nicht nur Zahnärzte, sondern auch Spezialisten für psychologische Entspannung, die nach ihre Möglichkeiten und Ergebnissen einzigartig sind. Dazu gehören Olga Walujewa, Tatjana Sokolskaja, Vera Uschakowa.
Für seine Organisation hat Chrenow einen außerordentlich glücklichen geographischen Punkt auf der Karte Moskaus ausgesucht – bis zum Kreml sind es weniger als 200 m. Das Wichtigste dabei ist aber, dass es das Zentrum der Hauptstadt ist und nicht irgendein mit bequemen Verkehrsverbindungen ausgestattetes Randgebiet ist. Jedoch die Patienten wollen nicht zum „Dentisten“ kommen. Man sagt, dass die Beine der Patienten den Dienst versagen. Zu denselben Zahnärzten und Psychologen, die in anderen medizinischen Punkten (auch auf betriebswirtschaftlicher Basis arbeitend), die über die Randgebiete der Hauptstadt verstreut sind, tragen sie ihre Beine aber gern. Man sagt, es sei „gehupft wie gesprungen“. Und vergleicht man unseren Chrenow mit dem nicht minder unseren Skoworoda, dann ist der erste nach seiner Art des Umgangs mit anderen, wenn auch nicht die „süße Frau“ in dem gleichnamigen Spielfilm, so doch ein über jeden Zweifel erhabener süßer Gesprächspartner. Frauen, so müsste es scheinen, schmelzen vor seinen honigsüßen Komplimenten und Zärtlichkeiten nur so dahin wie Eis. Aber so war es durchaus nicht. Nachdem sie den verbalen Filter Foma Trofimowitschs passiert haben (ihn zu umgehen ist ganz und gar unmöglich, weil sie gerade bei ihm, dem Direktor der Firma, eine Nummer für die Sprechstunde beim Arzt kaufen müssen), setzen sie sich in den Sessel des Äskulaps nicht im Zustand des „Dahinschmelzens“, sondern fast als „Gefrorene“. Zwar müssen die Ärzte die Gebisse ihrer Patienten so oder so einfrieren, weil der ‘Narkologe’ Trofimytsch völlig ungeeignet, aber ein Vampir ist, und der braucht ein Gefäß ohne Deckel und Boden, so eine Art bodenloses Fass: Wie viel Energie er auch von anderen aufsaugt, so kann er doch niemals satt werden. Spricht und spricht, spricht von der Frau, von den Kindern, von den Enkeln. Ja, ja, Enkel hat er auch, obwohl, wer ihn sieht, ihm nicht mehr als fünfzig Jahre zutraut. Der Direktor des „Denstisten“ verjüngt sich auf Kosten fremder, vermenschlichter kosmischer Energie. Und was ist Besonderes daran? Diese Energie bekommt er völlig kostenlos. In der Firma arbeiten neben den Meistern für Zahnangelegenheiten auch Psychologen, arbeiten in ihrem immer noch modernen Beruf Bioenergotherapeuten, Extrasensories. Und alle sprechen mit einer Stimme: „Foma Trifomitsch, verjagen Sie nicht die Patienten. Hindern Sie uns nicht zu arbeiten.“ Nur glaubt ihnen unser ungläubiger Foma (Thomas) nicht. Er meint, dass, wenn er zärtlich spricht, es anderen unbedingt angenehm sein muss. Was ist da schon angenehm. Wenn er nur mit seinen verbalen Pfötchen und Fühlern kitzelte. Man braucht kein Fachmann in Sachen Vampire zu sein, um zu begreifen, dass in jedem seiner Worte, seiner Pfötchen noch Saugröhrchen stecken, deren Enden sich in

einem bioenergetischen Wurm befinden. Im Übrigen ein ganzer Kerl, wie es sich gehört. Er schmarotzt sehr gern. Aber wie man so sagt, jeder hat seine Liebe. Und ungeachtet seiner finanziellen und wirtschaftlichen Sorgen um Kinder und Enkel, die ihn nicht zur Ruhe kommen lassen, begegnen diese ihm nicht mit Liebe. Obwohl sie alle genug Geld haben, fühlen sie sich doch unglücklich: Sie leiden an verschiedenen Krankheiten, sind psychisch unausgeglichen, ständige Exzesse in der Schule, in der Familie, auf Arbeit. Und sie alle schrecken vor dem besorgten Papa und Großvater Foma zurück. Der Grund besteht darin, dass Chrenow, ihr zudringlich liebender Papa und Opa ein energetischer Räuber ist.

Ich denke, dass der Leser verstanden hat und weiterer Beispiele des täglichen Umgangs mit Vampiren nicht bedarf. Aber mit Beispielen ist es nicht getan. Die Sache ist die, dass energetische Vampire in unserem Leben eine de-facto-Erscheinung sind. Wir müssen unsere Beziehungen mit ihnen de jure gestalten, dabei berücksichtigend, dass ohne Kooperation mit ihnen nicht auszukommen ist. Das ist Tatsache. Und schließlich ist es genau so schwer, einen Chef, der kein Vampir ist, einen Neutralen oder Spender zu finden, wie eine passende Frau oder einen passenden Mann zu bekommen. Chefs, die Vampire sind, sind noch die kleinere Rarität, als eine geeignete Ehefrau oder einen passenden Ehemann auf den ersten Blick zu erhaschen. Dasselbe kann man auch von Geschäftspartnern sagen.

Sergej Iwanowitsch Nikolajew wurde zu Beginn des inländischen und danach des internationalen Business fast zufällig an die Oberfläche gespült. Eine Verbindung nach oben hatte er nicht. Er arbeitete in den Handelsvertretungen der UdSSR in asiatischen Ländern als einfacher Kontorist, verstand es als ein Mann, der nicht trinkt und sparsam ist, etwas auf die hohe Kante zu legen, selbstverständlich in „Grünen“, d. h. Dollars. Nikolajew gründete eine Privatfirma, aber nicht vom inländischen Typ „Moskau-Woronesh“, die man, nach der Volksmeinung zu urteilen, nicht einholt, sondern eine so genannte gemeinsame vom Typ „Moskau-Peking“ oder „Moskau-Delhi“ oder „Moskau-Rio de Janeiro „. Im Allgemeinen geht es nicht um den Firmennamen. Es geht um die richtige Wahl des Richtung, wem man was verkaufen kann auf dem Abgangsbahnhof Moskau, Sankt Petersburg, UdSSR oder Russland. Und dann, wenn die Ware gut läuft, „hilft uns“ (d. h. den Verkäufern des ihnen nicht gehörenden Volksvermögens) „der Westen“. Der Ausverkauf des riesigen Reichtums verläuft zu Schleuderpreisen, aber niemand zwingt die Händler, den Erlös aus dem Verkauf des Gestohlenen mit allen zu teilen. Und unser Held schließt sich den soliden Handelsgeschäften in der Rolle eines Vermittlers zwischen den in- und ausländischen Marktwirtschaftlern an, die die über Jahrhunderte eingefahrene Formel russischer und ausländischer Kaufleute „Kaufe und verkaufe“ modernisierten. Das Wesen der Modernisierung bestand im Austausch einer dieser Komponenten des Modells, das Ergebnis war bedeutend einfacher – „Nimm und verkaufe“. Moderne Geschäftsleute brauchen die „Schlüssel zur der Wohnung, in der die Gelder liegen“ nicht wie Ostap Bender zu suchen. Ein recht beschränkter oder ziemlich fauler Gauner schleppt aus den offenen Türen unserer Wohnung nichts weg. Aber Gauner bleibt Gauner, und er darf weder faul noch beschränkt sein.

Unser Sergej Iwanowitsch wurde blitzartig reich, dass „es weder im Märchen zu sagen noch mit der Feder zu beschreiben ist". Seine Pläne waren nicht nur persönliche, sondern sie waren von nationalem Maßstab – alles für Russland, alles für seine Menschen. Auf der ersten Etappe des „großen Weges" beschäftigte sich Nikolajew mit Wohltätigkeit, und die Mitarbeiter seines Büros (es war mit moderner Business-Technik ausgestattet) ließ er normal leben. Aber Reichtum erfreut nicht nur, sondern verdirbt auch. Sergej Iwanowitsch verfiel in eine „Sternenkrankheit". Ihm schien es so, dass man mit Geld alles machen kann. Die fetten Gelder schmolzen dahin, sie verwischten die Grenzen zwischen seinen Trugbildern und den Realitäten des Lebens. Er hörte auf, die Persönlichkeit in anderen Menschen zu achten. Zu einer seiner Lieblingsbeschäftigungen wurde es, die Menschen, die ihm ihre Hilfe und Dienste für ein Bakschisch angedeihen ließen, zu demütigen, obwohl der Boss damit die Seinen, nach seinen Worten Speichellecker, geizig beschenkte. Gleichzeitig wurde er äußerst unverbindlich gegenüber seinen Geschäftspartnern. Er genoss es, wenn man auf ihn im Vorzimmer wartete, während er sich in dieser Zeit mit Nichtigkeiten abgab. Für seine Selbstbestätigung benutzte er auch eine solche Taktik: Er kam zu Terminen mit anderen Leuten zu spät oder gar nicht oder, nachdem er mit jemandem einen Termin in seinem Büro verabredet hatte, verschwand er für geraume Zeit... Unerwartet trennte sich Sergej Iwanowitsch eilig von seinen Mitarbeitern und Partnern, nachdem er den Löwenanteil seiner Immobilien verkauft hatte.

Heute befindet sich Nikolajew mit seiner Familie, die früher ihren Patriotismus zur Schau gestellt hat, von Moskau weiter entfernt, als das von den Grenzen des Patriotismus vorgesehen war. Aber auch dort, wie nicht sehr böse Zungen behaupten, haben sie im Leben kein Glück. Ich möchte nicht analysieren, ob man bei Sergej Iwanowitsch eine der bekannten Formeln vom Typ „Wer anderen eine Grube gräbt, ..." oder „die Gier hat den Gecken zugrunde gerichtet" anwenden kann. Entgegen allen Vorbehalten ist er ein Vampir, ganz offensichtlich. Der Vampirismus hat bislang noch keinem Glück gebracht. Und das Spenden? Damit der Leser selbst den Versuch einer Antwort auf diese Frage unternimmt, versuchen wir den Sinn des Denkspruches „Willst du nichts Böses erhalten, tue nichts Gutes" zu entschlüsseln.

Die großartige Acht oder „Willst du nichts Böses erhalten, tue nichts Gutes“

Schon vor langer Zeit hatten sich meine Wege und die meines Schulfreundes Wladimir Bakin getrennt. Bis dahin unterhielten wir mehr als zehn Jahre freundschaftliche Beziehungen.
1965 bot sich mir die Gelegenheit, Wladimir bei der bedeutenden Verbesserung seiner Wohnverhältnisse zu helfen. In einer Anwandlung von Dankbarkeit schlug er mir vor, den Einzug in einem Restaurant zu feiern. Ich lehnte den Vorschlag ab und riet ihm, anstelle des Gelages bei Notwendigkeit jenen zu helfen, die seiner Hilfe bedürfen. Aber es sollte anders kommen. Bald begann Bakin, mir alle unmöglichen Gemeinheiten anzutun. Wir trennten uns. Zehn Jahre später begegneten wir uns wieder. Er bot mir seine Freundschaft an. Ich antwortete, dass ich bezüglich einer Freundschaft meine eigene Meinung habe, wenn ich auch Böses nicht in Erinnerung behalte. Bald darauf wurde er krank, schwer, mit völligem Verlust der Arbeitsfähigkeit. Von Herzen habe ich meinen ehemaligen „Freund“ und Verräter bemitleidet. Ich wiederhole, ich behalte Böses – diese schwerste aller Bürden des Gedächtnisses – nicht in Erinnerung, aber ich erlaube mir nicht, freundschaftliche Beziehungen mit denjenigen einzugehen, wenn ich auf den Umgang mit ihnen keine Lust habe.
Und du, Leser, rufe dir die Einzelheiten der Beziehungen mit jenen ins Gedächtnis zurück, denen du Hilfe erwiesen und im Gegenzug du auf deren Dankbarkeit verzichtet hast. Wie sind sie, die der Möglichkeit beraubt waren, dir ihre Dankbarkeit darzubringen, mit dir umgesprungen? Wahrscheinlich bist du mit ihnen nicht zusammen. Und wenn du ihnen zufällig begegnest, so wollen sie dich, was völlig möglich ist, nicht mehr kennen. Bedaure nicht deine wohltätigen und guten Handlungen, Leser. Dass aber die von dir mit Wohltaten Bedachten vor dir zurückschrecken, ist nicht ihnen, sondern dir anzulasten. Du hast gegen ein Gesetz verstoßen, das „Gesetz der großartigen Acht“. Wahrscheinlich kennst du dieses Gesetz gar nicht. Viele Jahre habe ich es auch nicht gekannt. Erst kürzlich, wiederum zufällig, bin ich zu dem Schluss gekommen, dass ein solches Gesetz existiert. Und es gibt die Antwort auf die Frage, warum man uns auf Gutes mit Bösem antwortet. Am Bösen der anderen uns gegenüber sind wir selbst schuld, gerade wir und nicht die anderen, die uns ungute Überraschungen bereiten. Dieses uns entgegenschlagende Böse ist unsere Strafe für die Missachtung der Gesetze, die wir nicht kennen.
1993 bat mich der Bankier W. um Hilfe. Er lebte schon lange „auf großem Fuße“. Er hatte keinerlei materielle Probleme. Er ist ein Mann, dem alles gelingt, im wahrsten Sinne ein Mann mit „Limonen“, wenn man dabei meint, dass in unserer heutigen Zeit in das Wort „Limone“ auch die Bedeutung „von grüner Farbe“ gelegt wird, d. h. eine Dollarlimone.
Er selbst verhehlt auch nicht, dass er eine ganze „Plantage“ von „grünen Limonen“ hat. Er verbirgt jedoch, wo sich seine Plantage befindet: Es gibt von ihr keine Adressen, kein Telefon, und wenn er Menschen braucht, geht er selber hin. Trotz seines Reichtums fühlt sich W. nicht zufrieden, weil es ihm nicht gelingt, eine seinen Anfor-

derungen genügende Freundin für das Lebens zu finden. Und er ist ein würdiger Mann. Und Karriere hat er dank seinem Verstand und seiner Schläue gemacht, die der allwissende Volksmund den zweiten Verstand nennt. Zu seinen „grünen Limonen“ kam W. von den gewöhnlichen Zitrusfrüchten, den gelben Limonen. Seine Karriere begann hinter dem Ozean, wohin er aus der UdSSR vor mehr als zwanzig Jahren emigrierte. Seiner Ausbildung nach ist er Journalist. W. richtete sich in den USA eine Farm ein, in der er Zitronen anbaute. Danach ging er zur Produktion von kohlensäurehaltigen Getränken über, so etwas wie unsere Limonade. Er schlug eine Innovation in der Technologie der Produktion vor, als deren Ergebnis erhöhte sich der Profit aus dem Verkauf von Limonade um das Anderthalbfache. Die Neuerung hat er sich patentieren lassen. Und es ging, wie man so sagt, wie geschmiert. W. ist ordentlich reich geworden. Ich weiß nicht einmal, wie sein richtiger Familienname lautet, aber er stellt sich mit einem anderen als Limonadow vor. Auf dem Höhepunkt der Gorbatschowschen Perestrojka kehrte Limonadow in die UdSSR als ausländischer Bürger zurück, um seine Bankgeschäfte auf dem Übungsfeld des Marxismus-Leninismus entsprechend der Formel zu machen: Dollars – sowjetische (russische) Rubel - amerikanische Dollars als Summe ursprünglicher Dollars und sowjetischer (russischer Rubel als Minimum).

Reg dich nicht auf, Leser, dass ich von meinen Vampiren abweiche und auf Limonen- und Limonadengeschichten zu sprechen komme. Die Geschichte unseres Limonadows hat eine direkte Beziehung auch zum Vampirismus und zu meinem (jetzt bereits unserem) „Gesetz der großartigen Acht“, weil der Vampir Limonadow – „Limonarder“ für lange Zeit von einem noch stärkeren Vampir, der einfachen sowjetischen (und heute russischen) Kurtisane Stella Dworowa, außer Gefecht gesetzt worden war. Der Waren- und Berufswert der achtundzwanzigjährigen Stella war im Sinken begriffen, als es ihr gelang, sich an den schwermütigen, sich auf der Suche nach seinem männlichen Glück befindenden Limonadow zu heften. Stammgäste des Valuta-Restaurants, wo es den jungen Leuten bestimmt war sich zu treffen, wussten, dass der elegante Ausländer praktisch jede Schönheit „mieten“ kann. Das ist auch kein Wunder, wenn von dir gesagt wird, dass „für uns der Preis Nebensache ist“. Und Limonadow war wirklich kein Geizhammel, wenn es Frauen betraf. Die am Nachbartisch sitzende Stella machte Liminadow schöne Augen, und er nahm das alles für bare Münze. Ein kluger Mensch würde nicht auf den Gedanken kommen, dass Stella ihre Blicke im „direkten Richten“ wirft. Warum sollte man auch an derartiges denken, wenn die Ware dasitzt: ein Frauenzimmer, groß gewachsen, hellblond, mit schmaler Hüfte und kleinen Brüsten. Und auch in ihren Bewegungen gab es etwas männlich Überzeugendes, ein bisschen Raues. Gerade das, so Limonadow, gefiel ihm an den Frauen. Der Geschmack ist natürlich ungewöhnlich, untypisch. Aber über Geschmack lässt sich nicht streiten, wie man sagt. Die Estraden- und Theaterpriesterinnen der Liebe, die als Tribut des Ehrgeizes Limonadows ins Bett des Limonaders gestiegen waren, waren katzengleich fraulich im Vergleich zu Stella, die einer Stele glich. So stellte sich das alles damals unserem höchst erfahrenen und romantischen Helden dar. Liminadow glaubte nicht, dass mit dem Auftauchen der Dworowa in seinem Leben dem von ihm mit großer Mühe und Glück erreichten „gut zu leben ist nicht verboten“

ein Veto aufgedrückt wird. Der „Wonnemonat" des sich spontan eingefundenen nichtoffiziellen Familienpärchens verwandelte sich rasch in eine sich hinziehende „unechte Liebe". Ich denke, dass es eine richtige Liebe in Wirklichkeit nicht gab. Mit Stella war alles klar – sie brauchte einen Spender: Bei ihren äußeren Attributen und ihrem Anspruch auf Extravaganz im Charakter war das Leben kein Zuckerlecken. Wer will nicht gut leben? Die Frage stelle ich normalen Menschen. Und Stella war klug, besonnen, ausgestattet mit „normaler" weiblicher Logik und dazu noch ganz nach Gogol „Welcher Russe liebt nicht die schnelle Fahrt!" Der Fortschritt im Automobilbau bestätigt die Existenz menschlicher Schwäche gegenüber der Geschwindigkeit nicht nur bei unseren Landsleuten. Und Stella war in jeder Beziehung ein ausgezeichneter Reiter. Selbst Limonadow war unbeschreiblich begeistert, als sich die Dworowa hinter das Lenkrad seines Mercedes setzte. Und wäre es doch nur beim Mercedes geblieben! Die Dworowa fand für sich ein Rad zur Lenkung des Menschen, dem sie nach ihren beruflichen Qualitäten und ihrem Intellekt nicht das Wasser zu reichen vermochte.
Aber wie sagte Ella Ljudojedka: „Trotzdem!" Trotzdem – anfänglich auf eigenen Wunsch (er hielt Stella für eine Art Geschenk des Schicksals für seine ästhetischen Bedürfnisse und für die Einsamkeit der Seele) und später aus unerklärlichen Gründen wurde er im direkten Wortsinn „wie ein Huhn gerupft". Wenn ich diese Zeilen schreibe, haben wir schon das fünfte Jahr, seitdem die Dworowa ihren „goldenen Hahn" rupft. Sie ist jetzt zweiunddreißig Jahre alt, von denen sie zehn Jahre nirgendwo gearbeitet hat, wenn man die Befriedigung ihrer sexuellen Ansprüche zu Lasten der goldenen Fischchen und Hähnchen nicht mitrechnet. Wahrlich, ihr „Arbeitsmittel" fordert ständig eine gründliche Hauptinstandsetzung. Und hier ist Limonadow unersetzlich als Quelle der Finanzierung der medizinischen Reparaturdienstleistungen qualifizierter Spezialisten. Wenn es nur bei medizinischen geblieben wäre! Man muss sich ja auch kleiden, ernähren, eine Wohnung muss man mieten. Das mit der Wohnung hat eigentlich Zeit, weil die Dworowa lange nicht auf einer Stelle wohnen kann: In den letzten vier Jahren wohnte sie in Moskau nicht länger als im Ausland. Für sie ist ein Flug, sagen wir, nach Paris oder London nicht komplizierter, als für einen einfachen Bewohner Moskaus im Moskauer Gebiet die Orte Malachowka oder Shaworonki aufzusuchen.
„Mit wessen Knete?" Klarer Fall - mit der Limonadowschen. Vielleicht ist sie deshalb eine so beeindruckende Frau, weil mit ihr zwei-dreimal im Jahr zu schlafen viele Tausende Dollars kostet? Limonadow streitet das ab. Seinen Worten zufolge übertreffen Hunderte Frauen, mit denen er sexuelle Kontakte hatte, die Dworowa. Mit Stella ist alles klar. Aber ist nicht auch Limonadow ein Dummerjan. Allerdings hindert ihn, wie er selbst sagt, eine unbekannte Kraft, sich aus eigenem Willen von ihr zu lösen. Dass Limonadow ein Vampir ist, liegt auf der Hand. Und wiederum stellt sich die Frage, warum ein Vampir so an einem anderen Vampir, und nicht an einem Spender hängt. Über Geschmack lässt sich nicht streiten. Hier ist es aber bei weitem nicht so, wie unser Held anderen weismachen will, wenn er von seiner ästhetischen Wahrnehmung Stellas spricht. Er hat ihr Problem sorgfältig untersucht. Stella ist ihrem Charakter nach ein Sadist, nach ihrem Temperament ein Choleriker, nach der Energetik ein

Vampir. Limonadow, ob er es nun wahr haben will oder nicht, ist eigentlich ein Masochist, ein Sanguiniker und auch ein Vampir. Alle ihre Handlungen und ihre Lebensweise überzeugen mich davon, dass meine Schlussfolgerungen richtig sind. Sowohl er als auch sie brauchen zur Beruhigung ihrer Seele und ihres Körpers Spender. Aber Stella konnte keinen Spender finden, einen, der mit seinen materiellen Möglichkeiten ihren Bedürfnissen entspricht und dazu noch demütig ihre Marotten erträgt. Limonadow schließlich, ein Vampir und Gourmand, der schwarze Energie konsumiert. Die schwarze, abscheulich-gemeine Vibration der Energie der Dworowa wird gut vom bioenergetischen Leib absorbiert. Aber wenn er diese Energie trinkt, wird Stella wegen ihres Mangels grausam tierisch. Wenn Limonadow nicht nur Masochist, sondern auch Spender wäre, so lebten sie bei all seinen anderen positiven Eigenschaften wie ein Herz und eine Seele. Wenn Limonadow die schwarze, schmutzige Energie Stellas verzehrt, die für ihn ein besonderer Leckerbissen ist, so verzehrt er in seiner Liebe zur ihr auch ihre Liebe und ihre anderen positiven Gefühle und Emotionen entsprechend dem „Gesetz der großartigen Acht".
Wie funktioniert der Mechanismus dieses Gesetzes, dass unabhängig von unseren Erkenntnissen im Bereich der Gesetze der menschlichen Beziehungen immer wirkt. Für die normale friedliche Existenz eines Mannes und einer Frau sind im Höchstfalle drei Arten von Übereinstimmung notwendig: die psychologische, physiologische (sexuelle) und intellektuelle. Das für diejenigen, die wenig darüber wissen, für die „Grundschule" der Familienbeziehungen. Die „Mittelschule" der familiären Bildung ergänzt zu diesen Beziehungen auch den Austausch von Bioenergie. Die „Hochschule" der Beziehungen zwischen Mann und Frau muss den Gesetzen dieser Beziehungen in der Dynamik folgen. Das ist nach meiner Ansicht die „großartige Acht", das höchste Gesetz aller menschlichen Beziehungen, außerhalb der Abhängigkeit ihres Niveaus: von Psychologie, Sex, Intellekt, Bioenergetik und anderem. Und in der Bioenergetik wirkt dieses Gesetz einfacher als das Einfache.
Versuchen wir, uns zurechtzufinden, was das „achte Weltwunder" ist.
Stellen wir uns unsere Bioenergie (oder die sexuelle Leidenschaft oder Gutes oder unseren Wunsch, etwas Gutes zu tun) als kleine Kugel vor. Die Kugel ist das Volumen unserer guten Vorsätze, der Wünsche unserer guten Vorsätze, der Energie unserer Vorsätze. Eine Projektion der Kugel auf eine Ebene ergibt einen Kreis. Wir legen auf diesen Kreis (auf seine Grenze, auf den Umfang) einen Faden (oder eine dünne Schnur) und verknoten diese. Dasselbe machen wir mit ähnlichen Vorsätzen, Wünschen oder mit der Energie eines anderen Menschen, mit dem wir ganz bestimmte Beziehungen haben, familiäre, geschäftliche oder andere. In jedem Falle meinen wir Partnerbeziehungen, unsere gemeinsamen Interessen mit solchen Menschen ziehen unsere Kugeln-Kreise gegenseitig an. Bei Entstehen ähnlicher gemeinsamer Interessen (oder Neigungen) beginnen wir sie zu befriedigen. Als Ergebnis entstehen gemeinsame Tätigkeit, Freundschaft und Liebe. Wir fangen an, einander gegenseitig in unseren Beziehungen zu befriedigen. Verändert sich dabei etwas in der Geometrie unserer Kugeln-Kreise? Natürlich. Die Knoten des Kreisumfangs, die die Kreise beschränken, beginnen sich aufzulösen, um sich miteinander zu verbinden und einen Kreis zu bilden - die Gesamtheit unserer Beziehungen, unser gemeinsames Interesse

füreinander, unsere gemeinsame Tätigkeit. Das heißt also, anstelle von zwei Kreisen haben wir einen gemeinsamen, summarischen. Aber in ihm treten verschiedene Charakterzüge, Gefühle, Fähigkeiten, unterschiedliche physische Kraft und Ausdauer, Energie verschiedener Stärke zweier Individuen zutage, die einerseits irgendwie zusammen sind, andererseits aber die Summe zweier früherer Ausgangskomponenten sind, in denen, wenn die Anziehungskräfte nicht kultiviert werden, Kräfte der Entzweiung, des Abweisens entstehen können. Wenn zwei Menschen gemeinsam handeln oder ihre Gefühle gemeinsam aufzeigen als etwas einheitlich Ganzes, so wird das Volumen dieser Handlungen und Gefühle durch die Kreislinie des Fadens begrenzt. Bei Dominanz der individuellen Grundlage verwandelt sich die einheitliche Kreislinie in zwei kleinere, was man in Gestalt einer Acht darstellen kann, in der jede Kreislinie (individuelle Kreise begrenzend) sich mit einer anderen in einem Punkt/Knoten berührt. Wenn in einer solchen Allianz die eine Seite für die andere mehr leistet als umgekehrt, so erfolgt dieses „Mehr“ zu Lasten des Energieverbrauchs der anderen Seite. Am einfachsten lässt sich das am Beispiel der Schnur erklären, die zu einem Knoten zusammengebunden ist (Kreislinie): Wir verdrehen die Schnur so, dass wir eine „Acht“ erhalten, und je größer dabei eine Schlinge dieser „Acht“ ist, desto kleiner wird die andere Schlinge. Die Schlussfolgerung daraus ist eindeutig – man muss in jeder Verbindung sowohl gemeinsam lieben als auch handeln, ohne beim anderen zu schmarotzen weder in den Gefühlen, d. h. in ihren Erscheinungsformen, noch in irgendwelchen anderen Handlungen. Sonst ist die andere Seite übervorteilt bei der Offenlegung ihrer Handlungen und Gefühle, und es kommt zum Bruch. Im „Gesetz der großartigen Acht“ liegt ein Vampirismus verborgen. Wenn in einem einzelnen Menschen das Bedürfnis entsteht, Gutes zu tun, und er dabei einem anderen unbedacht die Möglichkeit entzieht, Ähnliches zu tun, macht er den anderen unbewusst arm, und dessen Unterbewusstsein protestiert gegen solchen unbewussten Raub seiner Energie. Gutes tun muss man, jedoch darf man dem anderen nicht die Möglichkeit versagen, dasselbe zu tun, ihn mit seinen Gefühlen, mit seinem versteckten Vampirismus ersticken, um nicht als Antwort Böses zu empfangen. Und deshalb möchte ich nach dem großen Humanisten Julius Fučik dessen letzte zu seinen Lebzeiten gedruckte Worte wiederholen, und ich verändere nur das grammatische Tempus:
Menschen, ich liebe Euch! Seid wachsam!

Das Vampir-Syndrom einer Hündin

Wer von uns war noch nicht unfreiwillig Zeuge einer „Hundehochzeit“. Im Leben einer jeden erwachsenen Hündin kommt eine Zeit, in der sie bereit ist zur Fortsetzung des Hundegeschlechts. So etwas passiert natürlich nicht nur mit Hunden, sondern auch mit anderen Lebewesen, unter ihnen macht der Mensch keine Ausnahme. Und bei Hündinnen tritt eine solche Zeit (Läufigkeit) nicht häufiger als zweimal im Jahre auf, und bei den weiblichen Wesen des Menschengeschlechts tritt der analoge Zustand der Bereitschaft zur Reproduktion sich ähnlicher Geschöpfe monatlich auf. So ist das Leben!

Kürzlich bat mich ein vierzigjähriger Doktor der medizinischen Wissenschaften, der Chirurg P., um Hilfe. In seinem Beruf hatte er hervorragende Erfolge zu verzeichnen. Er hat nicht nur „goldene“ Hände, sondern auch einen „goldenen“ Kopf. Wegen seiner großen Arbeitsbelastung hat er praktisch keine Freizeit. Obwohl P. ein ausgezeichneter Familienmensch ist und Frau und Kinder liebt, steht er ständig unter Stress. Und dabei bringt er es fertig, erfolgreich zu arbeiten und fleißig seinen Hauswirtschafts-, Vater- und Ehepflichten nachzukommen. Das können alle bestätigen, die seine Familie kennen, ebenso seine Frau Stalina und die Söhne Jegor und Peter. Ich denke, der Leser wird mir Glauben schenken. In eine Stresssituation bringt P. nicht die Arbeit, nicht die Kinder, sondern seine heiß geliebte und auf ihn stolze Ehefrau, die nicht nur schön und charmant, sondern in nicht geringerem Maße auch klug und praktisch ist. Verständlich, der Leser wird es erraten, dass nicht die positiven Eigenschaften Stalinas das Familienoberhaupt aus dem seelischen Gleichgewicht bringen und ihn leiden lassen. Und ich bestätige gern die Vermutungen, weil unsere bezaubernde Stalina ganz ohne Zweifel zur Kategorie der raffinierten Vampire und Gourmands gehört, die fremde Energie mit den Vibrationen einer besonderen Art verzehren, die nur durch eine Gruppe von Männern entstehen können, die aufeinander eifersüchtig sind. Und je mehr eifersüchtiger Männer um sie herum sind, desto mehr Vergnügen hat sie daran, desto höher ist Gipfel der angenehmen Empfindungen. Ein solches Verhalten Stalinas ist zum größten Teil unbewusst, instinktiv, unterbewusst. Aber welche Frau wünscht sich nach zwei gescheiterten Ehen völlig bewusst, von neuem eine unglückliche Ehefrau zu werden? Sicherlich nicht zufällig hat das Schicksal diese herrische Frau und Mutter mit diesem historischen Vornamen ausgezeichnet. Aber die Macht unserer Stalina ist durch familiäre Rahmen begrenzt. Und da veranstaltet sie eine Art bioenergetischen Gruppensex, eine bioenergetische „Hundehochzeit“, wenn sie, die „Hündin“, die Energie der sich untereinander in eifersüchtigem Streit beißenden „Rüden“, der Männer, nutzt und konsumiert, eingeschlossen den Ehemann und den Nachbarn, die Freunde des Mannes und Freunde der Kindheit und wer es sonst noch sein mag. Und je mehr Männer um sie herum sind, desto mehr Befriedigung erhält sie von alledem. Solche „Hundehochzeiten“ kann man nicht nur unter herrenlosen Hunden, sondern auch zwischen wilden Tieren beobachten. Sie entstehen als Instinkt der Erhaltung und Fortpflanzung der Art, wobei die Qualität durch die natürliche Auslese garantiert ist, weil eine Hündin den stärksten und gesün-

desten Rüden abbekommt. Die wahren Ziele aber der weiblichen Tiere und die Interessen der Frauen-"Hündinnen" sind völlig verschieden. Während eine Frau ein Schauspiel der Eifersucht veranstaltet, denkt sie mit keiner Silbe an die Fortpflanzung ihrer Art. Sie ist nur ein Vampir. Und ihr genügt die schwarze Energie der Eifersucht. Ähnliche solcher „fraulichen" Beispiele könnte ich viele aufzählen, wie übrigens auch jeder, der dieses Buch liest. Derartige Geschichten enden in der Regel nicht auf beste Art und Weise. Leider sind der shakespearesche 'Othello' und die Lermontowsche 'Maskerade' nicht nur literarische Werke. Aber wie auch solche Lebensdramen enden mögen, sind die realen Mitspieler derartiger Schauspiele unter dem Titel „Vampsyndrom der Hündin" niemals glücklich.
Wird dabei der Ehepartner bei einem derartigen Vampirismus verraten? Alles ist möglich. Nicht nur Skandale, Scheidungen und Tod. Wenn im „Rudel der Rüden", die von einer „Hündin" angelockt werden, die Glut der Energie der Eifersucht unzureichend ist oder jemand aus dem Spiel auszuscheiden trachtet, dann sind „für die Erreichung dieses Zieles alle Mittel recht". Und moderne „Hündinnen" zählen sexuellen Verrat nicht zur Kategorie der Sünde. Am meisten sind sie selbst bereit, Verrat zu üben, der eheliche Verrat der anderen 'Hälfte' wird nicht ernsthaft wahrgenommen. Die Hauptsache ist für sie, dass dabei ihr materieller Wohlstand nicht leidet. Aber das ist schon ein anderes Thema.
Ein Thema, das ein bisschen anders, aber dennoch dem Thema „unseres" Vampirismus nahe kommt, ist die Nymphomanie. Die Herkunft dieses Wortes geht auf das griechische Wort 'nýmphā" zurück, das man mit 'Braut', 'junge Frau', 'Manie', d. h. 'Verrücktheit', 'Wahnsinn' wiedergeben kann. Die an Nymphomanie leidenden Frauen verspüren einen krankhaften, dem Willen und dem Bewusstsein nicht unterliegenden Geschlechtstrieb, der nicht selten durch endokrine, neurotische oder psychische Störungen bedingt ist. Natürlich beschränkt sich die Nymphomanie nicht nur auf die erotischen Phantasien einer Vertreterin des schönen Geschlechts – infolge der sexuellen Hemmungslosigkeit sind sie nicht anspruchsvoll bei der Wahl ihrer Sexpartner und handeln nach dem Prinzip je mehr, desto besser.
Vor zwanzig Jahren verließ nach der Verteidigung ihrer Dissertation A die achtunddreißigjährige Galina T. das Forschungsinstitut und begann in einem der größten Hochschulen des Landes zu arbeiten. Man sagt im Russischen „die Ahle im Sack kannst du nicht verbergen", das heißt ins Deutsche übersetzt: 'Die Wahrheit kommt ans Licht'. T. fühlte sich in der Rolle des Lehrers bei Studenten wie in der Rolle des Hechts, den man in ein Aquarium gesetzt hatte – die individuelle Abnahme von Prüfungen bei den jungen Männern in geeigneten Hörsälen oder „zu Hause" wurden zum System. Allerdings bemerkte niemand besonders die 'Ahle', die Studenten des männlichen Geschlechts schlossen um der Zensuren willen die Augen vor dem nicht mehr ganz jungen hübschen Gesichtchen der „Säfrau des Vernünftigen und Weisen", die Mädchen aber tuschelten nur in den Ecken und sparten nicht mit Beschimpfungen gegen das von ihnen mehr als von den Jungen fordernde Verhältnis.
Fast vierzig Jahre leitete Professorin K. als Rektorin eine andere bekannte Hochschule. Sowohl die Studenten als auch die Mehrheit der Dozenten mochten sie. Über die „nichtversteckte Ahle" der Nymphomanin waren viele Legenden im Umlauf. Aber

niemand – direkt von Chrustschow bis unmittelbar zu Gorbatschow - interessierte sich ernsthaft für diese Probleme. Kann man sich gegenüber Nymphomaninnen von anderen Gefühlen leiten lassen als von Mitleid?
Aber hören wir lieber die Meinung einer Frau, noch dazu einer Sexpathologin, zu dieser Frage, die Meinung Olga Seliwerstowas, die sie mit den Lesern der Zeitung „Mir- nowostej“ (Nr. 32, 1996), teilte.
Die vierundzwanzigjährige Natascha wurde mit 17 Jahren Nymphomanin. und zwar nach ihrer ersten sexuellen Erfahrung, von der sie enttäuscht war, denn sie hatte davon etwas Übernatürliches erwartet. Seit jener Zeit verfiel sie in den Zustand nicht enden wollender Suche nach Befriedigung, dabei bildete sich bei ihr die Überzeugung heraus, dass der Mann, der sie befriedigen kann, noch nicht geboren ist. Und nur eine große Anzahl von Geschlechtsakten kann die Ruhelosigkeit nehmen, unsere Heldin zur Ruhe bringen und befriedigen. Fast weinend erzählt das Mädchen O. Seliwerstowa, dass sie auf Arbeit mit allen Männern Geschlechtsverkehr hatte, angefangen beim Fahrstuhlführer bis hin zum Abteilungsleiter, einem nicht mehr ganz jungen soliden Mann. Ihr Wunsch, mit jemandem zu ‘schlafen’, entsteht heftig, unerwartet und mit derartiger Stärke, dass es scheint, dass seine Nichterfüllung dazu führen kann, Natascha in Ohnmacht fallen zu lassen. Beim Sex ist sie aggressiv, gierig, sie ergreift sofort die Initiative und reißt sich und ihrem Partner die Kleidung vom Leib. Einige ihrer Opfer schrecken vor einem solchen Verhalten der Nymphomanin zurück. Wegen ihres amoralischen Verhaltens ist Natascha immer wieder entlassen worden, obwohl sie sich bewusst keine Rechenschaft über ihr Verhalten ablegt und auch keinen Nutzen aus ihrem Leid zieht.
Ihre Kindheit verbrachte Natascha in einer strengen Familie, ihr Vater, ein Militär, ging mit ihr strenger um als mit seinen Untergebenen. Olga Seliwerstowa glaubt, dass Nymphomanie ein Resultat ungünstiger Beziehungen zu den Eltern ist, und unsere Heldin hat vor der Liebe überhaupt keine Angst, d. h. vor dem, was sie in der Kindheit vermissen musste. Die Sexpathologin Seliwerstowa meint, dass es Nymphomanie in der Natur nicht gibt, es gibt aber Frauen, bei denen sich infolge ihrer Erziehung oder bestimmter sozialer Umstände eine ganze Serie sexuell-emotionaler Komplikationen entwickeln, die tiefgehende Wurzeln haben. Die die Nymphomaninnen umgebenden Menschen verstehen solches Verhalten nicht, sie beurteilen ihr Verhalten als Unzucht.
Nach meiner Auffassung hat die Sexpathologin alles richtig gesagt, aber mir scheint, dass der Nymphomanie dasselbe Vampsyndrom der Hündin zugrunde liegt, zwar in einigen erweiterten Grenzen, weil in ihrem Verhalten – von einem Mann zum anderen zu springen – ein Defizit der „Teilnehmer der Liebe“ in ihrem Biofeld zugrunde liegt, Grenzen, die sich im Ergebnis des energetischen Austauschs mit der Umwelt und insbesondere mit Menschen der anderen Geschlechts herausbilden.
Meine Heldin Stalina, nach Berichten ihr gut bekannter Menschen, durchlebte in ihrer Kindheit Anfälle von Sadismus. Es machte ihr Spaß, wenn andere Menschen durch ihr Verhalten litten - war es die Eifersucht der Männer oder waren es die Leiden der Mitarbeiter des Handels wegen des erlittenen Schadens -, wenn in den frühen Schuljahren die blauäugige, hellblonde Fee auf nur ihr bekannten Wegen dorthin ent-

schwand, wo es in den Kaufhäusern Pelzkleidung gab, die sie dann mit Hilfe eines gewöhnlichen Schneidwerkzeugs unbrauchbar machte. Ähnliche Geschichten in unterschiedlichen Varianten wiederholten sich, als Stalina erwachsen wurde, wiederholen sich auch jetzt, wenn sie mehr als vierzig Jahre zählt. Eine ganz andere ist Natascha, die von der Sexpathologin vorgestellt wurde. Aber in beiden Fällen erzeugen die Wunden des Biofeldes als Folge dieser oder jener Ursachen ein Defizit der Bioenergie, bestimmter energetischer Vibrationen, die eine unterbewusste Suche verlangen, die sich sowohl auf das Verhalten als auch auf die Lebensweise der an einem solchen Defizit Leidenden auswirkt.

Sicherlich, es gibt einen Anteil von Ungerechtigkeit gegenüber dem schönen Geschlecht, weil bei einigen Lesern der unrichtige Eindruck entstehen kann, dass das Vampsyndrom der „Hündin“ nur Frauen eigen ist. Nichts dergleichen. Dieses Syndrom ist ziemlich häufig auch bei Männern, energetischen Vampiren, anzutreffen. Ich kenne eine Vielzahl solcher Männer, die in ihren „Streichen“ versuchen, auf sich eifersüchtig zu machen sowohl unter den Vertreterinnen der schönen Hälfte der Menschheit als auch in den Reihen des starken Geschlechts. Aber wegen der völligen Klarheit enthalte ich mich vorläufig der Illustration des Gesagten.

Das Vampsyndrom der „Hündin“ männlichen Geschlechts kann man als Casanova-Syndrom bezeichnen. Der Name des Giacomo Casanova, der am 2. April 1725 in Venedig geboren wurde und am 4. Juni 1798 in Böhmen starb, ist der ganzen Welt bekannt. Casanova führte ein stürmisches Leben, bereiste Europa, mehrmals saß er im Gefängnis. Er schrieb einige historische Aufsätze, den phantastischen Roman „L'Icosameron“. 1788 erschien die „Geschichte meiner Flucht…“ – ein Teil der „Erinnerungen“, die postum veröffentlich wurden. Die Memoiren Casanovas zeichnen sich durch eine überraschende Offenheit bei der Beschreibung des intimen Lebens ihres Autoren aus, durch tiefgründige Beobachtungen der Sitten der Gesellschaft dieser Zeit, durch die Nüchternheit der Beurteilung historischer Ereignisse.

Liebe und Sex ohne Vampirismus

Es ist schon lange her, als man mir, der ich niemals den Reihen der „ruhmreichen" kommunistischen Partei angehörte, im April 1970 vorschlug, in die Stadt Saransk zu fahren, um im Rahmen einer Kommission, die vom ZK der KPdSU berufen worden war, die Arbeit der Saransker Produktionsvereinigung „Lichttechnik" zu überprüfen. Die Kommission wurde von Jurij Sacharowitsch Frolow, einem erfahrenen Fachmann auf dem Gebiet der Technologie von Elektrovakuumgeräten geleitet. Frolow war zweiundvierzig Jahre alt und Abteilungsleiter der Produktionsvorbereitung in der größten Moskauer Produktionsvereinigung „MELS".

Die zehntägige Dienstreise in die Hauptstadt Mordwiniens war nicht nur dadurch interessant, weil es in gewissem Grade gelang, etwas Neues in der Wirtschaft und Produktion unterschiedlicher Lichtquellen zu erfahren, sondern auch dadurch, die Stadt und ihre Einwohner kennen zulernen. Dort erfuhr ich, dass die dort ansässige Bevölkerung der autonomen Republik Mordwiniens in zwei Gruppen eingeteilt wird, in Ersa und Mokscha. Die Sprache der Ersa und Mokscha gehört zur besonderen Gruppe der finno-ugrischen Sprachen. Ich erfuhr auch, dass die früheren Nachkommen der Ungarn und Finnen auch im Wolgaraum gelebt haben, später dann nach Norden und Westen abgewandert sind. In Saransk machte man uns mit einer der Sehenswürdigkeiten der Stadt bekannt, mit der ständigen Ausstellung der Werke des Bildhauers Ersi (Nefedow) Stepan Dmitrijewitsch. Es gab noch viel Interessantes, aber …

Nun, mein lieber Leser, bin ich, wie es den Anschein hat, vom Thema abgekommen, dem Versuch unterliegend, mich meiner weit entfernten Jugendzeit zu erinnern, wenn ich mich, bewusst zurückblickend, von der Position des heutigen Themas aus, das schon auf einem in der Schreibmaschine eingespannten sauberen Blatt Papier steht, eben gerade an Saransk erinnere. Und ich frage mich dabei nach dem eigentlichen Grunde. Und was sind die Umstände, die mich zu dieser Frage führten, die gerade in Saransk entstanden, als ich mich, um meinen sich nach Nahrung sehnenden Magen zu sättigen, ein Restaurant aufsuchen wollte. Da es nur ein einziges in der Stadt gab, blieb dem Dienstreisenden nichts anderes übrig, als dort einzukehren. Und dort, in diesem Restaurant konnte man, ohne dafür besondere Aufmerksamkeit aufwenden zu müssen, von den in jedem Alter vorhandenen sprechenden „Püppchen" für Dienstreisende die unterschiedlichsten Einzelheiten ihrer unterschiedlichen Seiten hören, die ihrer Freundinnen und Bekannten eingeschlossen. Ich denke, dass den unmöglichen, realen und ausgedachten Tratsch über das kommunale Leben kaum jemanden ernsthaft interessieren wird, wenn er aber existiert, dieser Tratsch, heißt das, dass er einen Teil unseres Lebens ausmacht, das heißt, dass irgendjemandem etwas fehlt, was wiederum heißt, dass der Tratsch in uns lebendig ist wie ein Bedürfnis nach diesem „Schluck Wasser" bei der Suche nach Besänftigung der Gier nach etwas Wesentlicherem, das wir heute aus diesem oder jenem Grunde nicht erreichen können.

Man kann sich natürlich vor jeder Frage drücken, indem man sie als taktlos, als dumm oder dilettantisch erklärt, aber dennoch ... Warum aber werden die unterschiedlichsten Fragen gestellt, wobei wir uns mitunter sogar schämen, uns einige selbst zu stellen.

Und plötzlich findet jemand heraus, was wir denken. Und sicherlich ist es nicht so wichtig, wo und zu welcher Zeit man unsere Ohren voll schwatzt mit Tratsch, oder wo und wann in unserem Gehirn Tratschgedanken entstehen. Wichtig ist etwas anderes. Sehr schwierig ist es, Tratsch von Wahrheit zu trennen, die in unserem Leben vermischt sind, ähnlich den verschiedenen Lebensmitteln, die von uns in Salaten oder Vinaigretten gegessen werden. In fernen Studententagen studierte mit mir Lida, ein hübsches und gutes Mädchen. Über sie waren viele Gerüchte im Umlauf, denen zufolge man sie „prima“ im vorausgegangenen Abschnitt unter den Heldinnen-Nymphomaninnen beschreiben könnte. Soweit die Gerüchte. Doch nach den Erinnerungen meiner persönlichen Empfindungen war dieses Mädchen in den äußerst seltenen Begegnungen in den Vorlesungen und Übungen am Moskauer Flugtechnischen Institut ein ausgesprochen bezaubernder und guter Mensch. In jenen Jahren hatten wir auch einen „Casanova“, es war Albert M., der, wie ich mich erinnere, eben wegen der Klagen über ihn vonseiten seiner leichtsinnigen Verehrerinnen, denen es irgendwie schien, dass sie ihn neben sich festhalten könnten, wenn sie sich über ihn beim Dekanat oder bei der Leitung des Komsomol beschwerten, aus dem Leninschen Komsomol ausgeschlossen worden war. Man schloss Albert aus dem Komsomol aus, aber die gekränkten Mädchen hatten davon nichts. Albert wurde ruhiger, heiratete eine Professorentochter, trat wieder dem Komsomol bei, danach in die kommunistische Partei (wer vorher nicht Komsomolze war, wurde in die KPdSU nicht aufgenommen). Es geht jetzt aber nicht um die Alberts und Lidas, um Casanovas und Nymphomaninnen. Ich möchte jetzt bei einem ernsthafteren Thema stehen bleiben, in dessen Rahmen nicht nur die Casanovas und Nymphomaninnen passen, sondern der bedeutendere und wesentlichere Teil beider Geschlechter der Bevölkerung des gesamten Erdballs. Und was soll man darüber sprechen, wenn das Problem der Sexualbeziehungen zwischen den Menschen von einer Vielzahl der Klassiker und anderer Schriftsteller der inländischen Literatur und der Weltliteratur von den ältesten Überlieferungen bis zu unseren Tagen beschrieben worden ist. Einige Helden sind bislang nicht beschrieben worden, sie warten noch, bis ihre Stunde kommt. Und für einige dieser einigen ist die Stunde gerade jetzt angebrochen, deshalb mache ich mich daran, sie in meinem bei weitem nicht vollkommenen „Werk“ zu beschreiben. Nein, nein, mein aufmerksamer Leser, ich bin nicht dabei, dir aller Welt bekannte Liebesgeschichten oder Geschichten von Eheverbindungen des Typs Cäsar und Kleopatra, Romeo und Julia, Anna Karenina und Wronskij, Wladimir Uljanow und Nadeshda Krupskaja, Adolf Hitler und Eva Braun, Michael und Raissa Gorbatschowa, Boris und Naina Jelzin und erzählen. Die Geschichten dieser realen und erdachten Helden, romantische oder mit einer Nuance sachlicher Prosa, aus bestimmten Gründen ganz unbekannte, aber dennoch, wie man so sagt, einem breiten Kreis der Öffentlich bekannt gewordene, sind der Feder irgendeines namhaften Autoren würdig. Und ich bin überzeugt, dass sich eine überaus große Anzahl von Autoren finden wird…

Saransk, die ruhmreiche Stadt des April 1970, abends acht Uhr. Die Mitglieder der Kommission, die zur Saransker „Lichttechnik“ vom ZK der KPdSU selbst abgesandt worden ist, essen freundschaftlich im einzigen Restaurant der Stadt zu Abend. Die Stimmung ist bei allen prächtig, weil uns die analytische Arbeit nicht allzu anstrengend war – laut der Vereinbarung zwischen dem Vorsitzenden unserer Kontrollgruppe und dem Generaldirektor der „Lichttechnik“ Kusnezenko sind alle Materialien von den Kandidaten vorbereitet worden, und wir, die Kommissionsmitglieder brauchten nur noch unter die gefälschten Dokumente unsere Unterschriften zu setzen. Dafür wurde das Kultur- und Gesundheitsprogramm von uns ganz gewissenhaft erfüllt – ein Billardzimmer befand direkt im Hotel des Ministerrates der ASSR Mordwinien, in dem wir während unserer Dienstreise wohnten. Wer dieses elitäre Spiel nicht beherrschte, beschäftigte sich ganz nach seiner Lust und Laune: mit der Besichtigung der Sehenswürdigkeiten der Stadt, mit Lesen von Büchern, mit Spaziergängen durch die sehr schmutzige Stadt (sie war schmutziger als Moskau) usw. usf. Kusnezenko und sein ganzer Leitungsapparat verhielten sich zu uns sehr freundschaftlich, tagsüber verpflegte man uns im Speisesaal der Betriebsleitung und gab uns Odessaer Cognac zu trinken. Wie sollte man da einen der Darsteller aus der Filmkomödie „Die Brillantenhand“ vergessen, der vom großartigen russischen Schauspieler Anatolij Papanow gespielt wurde: „Auf anderer Kosten trinken sogar Aussätzige und Abstinenzler.“ Zu denen haben wir uns aber nicht gerechnet. Eben deshalb wurde der Cognac mit großem Vergnügen getrunken. Außerdem tränkte man uns nicht ganz auf fremde Kosten – einmal erklärten wir uns einverstanden, freiwillig unsere Arbeit den Arbeitern der ‘Lichttechnik“ zu geben, d. h., dass unsere Beziehungen zu ihnen inoffiziell, freundschaftlich und sogar von verwandtschaftlicher Art waren. Aber es war schwierig, auf die Zechgelage zu verzichten, und wenn es wie von selbst fließt, versuch es mal, wegzuschütten. Und bei einem Cognacchen verliefen alle anderen Dinge nach einem vereinfachten Programm…

Im Restaurant gab es Dienstreisende aus Moskau zuhauf. Und wenn sie nicht von der Kette los waren, so benahmen sie sich recht vergnügt. Ein hoch aufgeschossenes Mädchen im Alter weit über die zwanzig, Sonja, rutschte unruhig auf ihrem Stuhle hin und her, und jedes Mal, wenn sie jemand ansprach, insbesondere aus dem männlichen Geschlecht, kicherte sie nervös und ergeben, mit einem warmen freundschaftlichen Glanz in ihren braunen Augen zitterte sie gleichsam mit allen Fibern ihrer Seele und ihres Körpers. Von ihr ging der Duft von warmer Meeresluft einer südlichen Sommernacht aus. Vertraute Freundinnen Sonjas empfahlen sie als eine verheiratete Frau und Mutter einer anmutigen Tochter, aber, wie sie sagten, ist es ihr in sieben Jahren eines behaglichen Ehelebens mit ihrem in geschäftlichen Dingen erfolgreichen Firma nicht gelungen zu begreifen, was das sexuelle Glück in den Beziehungen zwischen Mann und Frau, das man Orgasmus nennt, ausmacht, von dessen Existenz ihr die in sexueller Hinsicht erfolgreicheren Freundinnen erzählten. Bekanntlich ist Theorie ohne Praxis dasselbe wie ein lebloser Körper. Und unsere Sonetschka, ähnlich wie alle Frauen, die noch keinen Orgasmus erlebt hatten, wollte leben und sich ohne alle natürliche Beschränkungen daran erfreuen. Und sollte sich unter den Lesern jemand finden, der nicht versteht, was Orgasmus ist, so könnte man ihm zum Zwecke der Allgemeinbildung auch solch ein nationales Werk empfehlen, als welche die Große Sowjetische Enzyklopädie dienen kann.

Das Wort ‘Orgasmus’ hat griechische Wurzeln und ist von einem anderen Wort abgeleitet, das übersetzt soviel bedeutet wie ‘anschwellen’, ‘sich aufblähen’ oder ‘ich glü-

he vor Leidenschaft'. Mit einem Wort, Orgasmus ist die höchste Stufe einer glückseligen Empfindung, die im Moment der Vollendung des Geschlechtsaktes entsteht oder, wie die Große Sowjetische Enzyklopädie schreibt, im Moment von ihn ersetzenden Formen der Geschlechtsaktivität (Onanie, Pollution usw.). Dem Organismus zugrunde liegt ein unbedingter Reflex (eine angeborene Reaktion des Organismus auf die Einwirkung eines äußeren und inneren Mediums, die mit Hilfe des Zentralnervensystems realisiert wird und keine speziellen Bedingungen für seine Entstehung erfordert), der die Gesamtheit der sexuellen Reaktionen stärkt und dabei das Verhalten des Menschen gestaltet. Bei Individuen des weiblichen Geschlechts ist der Organismus für die Befruchtung nicht obligatorisch. Bei den weiblichen Vertretern der meisten Lebewesen (außer einigen Säugetieren) fehlt der Organismus. Der Mechanismus des Organismus ist nicht einfach. Bei ihm ist eine Reihe von physiologisch koordinierten (kortikaler und subkortikaler sowie Rückenmarks-) Strukturen beteiligt.
Im Unterschied zum gesunden Manne, bei dem der Geschlechtsaktes immer mit einem Orgasmus vollendet wird, beginnt bei der Mehrheit der normalen gesunden Frauen die analoge Erregung der Sexualität, das Auftreten des Orgasmus nicht sofort nach dem Beginn des regulären Geschlechtslebens, sondern erst nach einer bedeutenden Zeit (häufig nach einigen Monaten oder Jahren). Des Weiteren stellt sich ein Orgasmus bei Frauen nicht bei jedem Geschlechtsakt ein – als bedingte Grenznorm gilt das Auftreten des Organismus bei der Hälfte der geschlechtlichen Kontakte. Nach den Angaben, die im entsprechenden Artikel der Großen Sowjetischen Enzyklopädie angeführt werden, hat ein bedeutender Teil der Frauen (41 %) niemals einen Orgasmus, und viele von ihnen leiden unter der erworbenen Anorgasmie (dem Fehlen des Orgasmus), die einer Korrektur unterliegt. Die anderen Frauen kann man bedingt als „konstitutionell kalte" charakterisieren: Nachdem sie alle Freuden der Mutterschaft kennen gelernt haben, halten sie ihre Ehe in jeder Beziehung für glücklich.
Die wahrscheinlich zufällig in den Blickwinkel der Umgebung geratene Sonja aus Saransk hat ihre Ehe nicht in allen Beziehungen für glücklich gehalten. Wahrscheinlich verspürte ihr Biofeld den Mangel an „Explosionen" in ihrem Organismus als etwas Wesentlicheres als das, was ihr die Liebe in der Ehe gab – Liebe, die in physischer Hinsicht hauptsächlich auf das friktionsmechanische Einwirken auf den unteren Apparat der weiblichen Natur beschränkt ist. Und unsere Heldin hätte sich keine Abenteuer gesucht, hätte „darüber" nicht ihre Freundinnen ausgefragt, wenn sie in sich das gespürt hätte, worüber mein Bekannter Machmud Wostokow geschrieben hat:

O, wie schön war das:
Als ob der Planet gebebt hat,
Als ob ein Blitz eingeschlagen ist,
Als ob die Sonne aufleuchtete,
Als ob die Sterne erstrahlten,
Als ob die Himmel einstürzten,
Ich habe nie Besseres gesehen,
Das Feuer spürte ich nie stärker,
Die Frauen sah ich nicht betörender

Und niemand hat mich gebraucht.

Wunderbar der Augenblick,
Als ich mit des ganzen Körpers Leidenschaft fühlte,
Ich fühlte, dass dieses Missgeschick
Mich hundertmal überwältigt...

Und das begreifend, werde ich frech,
Wiederum versuche ich es zu wiederholen,
Widerstand kommt mir nicht entgegen,
Und ich beginne mit Gefühl und Takt.

O, wie verständig sie ist!
O, wie geduldig!
Wie energisch und kokett!
Erfinderisch ist sie wie im Märchen:

Bald legt sie sich auf die Hüfte,
Mit den Brüsten drückt sie das Kopfkissen
(Sie stehen ab bei ihr wie Kanonen),
Bald hebt sie die Beine an,
Die Knie zur Seite.
Bald im Reitersitz auf mir...
Anderen müsste man das beibringen!

Vergängliches sah ich viel im Leben,
Der Leiden hab' ich viel durchlebt,
Hab' mich gequält und nicht geschont,
Damit ich den anderen nicht die Knochen beschädige.
Und eine so zuverlässige Freundin
Gäbe ich nicht mal an den Freund ab.

Und das begreifend, fast in Schweiß geraten,
Jetzt hat nicht sie gewinkt,
Ich winkte, so sehr ich konnte.

Ich fühlte, wie es ihr angenehm ist,
Wie sie wieder die Welle trägt
Und durch wilde unbändige Leidenschaft
Wird sie berauscht.

Vielleicht riskiere ich, wenn ich solche Zeilen zitiere, den Zorn und das Befremden des gestrengen Lesers auf mein Haupt zu ziehen, aber wozu denn? Ich bin einverstanden, eine solche „Poesie" ist kaum geeignet, die Bedeutsamkeit eines ernsthaften Buches anzuheben, aber, Leser, du wirst zustimmen, dass der Auszug aus dem handschriftlichen Poem „Symphonie der Liebe", wenn auch ein wenig abgeschmackt und im künstlerischen Ausdruck schwach, dennoch das widerspiegelt, was sich Leidenschaft nennt. Und ist diese Leidenschaft nicht schon ein beschämendes Gefühl, weil wir, wenn wir von Leidenschaft sprechen, in die Bedeutung dieses Wortes entweder ein starkes Gefühl, einen gewaltigen Trieb, oder eine starke Liebe mit vornehmlich

sinnlicher Leidenschaft legen. Und du, mein strenger und züchtiger Leser, hast du noch niemals an dir die Wirkung einer schwer kontrollierbaren und sich dir nicht immer unterordnenden Leidenschaft gespürt? Wenn nicht, so zweifle ich, dass du in deinem Leben etwas mehr oder minder Solides erreicht hast.
Hören wir jetzt, was die in aller Welt bekannten Autoritäten zur Leidenschaft zu sagen haben:

- Georg Wilhelm Friedrich Hegel: „Nichts Großes in der Welt vollzieht sich ohne Leidenschaft."
- Georgij Valentinowitsch Plechanow: „Nicht ein einziger Schritt in der Geschichte ist ohne Hilfe von Leidenschaft getan worden, die, die Kraft verzehnfacht und die geistigen Fähigkeiten der handelnden Personen verfeinert, selbst die große progressive Kraft ist."
- Karl Marx: „Leidenschaft – das ist die energisch zu ihrem Gegenstand strebende wesentliche Kraft des Menschen."
- Stefan Zweig: „Leidenschaft ist zu vielem fähig. Sie kann im Menschen eine übermenschliche Energie freisetzen. Sie kann mit unablässigem Druck sogar aus der gleichgültigsten Seele titanische Kräfte herauspressen."
- Anatole France: „Erwerben Sie starke Leidenschaften, entwickeln Sie sie und wachsen Sie mit ihnen. Und irgendwann später machen Sie sich Ihre Leidenschaften untertan, ihre Kraft wird Ihre Stärke, ihre Größe wird Ihre Schönheit. Leidenschaften sind die der geistige Reichtum des Menschen."
  Derselbe: „Leidenschaften sind die Feinde der Ruhe, aber ohne gäbe es weder Kunst noch Wissenschaft, und jeder schlummerte nackt auf dem Haufen seines Mistes."
- François Marie Voltaire: „Wer da den Menschen der Leidenschaften berauben will mit der Begründung, dass sie gefährlich sind, setzt sich dem gleich, der aus dem Menschen alles Blut hinauslassen will, davon ausgehend, dass es die Ursache für den Gehirnschlag ist."
  Derselbe: „Leidenschaften – das sind Winde, die die Segel des Schiffes aufblähen, mitunter bringen sie es zum Sinken, aber ohne sie käme es nicht vorwärts."
- Denis Diderot: „Leidenschaften ohne Ende verurteilt man, ihnen schreibt man alles menschliche Unglück zu und vergisst dabei, dass sie auch Quelle all unserer Freude sind."
- Jean-Jaques Rousseau: „Nicht Recht haben diejenigen, die die Leidenschaften in erlaubte und verbotene einteilen, die sich danach den ersten hingeben und die zweiten meiden. Alle Leidenschaften sind gut, solange der Mensch über sie herrscht, und schlecht sind alle die, denen er sich unterwirft."
- Luc de Clapiers Vauvenargues: „Den Leidenschaften sind wir verpflichtet, vielleicht als den größten Siegen des Verstandes."
- Aristoteles: „Über die Leidenschaften herrscht nicht derjenige, der sich ihrer völlig enthält, sondern der, der sie so benutzt, als ob er ein Schiff oder ein Pferd lenkt, d. h., man lenkt sie dorthin, wo sie gebraucht werden und nützlich sind."

Was sind schon Autoritäten. Es wird kaum einen meiner Leser geben, der nicht wenigsten einmal in seinem Leben erlebt hat, was Leidenschaft ist. Und Gott sei Dank, wenn jeder von uns fähig ist, die Leidenschaften in erlaubte und verbotene einzuteilen, um sich danach den ersteren hinzugeben und die zweiten zu meiden, wie der schon oben zitierte Rousseau sagte. Was aber passiert, wenn die Leidenschaft uns bestürmt in jener „klassischen" Lebensvariante, die 1963 Wladimir Wyssotzkij beschrieben hat. Ja, ja, gerade in seinem Slang:

Heute mit großer Jagd
Verfüge ich über meinen Sonnabend,
Und wenn Ninka nicht launisch ist,
Verfüge ich über mein Leben.

Warte, du verschrobener Kerl, sie ist der Richtkanonier, Weshalb?
Ja, weil es so gewollt ist!
Warte, du verschrobener Kerl, wir sind doch Kumpels,
Geh'n wir in die Kneipe, begießen wir das Verlangen!

Heute macht mich nicht schmutzig,
Heute hab' ich ein Besäufnis – mir ist alles egal:
Heute ist Ninka einverstanden –
Heute entscheidet sich mein Leben*!*

Nu, und zu schaffen hab' ich was mit dieser Ninka!
Sie lebte mit dem ganzen Ordynka
Und mit ihr schlafen, wer möchte schon!
Und ich spucke drauf – ich möchte sehr!

Sie sagte: sie liebt, alles, verweht!
Ich werde sagen hundert Rubel – dass sie lügt!
Sie ist so eine, alle bittet sie…
Und was will ich – ich möchte sehr!

Sie schnarcht schon, sie ist schmutzig,
Und ein Auge ist angeschlagen, die Beine sind verschiedene,
Immer ist sie wie eine Putzfrau angezogen –
Ich spucke drauf – ich möchte sehr!

Alle sagen, dass sie keine Schönheit ist,
Mir gefallen die aber mehr,
Nu, was soll's, dass sie ein Richtkanonier ist,
Und ich habe noch stärkeres Verlangen!

Hier erinnert man sich wieder an Marx: „Leidenschaft – das ist die energisch zu ihrem Gegenstand strebende wesentliche Kraft des Menschen." Leidenschaft – immer Leidenschaft, unabhängig davon, ob der „Gegenstand" dieser Leidenschaft Ninka, Sonka oder etwas Erhabeneres oder Niedrigeres ist. Und warum ausgerechnet heute, wenn das Erscheinen nicht aller Leidenschaften ungefährlich ist (ich habe vor allem das Erscheinen geschlechtlicher Leidenschaft im Auge, wenn gerade durch diese „sündhafte" Leidenschaft sich immer mehr die für das Leben des Menschen gefährlichen

Krankheiten ausbreiten, heute wie gestern ist das so. Und sicherlich suchen Ninkas glühender Verehrer aus dem Gedicht von Wyssotzkij und der zwischen den Restaurantstühlen in Saransk umherirrende Dienstreisende und die sich kostenlos zur Ausleihe anbietende Sonja und viele andere in ähnlichen oder anderen Situationen etwas, was man nicht so einfach unzüchtige Leidenschaft nennt. Und es scheint verständlich, dass die Helden literarischer Werke in zufälligen wie nicht zufälligen, in erfolgreichen und nicht erfolgreichen Begegnungen, die ihre Fortsetzung haben und ebenso augenblicklich abbrachen, suchten, und die handelnden Personen des täglichen Lebens haben bislang unter der Feder eines Autors eine künstlerische Verwandlung nicht gefunden.

Sie suchten und werden weiter suchen, ohne immer zu begreifen, was sie suchen. Läuft denn alles auf das Primitive hinaus? „Ich spucke drauf – ich möchte sehr.“ Nehmen wir z. B. das völlig unkünstlerische, dafür aber, nach meiner Meinung, das recht sinnreiche Stegreifstück meines Bekannten Machmud Wostokows „Major aus Barnaul“:

Es war zu später Stunde.
Ich saß allein
In diesem Restaurant,
Das in der Nähe
Des Bahnhofs steht.
Ich trank mein Gläschen
Bis zum Grund,
Als dieser da
Hereinkam,
Den ich erwartet.
Er war schön:
Breit die Schultern,
Die Brust voller Orden,
Schulterstücke vom Major,
Und das Haar mit Silberstrahlen,
Und erst die Beine...
Sie umgehen der Liebe Gesetze.
Mit scharfem Auge erblickte er mich.
Ich erstarrte gleich vor Schreck,
Begriff, dass dieser
Ritter für mich kam,
Und ich in ihm für
Heute einen Freund fand.
Der Major schätzte
Auch mich ab:
Damals war ich ein
Sommerliches Vergissmeinnicht,
Und meine Brust
War voller Feuer,

Ich wünschte nicht, damals
Eine Kleine zu sein,
Mich trieb es Tag und Nacht
Zur heißen Liebe,
Zu Seufzern, Küssen,
Und hier ist alles
Auf einmal zusammengekommen...
O, Götter!
Helft! Hallelujah!
Die Augenblicke flogen dahin
Wie Stunden.
In Erwartung
Zerknautschte ich eine Serviette.
Und, das Glück des Augenblicks
In die Waagschalen werfend,
Brachte er mir schweigend
Einen Fliederzweig.
Jenen Maientag
Werde ich nie vergessen.
Er liebte mich nicht
Nur mit dem Blick.
Dann im Hotel
Hat er es mit solcher Leidenschaft gewagt,
Dass man mich wie ein Paket
Nach Haus geschickt hat.
Aber er ist abgehauen, verschwunden,
Über alle Berge.
Und mit Gram
Blies ich der Liebe
Blume fort.
Nicht mal seinen Namen
nannte er.
Ich weiß nur eins:
Er war Major aus
Barnaul.

Übrigens sind der Major aus Barnaul, sein „Paket" und die ganze Geschichte keine Erfindung von Machmud Wostokow. Dem „dichtenden" Machmud erzählte diese banale Geschichte eine Datschennachbarin. Und es ist auch nicht wichtig, welche Rangabzeichen auf den Schultern waren bei den nach zufälligen Begegnungen gierenden Herren und Kameraden – Majoren oder Obristen, wie beim „richtigen Obersten" von Alla Pugatschowa; Soldaten- oder Gefreiter-, General- oder Hauptmannliebe, der Liebe ist jedes Alter botmäßig, unabhängig vom militärischen oder nichtmilitärischen Rang, vom sozialen Status oder Geschlecht. So ist das, es lebe die Liebe!

Merkwürdig, sagt ein anderer Leser, bei der Nennung des Kapitels versprach er von der Liebe zu sprechen, von Sex und Vampirismus, und nun plötzlich, gelinde gesagt, berührt er den Vampirismus gar nicht, ist auf Liebe abgefahren. Hier ist nichts Merkwürdiges – über Vampirismus und Sex sprechen wir noch, aber nicht nur von der Position alltäglicher Skizzen, sondern angefangen von deren Wurzeln, die hervorwachsen, wie mir scheint, aus der bioenergetischen Natur dieser Erscheinungen. Zuerst aber ein bisschen über die Liebe.

Ich weiß nicht, wie es anderen ergeht, aber das Wort 'Liebe' ruft bei mir immer Assoziationen mit den Zeilen des schönen russischen Poeten Stepan Schtschipatschow hervor, schön wegen seines Gesichts und wegen des Namens (heute ist der russische Vorname Stepan nur selten zu hören):

Haltet die Liebe in Ehren,
Mit den Jahren schätzt sie doppelt.
Die Liebe – das sind keine Seufzer auf der Parkbank
Und keine Spaziergänge im Mondenschein.

Alles wird werden: Regenwetter und Neuschnee.
Nur gemeinsam muss man das Leben leben.
Die Liebe ist einem guten Lied ähnlich,
Ein Lied ist nicht so leicht zu dichten.

Oder ein anderes von Schtschipatschow:

Dass die Blätter fallen, dass die Nacht hell ist,
Werde ich mir merken und ewig nicht bedauern,
Dass uns die Ahornallee im September weit geführt hat.

Wir sitzen allein, umarmen uns im Mondenschein.
Und immer länger werden die schrägen Schatten des Ahorns.
Der Mond beeilt sich: für den ganzen Erdball ist er allein
Zuständig, allein für alle Liebenden.

Und nun ganz andere Nuancen der Liebe und Poesie eines anderen, in seiner Liebe tragischeren großen und ebenfalls schönen russischen Dichters mit einem zärtlich klingenden, althergebrachten russischen Familiennamen – Jessenin:

Du liebst mich nicht, bedauerst du es nicht,
Bin ich etwa nicht schön genug?
Ohne ins Gesicht zu schauen, vor Leidenschaft vergehst du,
Hast mir auf die Schultern die Hände gelegt.

Jung, mit sinnlichem Rachen,
Ich bin zu dir nicht zärtlich und nicht grob,
Erzähle mir, wie viele hast du liebkost?
An wie viele Hände erinnerst du dich? An wie viele Lippen?

Ich weiß, sie sind fort wie Schatten,
Dein Feuer nicht berührend;
Vielen setztest du dich auf die Knie,
Jetzt aber sitzt du bei mir.

Mögen deine Augen halbgeschlossen sein,
Und du denkst an einen anderen,
Doch ich selber liebe dich nicht sehr,
Im weit entfernten Kostbaren versinkend.

Diese Leidenschaft nenne nicht Schicksal,
Eine törichte, aufflammende Verbindung –
Wie zufällig habe ich mich mit dir getroffen,
Ich werde lächeln, wenn ich leise von dir weggegangen bin.

Und du wirst deinen Weg gehen,
Und die freudlosen Tage zerstäuben,
Nur die ungeküssten rühr' nicht an,
Nur die nicht brennen. locke nicht an.

Und solltest du mit einem anderen
Durch die Gasse laufen, über die Liebe redend,
Kann sein, ich komme auf die Gasse,
Und wir treffen uns von neuem.

Die Schulter dem anderen näher hinbiegend,
Ein wenig nach unten gebeugt,
Sagst du mir leise: „Guten Abend!"
Ich werde antworten: „Guten Abend, Miss!"

Und nichts wird die Seele alarmieren,
Und kein Schauer wird sie überlaufen, -
Wer liebte, der kann schon nicht mehr lieben,
Wer entflammte, denn kann man nicht entflammen.

Noch ein anderes Gedicht von Jessenin:

Mit Trauer schaue ich auf dich,
Was für ein Schmerz, wie schade!
Wissen möchte ich nur, wie viel Weidenhonig
Uns im September übrig blieb.

Fremde Lippen haben
Deine Wärme und das Zittern
Des Körpers fortgetragen.
Als ob ein feiner Regen sprüht
Von der Seele, der ein wenig erstarrten.

Was soll's! Ich fürchte ihn nicht.
Eine andere Freude hat sich mir dargetan,
Denn es blieb nichts übrig
Als nur gelbe Fäulnis und Feuchtigkeit.

Denn ich habe mich nicht geschont
Für ein stilles Leben, für Lächeln.
So wenig ist vom Weg zurückgelegt,
So viele Fehler sind begangen worden.

Ein merkwürdiges Leben, eine merkwürdige Verworrenheit.
So war es und so wird es später sein.
Wie ein Friedhof, der Garten ist besät
Wie die abgenagten Knochen der Birken.

Und so verblühen auch wir
Und toben uns aus wie die Gäste des Gartens...
Wenn es mitten im Winter keine Blumen gibt
Braucht man darüber nicht traurig zu sein.

Vortrefflich, erbauend und zutiefst lyrisch war und ist für uns der große Dichter der großen russischen Erde Sergej Jessenin. Aber mit achtundzwanzig Jahren, als wir unser „Mit Trauer schaue ich auf dich…“ schrieben, oder mit dreißig „Du liebst mich nicht, bedauerst du es nicht…“, - ist wahrhaftig und tatsächlich bei uns „nichts übrig geblieben“ außer „Fäulnis und Feuchtigkeit“? Antworten Sie mir, antworten Sie uns, Ihren Fans, Sergej Alexandrowitsch!

Und warum ist die Lyrik Jessenins so traurig, man kann sagen, schwermütig und sogar leicht beleidigt? Eine völlig andere als, sagen wir, bei jenem Stepan Schtschipatschow. Keine Schwermut und Enttäuschung bei Machmud Wostokow, der überhaupt kein Poet ist, bei dem übrigens weder Poesie noch Lyrik vorhanden ist – einzig und allein nur Beschreibung der Beziehungen zwischen den Geschlechtern. Etwas völlig energisch Unvernünftiges ist in „Ninka aus Ordynka“ von Wyssotzkij. Und wenn man denselben Wyssotzkij auf der Welle anderer lyrischer Offenbarungen packen sollte, so schimmert auch dort nichts Beleidigtes heraus. Und Ansprüche wegen irgendeines, der ihn nicht mag, habe ich bei aller meiner Boshaftigkeit auf keiner Seite ausmachen können. Nicht die tragisch beleidigte Schwäche, sondern gerade die Kraft der Liebe spiegelt sich in seiner Lyrik wider. Ist es denn nicht so? Hier z. B. ist eine der Antworten:

Hier zittern die hängenden Zweige der Tanne,
Hier zwitschern die Vögel aufgeregt, -
Du lebst in einem verwunschenen wilden Wald,
Von da wegzulaufen ist unmöglich.

Mögen die Faulbeeren wie Wäsche im Wind trocknen,
Mögen wie Regen die Fliederblüten abfallen, -
Ich hole dich dennoch von dort weg
In einen Palast, in dem Schalmeien spielen.

Deine Welt ist für tausend Jahre
Von Zauberern vor mir und vor der Welt verborgen,-
Und du denkst, dass nichts schöner ist
Als dieser verwunschene Wald.

Möge morgens kein Tau auf die fallen,
Möge der Mond mit dem trüben Himmel im Streit liegen, -
Ich hole dich dennoch von dort weg
In ein helles Frauengemach mit Balkon zum Meer!

An welchem Wochentag, zu welcher Stunde
Kommst du vorsichtig zu mir heraus,
Wann werde ich dich dorthin auf Händen tragen,
Wo dich niemand findet?

Ich werde stehlen, wenn Stehlen in deinem Sinne ist, -
Habe ich soviel Kraft umsonst verplempert?!
Wenn du doch ein Paradies in einer Laubhütte akzeptiertest,
Wenn das Frauengemach mit dem Palast schon besetzt sind!

Spricht diese Offenbarung Wyssotzkijs, die Marina gewidmet ist, nicht davon, was Liebe ist? Ich bitte die Leser um Vergebung, die gemeinsam mit mir nicht zu einer Konkretisierung dessen, was Sex und Vampirismus ist, gelangen werden, aber können wir, mein geduldiger und zur Liebe fähiger Freund, einer solchen Klassik von Wyssotzkij, seiner wie auch unserer „Ballade von der Liebe" keine Beachtung schenken?

Als die Wasser der Sintflut
Wieder in die Grenzen ihrer Ufer zurückgekehrt waren,
Stieg aus dem Schaum des zurückgehenden Stroms
Aufs Trockene die Liebe –
Und löste sich in der Luft bis zu einer Zeit,
Und die Zeit war – vierzig mal vierzig.[5]

Und Sonderlinge – noch gibt es solche –
Atmen in vollen Zügen dieses Gemisch ein,
Und warten weder auf Belohnung noch auf Strafe, -
Und denken, dass sie einfach nur so atmen,
Plötzlich aber unterliegen sie dem Takt
Desselben nervösen Atmens.

Nur das Gefühl, irrt wie ein Schiff
Lange auf dem Meer umher,
Bevor es erfährt, dass „ich liebe" –
Dass „ich atme" oder „lebe".

Und lange sind die Reisen und das Wandern:
Das Land der Liebe ist ein großartiges Land!
Und mit ihren Rittern – zur Prüfung -
Wird sie immer strenger fragen:
Fordert Scheiden und Trennen,
Raubt Ruhe, Rast und Schlaf...

---

5 Wortspiel: russ. 'srok' – Frist, Zeit und 'sorok' – vierzig; d. Übers.

Verrückte zur Umkehr zu bewegen ist unmöglich –
Sie sind bereit zu zahlen:
Um jeden Preis – und das Leben würden sie riskieren, -
Um nicht zerreißen zu lassen, um zu bewahren
Den unsichtbaren Zauberfaden,
Den man zwischen ihnen gezogen hat.

Der frische Wind hat die Auserwählten berauscht,
Hat sie umgerissen, von den Toten auferstehen lassen, -
Denn wer nicht liebte –
Hat nicht gelebt und nicht geatmet!

Aber viele, die die Liebe genossen haben,
Rufst du durch Schreien nicht herbei – soviel du auch rufst,-
An sie erinnert man sich, und man spricht über sie.
Die Liebe war ihnen wichtiger als das Leben.
Und Kerzen stellen wir an das Kopfende des Bettes
Derer, die durch nicht erlebte Liebe umkamen ...

Ihre Stimmen fließen im Takt zusammen,
Ihre Seelen wandeln durch die Blumen,
Und eine Ewigkeit atmen sie zugleich,
Und treffen sich – mit einem Seufzer auf den Lippen –
Auf morschen Stegen und Brücken,
Auf engen Kreuzungen des Weltalls.

Felder sind für Verliebte wie ein Bett –
Mögen sie singen im Schlaf und im Wachsein!...
Ich atme, das heißt, ich liebe!
Ich liebe, das heißt, ich lebe!

Was bedeutet nun das Wort 'Liebe', wenn jeder den Sinn der Liebe auf seine Weise versteht? Für mich stellt es sich so dar, dass diejenigen bei Wyssotzkij eine erschöpfende Antwort auf diese Frage erhalten können, die fähig sind, sie zu fühlen in der Rhythmik und in der Musik der Gefühle, die ihnen zuteil geworden sind. Meiner Meinung nach ist in der Übertragung seiner Gefühle, und nicht nur darin, Wladimir Wyssotzkij ein Genie, und ungeachtet der Wechselfälle seines Lebens, ein gutes Genie, ein Genie, dass allen Menschen verständlich ist und von allen wahrgenommen wird, die ihre Seelen nicht dem Teufel verkauft haben. Die Liebe, wie sie in der Lyrik Wyssotzkijs ausgedrückt wird, ist die Liebe eines riesigen Menschen, voller Energie, der es vermag, seine Liebe ohne Bedenken zu geben, insofern befindet sich auch in einem solchen Menschen diese im energetischen Sinne stärkste Liebe, die nicht nur den Träger oder „Urheber“ dieser Liebe mit Haut und Haar verschlingt, sondern alle und alles, was ihn umgibt oder ihn berührt. Und gerade mit dieser stärksten Liebe und Kraft, die von Wyssotzkij ausgeht, kann man, ohne sein Gehirn anzustrengen, erklären, warum dieser Mensch so anziehend ist. Aber es gibt auch, mit seinen Worten ausgedrückt, solche:

Er begann schüchtern – bei der Note „do",
Hat sie aber nicht zu Ende gesungen,
Es ertönte nicht sein Akkord
Und inspirierte auch niemanden,
Der Hund jaulte, und die Katze –
Fing Mäuse.

Komisch, nicht wahr, komisch!
Und er scherzte - und kam nicht zum Ende,
Er schaffte es nicht, den Wein zu probieren,
Hat nicht mal daran genippt.

... Alles wollte er ganz genau wissen,
Aber er kam nicht dahin,
Nicht zur Mutmaßung, nicht auf den Grund,
Grub sich nicht bis in diese Tiefe.
Und die, die allein war –

Hat er nicht genug geliebt.

Komisch, nicht wahr, komisch!
Und er hastet – schafft es nicht, -
Ungelöst blieb
All das, was er nicht zu lösen schaffte.

Nicht ein einziger Buchstabe ist gelogen –
Er war der reinen Silbe Diener,
Er schrieb ihr Gedichte in den Schnee...
Leider taut der Schnee!

Damals aber war ein Schneefall,
Und die Freiheit, in den Schnee zu schreiben-,
Und die großen Schneeflocken und der Hagel
Fing er mit den Lippen im Laufen.

Aber zu ihr im silbernen Landauer
Schaffte er es nicht und nicht bis...
Der Läufer, der Ausbrecher erreichte sein Ziel nicht,
Nicht im Laufen, nicht im Fliegen, nicht im Springen,
Sein Sternzeichen ist der Stier –
Die kalte Milchstraße hat er geleckt.

Komisch, nicht wahr, komisch,
Wenn Sekunden nicht ausreichen, -
Eine fehlende Kette,
Und ein Kurzschuss, ein Kurzschuss!

Komisch, nicht wahr? So ist's –
Und für euch ist es komisch, und mir sogar –
Das Pferd im Sprung und der Vogel im Flug, -
Wer hat Schuld?

Tatsächlich, wer hat Schuld, wenn wir, wie alle anderen auch, ihr Leben mit der Note „do“ anfangen, wenn wir, die wir alle irgendwie gleich sind, es nicht schaffen, unseren eigenen Akkord ertönen zu lassen und in die Tiefen der eigenen Bestimmung vorzudringen? Das ist die Schuld dessen, dass wir ständig zu kurz greifen, uns ständig Sekunden fehlen, das ist sicherlich in uns verborgen – nicht alle haben solche Kurzschüsse und nicht alle von uns gelangen nicht ans Ziel und nicht bis…
Ich denke, dass der Hauptgrund unserer „nicht bis…“, darunter auch „nicht mögen“, nicht nur in unserem bewussten Verhalten zum eigenen „Ich“ verborgen liegt, sondern auch in unserem unterbewussten Biofeld, wenn wir bewusst die Heldentat unseres Lebens ausführen wollen, aber unsere bewussten Kräfte dafür nicht ausreichen, und wie der Zustrom eigener Lebenskräfte zu vergrößern ist, wissen wir nicht. Wladimir Wyssotzkij wusste nicht nur, was er tun muss, sondern konnte auch, indem er über gewaltige Bioenergie dank seinem engen und ununterbrochenen Kontakt zu den höchsten Kräften verfügte, im Leben vieles realisieren, was er wollte, genauso wie er wusste, was ihm nicht passt, was er nicht liebt, z. B.:

Ich mochte keinen fatalen Ausgang,
Vom Leben werde ich niemals müde,
Ich mag nicht jede Jahreszeit,
Wenn ich keine fröhlichen Lieder singe.

Ich mag keinen kalten Zynismus,
An das Entzücken glaube ich nicht, und noch dazu,
Wenn ein Fremder über meine Schulter schaut
Und meine Briefe liest.

Ich mag es nicht, wenn ein Gespräch nur halb geführt
Oder wenn es unterbrochen wird.
Ich mag es nicht, wenn man in den Rücken schießt,
Ich bin auch gegen Schüsse aus nächster Nähe.

Ich hasse Tratsch in Form von Versionen,
Den Wurm des Zweifelns, die Nadel Ehrerbietung,
Oder – wenn immerzu gegen den Strich gebürstet,
Oder – wenn Eisen gegen Glas geschlagen wird.

Ich mag keine satte Überzeugung,
Mögen lieber die Bremsen versagen,
Ärgerlich ist, wenn das Wort „Ehre“ in Vergessenheit geraten ist
Und dass in der Ehre Verleumdung hinter dem Rücken liegt.

Wenn ich gebrochene Flügel sehe –
Ist kein Bedauern in mir, und nicht ohne Grund:
Ich liebe keine Gewalt und keine Kraftlosigkeit, -
Leid tut mir nur der gekreuzigte Christus.

Ich liebe mich nicht, wenn ich ängstlich bin.
Ich ärgere mich, wenn man Unschuldige schlägt.
Ich mag es nicht, wenn man mir in die Seele kriecht,
Umso mehr, wenn man in sie spuckt.

Ich mag keine Manegen und Arenen:
Unter Millionen Gesichtern erkenne ich nicht, was sie denken und fühlen.
Mögen vor uns auch große Veränderungen liegen,
Das wird mir niemals gefallen.

Spricht Wladimir Wyssotzkij von der Liebe oder davon, dass er nicht liebt, wenn man ihn hört – der Geist fesselt einen von dem mächtigen energetischen Strom. Vielleicht auch nicht, mein Leser? Wird dabei deine Stimmung, dein Lebenstonus, deine Kraft zu lieben, sowohl im allgemeinmenschlichen Maßstab als auch die Liebe, die keine Beschränkungen deiner Seele und deines Körpers erfährt, nicht angehoben, eine Liebe, welche die Grenzen deiner Möglichkeiten erweitert, eine Liebe, die aus dir herausfließt und dich mit dem All vereint, mit dem Kosmos, mit Gott? Wenn wir mit Wyssotzkij Umgang haben, so werden wir mächtiger, stärker. So kommt mir in den Sinn das geflügelte Goethewort: „Augenblick, verweile doch, du bist so schön". Oder das Gogolsche „Vogeldreigespann", das sich von den Fesseln seiner „Toten Seelen" losreißt:

„Und welcher Russe liebt nicht die schnelle Fahrt? Soll er seiner Seele, die sich drehen will, lange Spaziergänge liebt, manchmal sagen: „Hol der Teufel alles!" – soll seine Seele sie nicht lieben? Soll er sie nicht lieben, wenn in ihr etwas Begeistertes und Wunderbares erklingt? Es schien, als ob dich eine unbekannte Kraft auf den Flügel zu sich heraufholt, und du fliegst selbst, und alles fliegt: Es fliegen die Entfernungen, es fliegen die Kaufleute auf den Kutschersitzen der Wagen dahin, es fliegt von beiden Seiten der Wald mit den dunklen Reihen der Tannen und Kiefern, mit Axtschlägen und Krähengeschrei, es fliegt der ganze Weg, wer weiß wohin, in die weite Ferne; und etwas Schreckliches ist in diesem schnellen Flimmern eingeschlossen, wo es nicht gelingt, den verschwindenden Gegenstand zu deuten – nur der Himmel ist über dem Kopf und leichte Wölkchen und der sich durchzwängende Mond scheinen unbeweglich. Ach, Trojka! Trojka wie ein Vogel so schnell! Wer hat dich erdacht?

Nur bei einem flinken Volk konntest du geboren werden – in jener Welt, die nicht zu scherzen liebt, eben und glatt zog sie über die halbe Welt, und fang an die Entfernungen zu zählen, solange es dir nicht vor den Augen flimmert. Und nicht schlau, so scheint es, ist das Weggeschoss, nicht mit einem eisernen Bolzen ist es zusammengehalten, eher mit einem lebendigen, mit einer Axt und einem Beitel stattete dich aus und montierte dich ein flinker Kerl aus Jaroslawl. Der Kutscher steckt nicht in groben deutschen Stiefeln: Der Bart und die Fausthandschuhe, und er sitzt - weiß der Teufel - worauf, und erhebt sich ein wenig, holt aus und stimmt ein Lied an – die Pferde wie der Wirbelwind, die Speichen der Räder fließen zu einem glatten Kreis zusammen, nur der Weg bebte, ein vor Schreck erstarrter Fußgänger schrie auf - die Trojka aber

jagt dahin, jagt vorwärts, immer nur vorwärts! … Und in der Ferne ist schon zu sehen, wie irgendetwas Staub aufwirbelt und die Luft flirren lässt.
Jagst du nicht auch so dahin, Russland, wie eine flotte nichteinholbare Trojka? Unter dir ist der Weg ganz in Staub eingehüllt, die Brücken dröhnen, alles bleibt zurück und kommt nicht voran. Stehen blieb der vom göttlichen Wunder überraschte Betrachter: Ist das kein Blitz, der vom Himmel herabgefallen ist? Was bedeutet die Schrecken bringende Bewegung? Und was für eine unbekannte Kraft ist in diesen der Welt unbekannten Pferden? Ach, Pferde, Pferde, was für Pferde! Sitzt etwa Wirbelsturm in euren Mähnen? Brennt etwa ein feinhöriges Ohr in jeder eurer Adern? Von der Höhe ist ein bekanntes Lied zu vernehmen – freundschaftlich und mit einem Male spannte man die ehernen Pferde an und, mit den Hufen den Boden fast nicht berührend, verwandelten sie sich in lang gezogene Linien, die durch die Luft fliegen, sie jagt dahin, ganz von Gott hingerissen!... Russland, wohin treibt es dich, gib Antwort! Es gibt keine Antwort. Von einem wunderbaren Ton ist das Glöckchen erfüllt; es dröhnt und die in Stücke zerrissene Luft wird zum Wind; alles, was es auf der Erde gibt, fliegt vorüber, und mit scheelem Blick treten die anderen Völker und Staaten zur Seite und machen ihr Platz.“
Ich z. B. bin mit Nikolaj Wassiljewitsch Gogol einverstanden, in seiner Hymne an die Russen und Russland ist sehr richtig die Poetik des Lebens unseres Landes wiedergegeben, das wir, die wir Scheuklappen tragen und verunreinigt sind, gewöhnlich nicht bemerken. Wir bemerken nicht, dass gemeinsam mit Russland auch unsere eigenen Seelen an uns vorüberfliegen, und nur einige von uns, ähnlich dem Gogolschen anhaltenden Fußgänger, der vor Schreck aufschreit, bemerken, dass wir in uns etwas Wichtiges verloren haben, vielleicht beim genauen Hinsehen stellen wir fest, dass dieses „Etwas“ unsere Seele ist. Gott sei Dank, wenn wir es schaffen, ihr wenigstens manchmal hinterher zuschauen: „… und da ist sie dahingesaust, gesaust, gesaust!.. Und da ist schon in der Ferne zu sehen, wie etwas Staub aufwirbeln und die Luft flirren lässt“.
Kommen wir zu unserer „Ode“ an die Liebe und den Sex zurück, so ist mit Betrübnis festzustellen, dass unser jahrhundertealtes, ureigenes russisches „Und welcher Russe liebt nicht die schnelle Fahrt?“ in seiner Antwort auf diese Frage eine Deformation erfahren hat. Nicht selten ist die uns zu sich auf die Flügel ziehende unbekannte Kraft nichts anderes als eine außergewöhnlich materialisierte Leidenschaft für alle möglichen Güter, unter ihnen ist auch die „schnelle Fahrt“ bis auf das Fahrgestell eines Autos mit importierter nichtrussischer Seele primitivisiert. Und von Zeit zu Zeit verlieren wir in den modisch-metallenen Hüllen der „Mercedes“, „Volvo“ und „Audi“ unsere verirrten Seelen, wir verlieren in uns das „leidenschaftlich Wunderbare“, das der russischen Seele und dem russischen Geist immer zueigen war. Von welcher Liebe kann denn schon die Rede sein ohne das leidenschaftlich Wunderbare? Und der durch die Liebe übervorteilte Sex verwandelt sich mitunter nicht nur in eine kommerzielle „Maßnahme“, sondern wird nicht selten zur Norm der Pathologie des ihm zugrunde liegenden bioenergetischen Austauschs, die immer größere Verbreitung in den Beziehungen zwischen den Menschen erfährt und die wir in ihren besonders krassen Erscheinungsformen in unserer Zeit vorliegen haben. Und immer seltener kann man

das traurig-romantische „Kutscher, jag die Pferde nicht so!“ hören. Was ist das schon für ein Kutscher, und was sind das schon für Pferde, übrigens – gibt es noch Trauer und Romantik? Uns ist nicht nach Pferden und Kutschern zumute, wenn Gelder für die Bezahlung artistischer Animateure unter der Losung „Stimme ab oder verliere!“ wie ein krimineller Strom flossen, und diejenigen, die uns ernähren, heilen oder lehren, haben nichts, um ihre Kinder zu ernähren! Und der vieles versprechende Präsident hat uns alle schon zum x-ten Male belogen und hinters Licht geführt. Richtige Dinge kann man von ihm nicht erwarten, dafür hat er mit seinem Gejammer über seinen Gesundheitszustand das ganze Land geplagt. Unser in dieser Hinsicht bislang unglückliches Russland! Und nicht nur aus dem vorigen Jahrhundert spricht Gogol mit Begeisterung zu uns über unsere Heimat in seinem „vogelschnellen Dreigespann“, aber auch unser Zeitgenosse Wyssotzkij hat seine „Pferde“ nicht angetrieben, sondern kaum zügeln können:

Den Steilhang entlang, über dem Abgrund, direkt am Rand
Peitsche ich meine Pferde, treib' sie an...
Irgendwie bekomme ich wenig Luft – ich trinke Wind, schlucke Nebel, -
Ich wittere mit der Begeisterung des Untergangs: ich komme um, ich komme um!
Langsamer, Pferde, langsamer, nur ein bisschen!
Hört nicht die stramme Peitsche!
Nur bin ich irgendwie an launenhafte Pferde geraten –
Zu Ende habe ich nicht gelebt, das Lied vermag ich nicht zu beenden.

Die Pferde tränke ich, das Couplet singe ich zu Ende –
Wenn ich auch noch ein bisschen am Rande stehe!..

Ich hau' ab – wie eine Flaumfeder fegt mich der Orkan von der Handfläche,
Und im Schlitten im Galopp ziehen sie mich durch den Schnee am Morgen, -
Geht ein bisschen langsamer, meine Pferde,
Ein wenig noch verharrt
Auf dem Wege zur letzten Bleibe!

Gemach, Pferde, gemach!
Knute und Peitsche sind für euch keine Lehrmeister.
Nur bin ich irgendwie an launenhafte Pferde geraten –
Zu Ende habe ich nicht gelebt, das Lied vermag ich nicht zu beenden.

Die Pferde tränke ich, das Couplet singe ich zu Ende –
Wenn ich auch noch ein bisschen am Rande stehe!..

Wir haben es geschafft: zu Gott zu Besuch duldet keine Verspätung, -
Was singen denn dort die Engel mit solchen bösen Stimmen?!
Oder ist das eine Glocke, die vor Schluchzen erstarrt ist,
Oder ich rufe den Pferden zu, damit sie nicht so schnell den Schlitten ziehen?!

Gemach, Pferde, gemach!
Ich flehe euch an, im Galopp nicht dahinzufliegen!
Nur bin ich irgendwie an launenhafte Pferde geraten...
Wenn ich auch nicht zu Ende gesungen habe, irgendwie muss ich zu Ende singen!

Die Pferde tränke ich, das Couplet singe ich zu Ende –
Wenn ich auch noch ein bisschen am Rande stehe! ..

Und du, mein Leser, hast du nicht auch so einen ähnlichen Zustand erlebt, als dich deine Pferde gezogen haben? Hat dich noch niemals eine gewaltige Kraft größer werden lassen, als du zur Flaumfeder wurdest und die Schwere deines Körpers und Fadheit deiner aufgewühlten Seele nicht gespürt hast, als in deinem Körper und deiner Seele eine starke, helle Energie war, wenn du, um zu entscheiden, wohin diese Energie zu lenken ist, ausrufen möchtest „gemach, Pferde, gemach!"? Hat sie dich nicht größer gemacht? Und wenn das so ist, von welcher Liebe kann dann die Rede sein? Wer braucht eine ihrer Energie beraubte Liebe? Was wirst du dann in einem solchen Falle in deiner „Liebe" geben? Und wen wirst du lieben bei einer solchen „Liebe"? Nicht anders als sich selbst, einen empfindlichen und von nichts anderem als der Schwere der eigenen Kraftlosigkeit gekränkten Menschen. Und das Objekt deiner Liebe kannst du nur mit deinem „Speichel" lieben, mit dem du versuchst, kleben zu bleiben, versuchst, dich mit Spucke an die von dir ausgedachte Liebe anzukleben, ohne die du nicht leben kannst, weil dir jemandes Körper fehlt, so wie dem bei Frostwetter durchgefrorenem Wanderer ein Feuer oder Ofen fehlt.

Und will man von den menschlichen Beziehungen vom energetischen Standpunkt aus offen sprechen, so reduzieren sie sich alle auf „Beziehungen" von Energien verschiedener Menschen zueinander. Wenn aber dabei die Energetik einer jeden der zusammenwirkenden Seiten normal funktioniert, so gibt es in dieser Energetik keine ernsthaften Störungen vom Typ des Syndrom der chronischen Müdigkeit, der Verderbnis, Behexung, eines belasteten Karmas, irgendwelcher Erkrankungen im Organismus des Menschen usw., so verabreden sich die Energien dieser Seiten gleichsam untereinander. Nicht in den Fantasien einer kranken Psyche entstand z. B. ein solcher Ausdruck wie „Liebe auf den ersten Blick" und „auf den ersten Blick" – gerade eine solche Liebe stellt nichts anderes als die „Augen" unseres Unterbewusstseins, unserer Bioenergetik dar. Und gerade eine solche Liebe ist die „allerrichtigste", die ehrlichste, sie drückt am meisten diese Liebe aus, die die Dichter besingen und die in ihren unvergänglichen Werken oder auf den Wellen mündlicher Überlieferung und in Märchen von Generation zu Generation weitergegeben wird. In der Regel ist eine solche Liebe eine gegenseitige, sie bringt uns Lebensfreude für unsere Seele und unseren Körper. Und es lohnt sich kaum den abgeschmackten Zyklus „Liebe ist böse – verliebst dich und …" zu wiederholen. In unserer unterbewussten Liebe, im Strom einer solchen Liebe führt unzweifelhaft die Frau (in der Tierwelt das Weibchen), und deshalb ist in dieser Führerschaft der „Besiegte" derjenige, dessen Biofeld wie ein Magnet zu sich anzieht oder, ähnlich einem Schwamm, das unterbewusste Biofeld seiner auserwählten Frau in sich hineinsaugt. Und eine solche Liebe ist nicht böse. Sie ist einfach mit dem „bewussten" Verstand für jene unbegreiflich, die freiwillig die Pflichten der Schmäher und Richter auf sich genommen haben, für die ein Auserwählter mit dem Etikett eines „Ziegenbocks" oder – Vergebung! – eines „Teufels" versehen worden ist. Ich wiederhole, dass eine solche „richtige", unterbewusste Liebe nur dann entsteht, wenn mit der Energetik „der hohen vertragsschließenden Seiten" alles in Ordnung ist. Und wenn nicht? „Wo nichts ist", heißt es im Volke, „hat auch der Kaiser sein Recht verloren". Wenn es nun ein Nein gibt, dann ist auch kaum eine glückliche gegenseitige Liebe möglich, und als eine ihrer Ableitungen – gegenseitig befriedigender Sex. Und wenn es ein „Nein" gibt, so dringt in das, was durch die Natur selbst festgelegt worden ist, eine Art „Fremdkörper", unser Verstand, ein, was den Menschen mit dem All verbindet. Und wenn es so ist, so entstehen in den Beziehungen der Geschlechter solche „richtigen" Kriterien unseres Verstandes, wie „Nutzen", „Richtigkeit", „so ist es üblich" usw. usf. So beklagt eure „richtige Wahl", Männer und Frauen, wenn ihr selbst über euer eigenes Schicksal bestimmt habt! Nur in einer solchen Wahl, daran muss man meiner Meinung nach denken, dass die Natur, die Welt, in der wir leben, immer Verbündete unseres Unterbewusstseins, unseres Biofeldes, aber nicht unseres Verstandes sind, wenn er sich klüger dünkt als die Natur, die nicht nur außerhalb von uns, sondern auch in uns existiert.

Julia T., 23 Jahre alt, ist schon vier Jahre mit einem nach ihren Worten „sehr guten" Mann, mit Dmitrij, verheiratet. Auf dem Foto, das mir zur Diagnostik zur Verfügung gestellt wurde, schaute mich nicht nur ein „sehr guter" Mensch, sondern ein sehr starker Vampir an. „Nun, was möchten Sie von diesem guten Menschen wissen", fragte ich Julia. „Ich verstehe nicht, warum ich mich mit einem so wunderbaren Manne so schlecht fühle", fragte die abgezehrte Schönheit. Für mich ist er zu allem bereit, er macht alles für mich, aber seitdem ich ihn geheiratet habe, fehlt mir die Kraft, und vor zwei Wochen haben wir verabredet, dass wir voneinander getrennt leben wollen. Außerdem saß in meiner neu zugegangenen Schönheit wie in einer Vase ein ohne Geschmack zusammengestelltes Bukett allen möglichen Unkrauts, dessen Wurzeln in einer Vielzahl von Krankheiten steckten. Mit Julia war alles klar, der ihretwegen zu allem bereite junge Gefährte war ein gewöhnlicher energetischer Vampir, und wie man es auch drehen und wenden mag, und nichts anderes als Kraftvergeudung ist von ihm nicht zu bekommen. Du weißt schon, mein Leser, dass energetische Verluste, die durch Vampirismus hervorgerufen werden, sehr schwer durch anderes zu kompensieren sind, selbst wenn die Vampire sehr aufmerksam, sorgsam sind und sich auf alle mögliche Art befleißigen, denen dienstbar zu sein, die ihnen als Spender gefallen. Natürlich fällt es einem erfahrenen Menschen, der die Verfahren des energetischen Schutzes kennt, nicht schwer, sich vor den Energiesaugern in Sicherheit zu bringen. Wenn aber ein solcher Energiesauger oder eine Energiesaugerin ein dir nahe stehender Mensch, ein Familienmitglied ist, mit dem das Bett geteilt wird, so endet der Schutz vor einem solchen Ehepartner sehr schnell mit Trennung, am häufigsten „de facto", jedoch nicht selten auch mit „de jure", d. h. mit Scheidung. Diese juristisch „bestätigten" oder „unbestätigten" Sexualpartner, die einander nicht zu verlieren wünschen, müssen über die energetische Vollwertigkeit des eigenen Biofeldes nachdenken. Mir scheint, dass man Antworten auf diese Frage in vieler Hinsicht im Kapitel „ Wie besiegt man einen Vampir" finden kann. Und dann, wenn die übrigen Bedingungen gleich sind (seelische, geistige, psychologische und intellektuelle Übereinstimmung), kann man Harmonie auch in den sexuellen Beziehungen erreichen. Dieses Problem ist bei weitem nicht einfach, aber, wie man sagt, „das Spiel lohnt die Kerzen". Auch eine solche „private" Frage, wie ein Orgasmus zu erreichen ist, wird in diesem Falle bedeutend einfacher gelöst werden. Übrigens denke ich, für den Leser

wird ein Material zu diesem Thema von Interesse sein, das in der Zeitung „Privatleben“ (Nr. 18, 1995) veröffentlicht worden ist.
„In der Suche nach dem Superorgasmus“, so nennt sich eine Reportage des amerikanischen Journalisten Bryan Preston aus der Schule der tantristischen Liebe im Staate Arizona, USA, dessen einzelne Fragmente ich für geeignet halte, dass sie meinem Leser nahegebracht werden: „Sex ist eine Kunst, sagen die Jünger des Tantra, ist eine Bewegung der Energie über den ganzen Körper und um ihn herum. Und wenn man lernt, sie zu lenken, kann man unwahrscheinliche Höhen der Lust erreichen sowie die sexuelle Energie für die geistige Vervollkommnung nutzen.
Die Geheimnisse des Tantra zählen mehr als viertausend Jahre. Die Menschen erfuhren zuerst aus Texten über sie, die in Form eines Dialogs zwischen dem Gott Shiva und der Göttin Shakti, die den männlichen und weiblichen Ausgangspunkt symbolisieren, aufgezeichnet worden waren. Tantra teilt die Hauptkonzeption des Yoga darin, dass der Mensch die Einheit eines groben Fleisches und einer energetischen (oder feinen) Substanz ist. Die Komponenten dieser Substanz, das sind Intuition, Emotionen, Freude und Schmerz, befinden sich in den sieben Chakren oder, mit anderen Worten, in den psychischen energetischen Zentren des Menschen. Im ersten Chakra, das in der Basis der Wirbelsäule liegt, ist Kundalini, die schöpferische Energie verborgen. Das zweite Chakra, im Bereich der Genitalien, enthält die psychische Energie der Sexualität. Die übrigen Chakren sind auch längs der Wirbelsäule angeordnet, aber höher als die beiden ersten. Und so fort bis zum letzten, das ein für die meisten nicht sichtbares Leuchten aussendet, das einen Nimbus über dem Kopf bildet.
Das Tantra befreit die Energie des Kundalini, das, an der Wirbelsäule emporsteigend, die Energie der Chakren weckt, und im Zusammenfließen mit ihr das Scheitelchakra erreicht, dabei den Menschen in einen Zustand geistiger Ekstase und Durchleuchtung versetzt, der als Nirwana bekannt ist... Nach Meinung der Anhänger der tantristischen Liebe ist der Klitoris der „Nordpol“ oder „äußere Pol“ der Achse des zweiten Chakras. Der „Südpol“ oder „innere Pol“ ist ein gewisser heiliger Punkt, der der Freundin höchste Wonnen schenkt. Wenn die Frau erregt wird, erklärte man uns (den Schülern in der Schule tantristischer Liebe, Igor Saveljev), muss man sie um die Erlaubnis bitten, in die heilige Stelle einzugehen (aus einem nicht zitierten Text folgt, dass die „heilige Stelle“ die Vagina ist). Wenn sie nein sagt, dann sollte man es bleiben lassen. Wenn ja, muss man vorsichtig den Ringfinger der rechten Hand in das wertvolle Tor einführen und dort eine gewisse Zeit verharren lassen.
Beginnen Sie den Ringfinger langsam zu bewegen, so als ob Sie die Frau zu sich winken. Auf diese Weise fühlen Sie die besondere Stelle gegenüber der hinteren Seite des Schambeins, das den übrigen unähnlich ist. Sie ist uneben wie der Gaumen im Mund oder eine angespannte Brustwarze und sehr zart. Irgendwo in diesen Falten finden Sie den heiligen Punkt. Ändern Sie die Bewegungsrichtung des Fingers, klopfen Sie sacht, vibrieren und drehen Sie ihn. Den heiligen Punkt zu finden ist bedeutend schwieriger als den Klitoris, dafür ist er aber viel empfindsamer als dieser. Vermeiden Sie nur eine für die Männer übliche Gewohnheit: Wenn sie spüren, dass die Frau sich kurz vor dem Orgasmus befindet, helfen sie ihr, schneller die höchste Lust zu erreichen. Überstürzen Sie nichts: Sie haben eine ganze Nacht vor sich.

Die besondere Aufmerksamkeit unserer Damen lenkte die Leiterin des Kurses auf die äußeren Felder des männlichen Sexualchakras, das im Bereich des Dammes liegt: zwischen Hodensack und Anus. Wenn die Frau mit der einen Hand mit dem Phallus spielt, führt sie den Finger der anderen in den Anus ein, bis sie den heiligen Punkt erreicht. Ja, Männer haben ihn auch! Und er befindet sich in der Gegend der Prostata. Die Frau beginnt diesen Punkt zu massieren, weckt dabei in Ihnen Gefühle, die mit dem gewöhnlichen männlichen Orgasmus jeglichen Vergleichs entbehren.
Frauen … bringen Sie dreimal zum Orgasmus. Jedes Mal müssen Sie die Ejakulation zurückhalten und versuchen, die Energie so zu lenken, dass sie in den ganzen Körper eindringt… Im Durchschnitt enthält ein Samenerguss so viele Nährstoffe, wie in zwei Beefsteaks, zehn Eiern, in einem halben Dutzend Apfelsinen und in ein paar Zitronen vorhanden sind. Man darf die Energie nicht verschwenden. Alle schauten mit Zweifel auf den Instrukteur. Er lachte los: „Denken Sie daran, im Durchschnitt dauert die Ejakulation 10 Sekunden. Wenn Sie dreimal in der Woche Sex haben, so dauert bei Ihnen der Orgasmus in der Summe über ein ganzes Jahr 26 Minuten. Und was sagen Sie, wenn ich Sie darin unterweise, den Orgasmus genauso lange bei einem Male zu halten?“ Dann zeigte er uns spezielle Atmungsübungen, mit deren Hilfe man eine unerwünschte Ejakulation verhindern kann. Sehr wichtig ist auch, regelmäßig die Muskulatur des Steißbeins zu trainieren. Ihre Stärkung erhöht die Kraft und Dauer der Erektion. Er empfahl, die Muskulatur, die die Harnentleerung, verzögert, zusammenzudrücken und zu entspannen, 200-mal am Tage, die Blase zu entleeren in drei kontrollierten Strahlen, jedes Mal mit einem Intervall von 5 Sekunden.“
Vielleicht finden sich Leser, die mich für das Zitieren von Abschnitten aus solch einem „pornographischen“ Artikel, der von „Verzerrungen“ in den Versuchen des Erreichens einer sexuellen Harmonie zwischen den entgegengesetzten Geschlechtern des vernunftbegabten Menschen berichtet, verurteilen. Offen gesagt, ich habe auch ziemlich gezweifelt, ob es sich lohnt, das zu tun. Dennoch habe ich es gewagt. Nicht deswegen habe ich mich dazu entschlossen, weil ich die Schulen, die der Schule der tantristischen Liebe ähnlich sind, für die einzigen hinsichtlich der Unterweisung zum Erreichen sexueller Bedürfnisse halte. Und nicht darum, weil ich einige von den in dem zitierten Artikel beschriebenen Verfahren zur Kategorie der ästhetisch vollkommenen, was ihre praktische Umsetzung angeht, rechne. Wer aber von denen, die ein erfülltes Geschlechtsleben führen, hat sich nicht seiner Hände in einem größeren oder geringeren Grade ihrer Emanzipation bedient? Sicherlich werden sich kaum viele Leser finden, die sich ohne Ekel zur „Anustherapie“ bei der Stimulierung der Vorsteherdrüse bekennen. Wenn aber eine solche „Therapie“ nur einem Teil von passiv Schwulen erlaubt, ihre sexuelle Orientierung zu übertünchen, so bin ich für eine solche „Therapie“. Und wenn das Umherirren der Männer bei der Suche des „heiligen Punktes“ bei den Frauen möglich macht, maximale sexuelle Befriedigung zu erreichen und ihre Bande festigen, so wird das schwerlich einer dieser „Schatzsucher“ verurteilen. Umso mehr, als hinter dem Rücken der sexuellen Unzufriedenheit zerbrochene Familien und Vaterlosigkeit, nervlicher und psychischer Stress hervortreten, und die Folgen von all dem sind bei weitem nicht erfreulich und Hoffnung machend, ganz zu schweigen von anderen Belastungen, die man mit dem einen Wort „Katastro-

phe“ ausdrücken kann. Mögen die umherwandernden Hände besser sein als die suchenden und die – wer weiß schon wo und mit wem - Unzucht treibenden Individuen der männlichen und weiblichen Gattung auf der Flucht vor der eigenen Einsamkeit, dazu noch in dem bei weitem nicht ungefährlichen Labyrinth menschlicher Beziehungen. Für einen Menschen, der vollkommen und bewusst seine eigene Bioenergetik beherrscht, vereinfacht sich das Problem der Lösung seiner sexuellen Beziehungen mit Menschen des anderen Geschlechts bedeutend.

Wir sprachen schon davon, dass alles Sein in der Natur vibriert, wobei die „lebendigeren“ und komplizierteren biologischen Organismen und Tiere in ihrer Gesellschaft einen zählebigeren, größeren Frequenzbereich solcher Vibrationen haben. Am größten ist der Frequenzbereich der Vibrationen des nach dem Bilde Gottes geschaffenen Menschen. Darüber wird ausführlich im Kapitel „Die bioenergetische Natur des Vampirismus und das Karma“ zu sprechen sein. Eigene Vibrationen haben auch das Gefühl der Liebe und die sexuellen Beziehungen zwischen den Geschlechtern. Wenn ähnliche Vibrationen des einen Menschen entsprechende Vibrationen in einem anderen Menschen hervorrufen, so wird zwischen ihnen eine Vibrationsverbindung hergestellt, deren Glieder zwei Subjekte sind – Er und Sie. Dabei übersteigen die Vibrationskraft und entsprechend die Intensität eines solchen Systems „Er – Sie“ bedeutend die Kraft der Vibration einer jeden ihrer Komponenten sowohl im Einzelnen als auch in ihrer Gesamtheit, da in der Natur bei einer Vereinigung beliebiger Kräfte nicht das Gesetz der Addition, sondern das Gesetz der Multiplikation der Kräfte wirkt, dem zufolge bei einer Vereinigung der Vibrationen zweier oder mehrer Subjekte die Gesamtintensität der Vibrationen bedeutend die arithmetische Summe ihrer Komponenten übersteigt. Wer es nicht glaubt, kann das selbst nachprüfen. Und eine solche Nachprüfung anhand von Beispielen, die einen direkten Bezug zum Thema unseres Gesprächs haben, ist sehr einfach. Wer von meinen Lesern möchte denn nicht lieben? Sagen Sie nicht vor – ich sehe und fühle, dass es nur eine Minderheit ist, eine bedeutende Minderheit, die ein solches Gefühl nicht erleben möchte, eine Minderheit, die in ihrer Gesamtheit der großen Anzahl meiner Anhänger nicht gewachsen ist. Und wer von meinen Anhängern, der lieben möchte, versteht denn auch zu lieben? Ich sehe schon, dass die Zahl derjenigen, die möchten, die Zahl derjenigen, die können, bei weitem übersteigt. Und wer von meinen Lesern wünscht geliebt zu werden? Natürlich ist das die absolute Mehrheit, die sogar die Anzahl derjenigen übersteigt, die selbst lieben möchte. Wem sich nicht erschließt, woher ein solcher Unterschied zwischen denen, die lieben möchten, und denen, die geliebt werden möchten, kommt, dem sage ich Folgendes: Ein solcher Unterschied kommt nach meiner Auffassung vor allem wegen der Helden dieses Buches, der energetischen Vampire zum Tragen, die bewusst oder im Unterbewusstsein von anderen bedeutend mehr nehmen, als sie ihnen selbst zu geben bereit sind. Ja, leider ist die Zahl derjenigen, die lieben möchten, geringer als die Zahl derer, die aus welchen Gründen auch immer geliebt werden wollen. Und unabhängig davon, ob solche Menschen früher „geblüht“ haben oder nicht, lassen wir die „abgenagten Knochen“ ihrer „Liebe“ mit dem traurigen Ende eines bereits oben zitierten Gedichts von Jessenin zurück:

Und so welken auch wir dahin
Und hören auf zu toben, als Gäste des Gartens ...
Denn mitten im Winter gibt es keine Blumen,
Um sie zu trauern ist nicht nötig.

Lassen wir sie, wir bemitleiden sie mit den Worten desselben Dichters: „Nichts ist übrig geblieben – nur gelbe Fäulnis und Nässe". Und mögen sie mit ihrer „Nässe" und Fahlheit bleiben.

Nun, hat Ihnen die Perspektive der Fäulnis, der Feuchtigkeit und abgenagten Knochen gefallen, meine Herren Vampire, die Sie wehmütig etwas beklagen in der Art wie „du liebst mich nicht, bedauerst mich nicht"? Ich bin überzeugt, dass Sie nicht alle darüber erfreut sind. Vielleicht, meine Herren Vampire, müssen Sie dennoch ihre „abgenagten Knochen" zurücklassen? Ich bin einverstanden, dass Sie sich uns anschließen, denn, wie Wyssotzkij sagte:

Wenn ein Freund unerwartet
Weder Freund noch Feind ist, sondern ...
Wenn du nicht gleich begreifst,
Ob er gut ist oder schlecht, -

Schlepp den Burschen in die Berge – Riskiere es! –
Lass' ihn nicht allein:
Wenn ihr beide auf euch allein gestellt seid,–
Begreifst du, was für einer er ist.

Und denkt daran, wenn ihr euch uns angeschlossen habt, dass der Weg, den wir gemeinsam zurücklegen wollen, nicht leicht sein wird, denn:

Hier gibt es keine glatten Wege, das Klima ist hier anders –
Lawinen gehen ab – eine nach der andern,
Und Steinschlag folgt auf Steinschlag, -
Man kann auch abbiegen, dem Steilhang ausweichen, -
Wir aber wählen den schwierigen Weg,
Den gefährlichen, den Kriegspfad.

Wer hier nicht weilte, hat es nicht riskiert –
Der hat sich selbst noch nicht auf die Probe gestellt,
Mag er auch unten die Sterne vom Himmel geholt haben:
Unten findest du – wie du dich auch recken und strecken magst –
In deinem ganzen glücklichen Leben
Nicht den zehnten Teil solcher Schönheiten und Wunder.

Keine blutroten Rosen und Trauerbänder,
Ist nicht dieser Stein
Nicht ähnlich einem Monument,
Das dir Ruhe schenkte, -
Wie Ewiges Feuer erstrahlt am Tage
Mit ihrem smaragdgrünen Eis die Höhe –
Die du nicht bezwingen kannst.

Und mag man auch sagen, ja, man mag sagen,
Aber nein, niemand stirbt umsonst!
So ist es besser – als vom Wodka oder von Erkältung.
Andere werden kommen, tauschen Gemütlichkeit
Gegen Risiko und unvergleichliche Mühen, -
Legen den von dir nicht bewältigten Weg zurück.

Steile Wände ... Gähne doch nicht!
Auf einen Erfolg hoffe nicht –
In den Bergen kann man sich auf Stein, Eis und Fels
Nicht verlassen, -
Verlassen können wir uns nur auf die Kraft unserer Hände,
Auf die Hände des Freundes und den eingeschlagenen Haken –
Und wir beten, damit die Angst uns nicht an der Nase herumführt.

Wir hauen Stufen in den Stein ... Keinen Schritt zurück!
Und die Knie zittern vor Anstrengung,
Und das Herz will aus der Brust die Höhe hinaufspringen,
Die ganze Welt auf der Handfläche – du bist glücklich und stumm,
Und nur ein bisschen neidisch bist du auf jene,
Auf andere, die die Höhe noch vor sich haben.

W. Wyssotzkij

Nun, lieber Leser, blitzt auch für dich die Höhe mit ihrem smaragdgrünen Eis, die du nicht bezwungen hast? Vorerst hast du sie nicht bezwungen. Und wenn du bereit bist zur Eroberung deiner blitzenden Höhe und dein Herz bereit ist, „aus der Brust die Höhe hinaufzuspringen“, dann bewegen wir uns gemeinsam zu dieser Höhe, denn:

Hinter unserem Rücken
bleiben
Wasserfall und Steinschlag
zurück,
Steilhänge, -
mag er auch ohne Belang sein,
mag er auch
unbemerkt bleiben
der Aufflug!

Denn:

Ich möchte glauben,
dass unsere
grobe
Arbeit
Ihnen die Möglichkeit schenkt,
kostenlos
den Sonnenaufgang
zu sehen.

W. Wyssotzkij

Ja, ja, ich habe an dich geglaubt, mein Leser, und deshalb glaube ich in nicht geringerem Maße, dass nicht vorn, sondern eben „hinter uns Steinschlag und Steilhänge zurückbleiben“, und unser Aufflug wird nicht ungesehen bleiben. Unser gemeinsamer Aufflug wird nicht nur offenbar, sondern auch real sein. Und für den Anfang lösen wir uns vom gegenwärtigen Text und machen uns mit dem Kapitel „Die bioenergetische Natur des Vampirismus und das Karma“ bekannt.

Nun, mein geduldiger und wissbegieriger Freund, hast du verstanden, worum es in diesem Kapitel geht? Sehr gut! Und nun gehen wir zum nächsten Kapitel „Wie bezwingt man einen Vampir“.

Und jetzt, lieber Leser, antworte, ob du in dir einen Vampir besiegt hast? Natürlich, ja. Ja, seit Beginn unserer Bekanntschaft bin ich überzeugt, dass es gerade auf diese Weise geschehen wird. Und in meinen Worten findet sich nicht der Anflug eines Scherzes, weil ich aus Erfahrung weiß, dass ich es mit sehr wissbegierigen und sehr verständigen, mit den fähigsten und den bei der Erreichung ihrer Ziele hartnäckigsten Lesern zu tun habe. Und ich danke Dem, der über uns steht, dafür, dass Er so gnädig zu mir ist und mir solche Leser schenkt.

Ich verneige mich vor Dir, Höchste Vernunft.
Ich verneige mich vor Dir, Gott.
Ich bin Dein Sklave.
Ruhm Dir, Herr, Ruhm Dir.

Und so sind wir schließlich gemeinsam, lieber Leser, bei der abschließenden Etappe angekommen, und nach deren Überwindung erreichen wir jene Höhe, die auch das Ziel dieses Kapitels ist. Und wenn wir imstande sind, eben diesen Gipfel zu nehmen, verspüren wir nicht nur einen Zustand der Seligkeit und Freude, sondern wir werden auch prinzipiell unser ganzes künftiges Leben verändern, weil der Name dieses Gipfels Liebe ist.

Machen wir uns bereit!... Übrigens, was sollen Sie sich vorbereiten, wenn Sie in sich bereits einen Vampir bezwungen haben, einen energetischen Vampir, einen karmischen Vampir, denn das, was Sie für die Wiederherstellung des eigenen Biofeldes und die Reinigung des eigenen Karmas getan haben, erhob Sie auf ein neues Niveau Ihrer Bioenergetik, auf dem Probleme, die früher mit großer Mühe gelöst wurden, wie von selbst verschwinden, wie auf einen Wink mit dem Zauberstab, von dessen Existenz wir seit früher Kindheit wissen. Wir haben insgesamt drei solcher Zauberstäbe. Der „erste Zauberstab“ sind unsere Gedanken, der zweite unsere Augen, der dritte unsere Hände. Das sind unsere drei wichtigen „Zauberstäbe“. In Wirklichkeit haben wir davon noch mehr. Wie viele? Es ist unmöglich, sie zu zählen, weil bei einem energetisch starken und von allen möglichen negativen Einsprenglingen gereinigten Menschen alle Organe und Zellen, die Licht und Wärme abstrahlen, solche „Zauberstäbe“ sind. Und ohne auch nur im Geringsten die Bedeutung jeder Komponente dieser Vielzahl zu schmälern, versuchen wir das in die Überschrift eingetragene Problem mittels aller drei oben genannten Instrumente, d. h. der Gedanken, der Augen und Hände, zu lösen.

Aber ein „Zauberstab“ mit dem Namen Gedanke ist nicht nur ein Gedanke, sondern ein energetisch aufgeladener Gedanke.

Richten Sie Ihren Gedanken auf die Liebe, die abstrakte Liebe. Sie lieben alles, was auf unserer Erde existiert, die auf ihr lebenden Menschen, die Tiere, die Natur. Sie lieben auch all das, was im Kosmos existiert, in dem ich mit Ihnen lebe, indem wir uns auf der Erde befinden und gemeinsam mit ihr bewegen. Sie lieben die Sonne, die Sterne, den Mond, die Wolken... Und natürlich lieben Sie die Höchste Vernunft, Gott, der alles auf der Erde und im All Existierende geschaffen hat. In Ihnen befindet sich Liebe, die Sie als Teil des Weltalls nicht nur aus ihm schöpfen, sondern ihm auch zurückgeben. Ich weiß nicht, wie es anderen ergeht, aber mir ist in höchstem Maße das Glück zuteil geworden, mit zwei Menschen Umgang zu haben, bei denen die abstrakte Liebe zu allem Existierenden alle anderen Gefühle übertrifft. Ich werde dem Leser nicht mitteilen, in welchen Verhältnissen ich mich mit ihnen befinde oder befand, aber anstelle dessen werde ich nur zwei Gebete vortragen:

Rette, Herr, und erbarme Dich Deines Sklaven Wassilij (Adrians Sohn) und aller rechtgläubiger Christen und vergib ihnen alle Sünden, die absichtlich und unabsichtlich begangenen, und schenke ihnen Gesundheit, seelische und körperliche.

Gib Frieden, Herr, die Seele Deiner verstorbenen Sklavin Jewdokija (des Jegors Tochter) und allen rechtgläubigen Christen, und vergib ihnen alle Sünden, die absichtlich und unabsichtlich begangenen, und schenke ihnen das Himmelreich.

Gottes Sklavin Jewdokija Jegorowna, die im Jahre 1975 im Alter von 97 Jahren gestorben war, war ein nach ihren Überzeugungen und Handlungen tief gläubiger Mensch.

Ihr Sohn, Gottes Sklave Wassili Andrianowitsch, hält sich nicht für gläubig, seinen Ansichten und Handlungen nach zähle ich ihn aber zu der Zahl derjenigen, die nicht mit Worten, sondern in der Tat Gott in ihren Herzen und Seelen tragen. Und über alle Jahrhunderte hinweg sind das die Menschen, auf denen die Russische Erde und der Russische Geist ruhten und ruhen werden. Dabei muss man unbedingt an unseren großen Landsmann, Gottes Sklaven, Alexander Sergejewitsch Puschkin denken: „Hier ist der russische Geist, nach Russland riecht es hier.“

Gib Frieden, Herr, der Seele Deines verstorbenen Sklaven Alexander (Sergejs Sohn) und allen rechtgläubigen Christen, und vergib ihnen alle Sünden, die absichtlich und unabsichtlich begangenen, und schenke ihnen das Himmelreich.

Leider kann ich mich nicht in die Zahl derer einreihen, die da sagen, wenn sie noch einmal ihr Leben von Anfang an leben müssten, so würden sie es genauso leben, d. h. nach ihrer Auffassung würden sie das tun, was sie früher getan haben. Von Herzen beglückwünsche ich solche Leute, die von Anfang an mit ihrem Leben selbstzufrieden sind, denn ich, müsste ich noch einmal diesen Weg zurücklegen, den ich seit meiner Geburt durchschritten habe, würde mich bemühen, vieles anders zu machen als früher, indem ich mir sowohl das Karma der eigenen Bosheit als auch der eigenen Dummheit erarbeiten würde. Und deshalb bitte ich heute, wenn in zehn Minuten der erste Tag des Jahres 1997 zu Ende geht, wiederum:

Engel des Christi, mein heiliger Beschützer und Schutzpatron meiner Seele und meines Leibes, vergib mir, wenn ich gesündigt habe bis zum heutigen Tage, erlöse mich von allen Lügen des Feindes, weil ich meinen Gott mit Sünden nicht erzürnen will; und bete für mich, dem sündigen und unwürdigen Knecht, damit ich des Segens und der Barmherzigkeit der Allmächtigen Dreifaltigkeit und der Mutter des Herrn, meines Jesus Christus und aller Heiligen würdig werde. Amen.

Wir sind von Liebe erfüllt. Natürlich, nicht jedem und nicht sofort gelingt es, sich in einen Menschen umzuwandeln, dessen Gefühle gerade einen solchen Zustand durchleben. Aber da ist nichts zu machen, wenn wir bewusst und ernsthaft beschlossen haben, an uns auszuprobieren, was echte Liebe bedeutet, echte, die uns das All unter der Schirmherrschaft Gottes gibt, aber nicht jene, die böse ist, wenn du dieselbe Berühmtheit aus der bekannten Redensart lieb gewinnst. Diese „Liebe des Bösen" kommt eben nicht von Gott, sondern von dem, dem die Personen des Sprichwortes ähneln. Diese Redensart aber mit ihren Personen und die ihr ähnelnden Vorworte können uns bei unserem Fall in die Umarmungen der gehörnten Helden der Volksmärchen nicht beruhigen und trösten. Ist es nun so, dass wir keinen anderen Weg haben? Es bleibt nur der einzige Weg, den uns die Liebe führen muss, die sich in jeden von uns von unserem persönlichen Stern herablässt, an den wir uns mit den Worten der bekannten Romanze des Komponisten P. Bulachow und des Dichters W. Tschujewskij wenden: „Leuchte, mein Stern, leuchte". Wir wiederholen diese Worte immer wieder bis zu dem Zeitpunkt, da wir mit unserem inneren Auge sehen, wie hoch im Himmel gerade unser Stern aufblitzt, der auf unseren Ruf reagiert hat und mit einer solchen Kraft erstrahlt ist, dass es unmöglich ist, ihn nicht zu sehen. Schauen Sie nur, mit welch klarem und warmem Licht Ihnen Ihr Stern antwortet. Jetzt wissen Sie, dass Ihr persönlicher Stern, unter dem Sie geboren sind, existiert, unabhängig davon, aus welchem Sternensystem er stammt. Lieben Sie Ihren Stern, und dann wird er Ihnen auch mit noch größerer Gegenliebe antworten. Und jetzt sehen Sie, dass Sie nicht Recht hatten, als sie glaubten, dass Sie niemand liebt und es Ihnen nicht gelungen ist, sich in jemanden zu verlieben. Jetzt wissen Sie, dass Ihre und Ihres Sternes Liebe keine abstrakte Liebe mehr ist – Sie werden selbst geliebt und Sie liebt Ihr wirklicher Schatz, der immer bei Ihnen war und bleiben wird. Aus welchem Sternensystem dieser Stern aber ist, wissen Sie selbst – alles hängt von Ihrem Geburtsdatum ab. Und stellen Sie sich vor, dass Sie im Zeichen der Jungfrau geboren wurden, und hier auf der Erde haben Sie sich verlobt und sich (gegenseitig) in einen Menschen verliebt, der im Sternzeichen des Skorpions geboren ist. Können Sie sich das vorstellen? Und welcher Schluss folgt daraus? Sie haben völlig Recht – über Ihrem Familienbund wachen bereits zwei Sterne. Aber sind das Sterne nach der Geburtslinie von zwei Seiten? Und die Sterne Ihrer geliebten und Sie liebenden Kinder? Und Großmutter, Großvater, Urgroßmutter und Urgroßvater? Und Ihre wahren Freunde? Und Ihre geliebten Tiere? Stellen Sie sich vor, wie viele Sterne Ihrer Lieben und Freunde über Sie wachen und Ihre Verbündeten sind, wenn Sie lieben und geliebt werden! Nein, jetzt sind sie kein Vampir. Jetzt glänzen Sie selbst und haben Ausstrahlung. Ihr Leuchten erwärmt andere und erhellt ihnen den Weg zum Glück. Mein teurer und lieber Leser, du bist schon nicht mehr derselbe, der du einmal früher gewesen bist. Ich will nicht alles Gesagte

wiederholen, aber du weißt schon selbst, was du nur durch das „Entzünden" deiner Gedanken gelernt hast und dass du die Sterne zum Entflammen gebracht hast. Ich weiß, dass du, mein Leser, ein sehr guter Mensch bist. So gib deine Güte an andere weiter, lehre ihn, das zu tun, was du selbst schon kannst. Entwickle deine Gedanken, die mit gewaltiger Energie angefüllt sind, mit Liebe und Licht.
Und jetzt werden wir trainieren, unseren „nächsten Zauberstab" zu benutzen, den wir bereits als Augen bezeichneten. Diejenigen, die ihren Gedanken bereits als Werkzeug der Liebe benutzt haben, wissen, dass wir die Augen schon unbeabsichtigt einbezogen haben – nicht nur mit unserem inneren Auge, sondern tatsächlich konnte jeder von uns seinen Stern sehen. Und nun stellen wir plötzlich fest, dass unser himmlischer Stern unsere Augen schon auf ein konkretes irdisches Objekt richtet, dessen Stern seinerseits dieses Objekt veranlasst, auf uns zu blicken. Und was für ein Wunder! Unsere Augen begegnen den Augen eines Menschen des anderen Geschlechts. Sehen Sie, was für ein Leuchten, das auf Sie gerichtet ist, von den Augen dessen ausgeht, dem Sie gleichsam unerwartet, wie zufällig begegnet sind? Sie kommen nicht umhin, das zu fühlen, weil das Leuchten aus den Ihre Aufmerksamkeit anziehenden Augen wie ein Signal nur die drei Worte wiederholen: „Ich liebe Sie, ich liebe Sie, ich liebe Sie…" Wissen Sie, warum diese Augen gerade Ihnen solche Worte sagen? Haben Sie es erraten? Ich wusste schon, dass Sie nicht raten mussten, weil Ihre Augen und die Augen des Absenders dieser Worte von den Sternen dazu bewegt wurden, sich zu begegnen. Und das, woran Sie denken, sagt man demjenigen, der auf Sie schaut, und auf wen schauen Sie? Auch hier zeigen Sie sich recht verständig - Ihre Augen sagen dasselbe, was die Augen des Objektes Ihrer Aufmerksamkeit sagen, Sie strahlen dieselben drei Worte aus: „Ich liebe Sie." Wenn das nun aber ein Irrtum ist? Wenn Ihre Augen und die Augen dieses Menschen sich nun geirrt haben oder einfach nicht die Wahrheit sagen? Nein, das ist kein Irrtum. Ein Irrtum mag bei Menschen, die sich zufällig treffen, bestehen, Ihre Augen aber trafen sich und ließen Sie einander in die Umarmung auf „Wunsch" der Sterne sinken, unter denen Sie geboren wurden. Auf Wunsch der Sterne, die ihre Wünsche durch Sie materialisiert haben. Fühlen Sie, wie Sie nach diesen Worten erleichtert aufatmen? Nein, es ist nicht nur Ihr Aufatmen – zusammen mit Ihnen atmen auch Ihre Sterne auf, und ihr Leuchten erstrahlt noch heller. Ihr Stern, unter denen jeder von Ihnen geboren wurde. Sterne, die Sie gemeinsam mit Ihren Engeln beschützen, die auf Sie aufpassen und Sie führen. Damit ihre Hilfe so wirksam wie möglich wird, müssen wir nicht mehr viel tun, als nur nach den Geboten Gottes zu leben, nicht aus Furcht, sondern für unser Gewissen, mit jenen kommunizieren und jene sehen, die die Hand über uns halten. Lieben Sie, wenn Sie wollen, dass man Sie liebt. Das gegenseitige Auflegen der Vibrationen der Liebe stärkt die Liebe, in der jede der „Seiten" sowohl die Liebe erweckt als auch genießt. Die Schlussfolgerung daraus ist offenkundig – willst du etwas bekommen, dann tu das Gleiche.
Interessant, wird der eine oder andere Leser denken, wie aber ist es, wenn nicht alles von vorn beginnt, wenn es bereits ein Liebespaar gibt? Die Antwort ist dieselbe: Schaffen Sie sich weiterhin mit Entschlossenheit gemeinsam Ihre gegenseitige Liebe, ohne auf die Mitwirkung anderer zu warten, überlassen Sie die Initiative nicht ande-

ren. Wenn es Ihnen aber an einem eigenen Rezept des Handelns mangelt, so hoffe ich, werden unsere zwei „Zauberstäbe", die Augen und der Gedanke, zum Nutzen gereichen.
Jetzt zum dritten „Zauberstab" mit dem Namen Hände. Lassen Sie uns selbständig ein „Rezept" für die Nutzung unserer Hände in der Liebe finden, vielleicht auch beim Sex. Ich rufe Sie auf, geehrter Leser, im Vorbeigehen nicht jene zu verurteilen, die ihre Hände gebrauchen, wie ich das in dem einige Seiten zurückliegenden Material über die amerikanische tantristische Liebe beschrieben habe. Bereits früher habe ich meinen Standpunkt zur „Technologie" dieser Schule dargelegt. Unsere Technologie der Benutzung der Hände in der Liebe und im Sex unterscheidet sich ein bisschen, sie ist, meiner Ansicht nach, nicht nur bedeutend einfacher, sondern auch viel effektiver, weil durch unsere Hände auch unsere Gedanken und unsere Augen arbeiten, so als würden wir bei der Arbeit der Augen Gedanken verwenden, als würden wir die Arbeit der Augen zur Arbeit des Gedankens vervielfältigen.
Sie kennen bereits, meine Leser, die Bioenergieanatomie des Menschen, die kennen die Lage und Funktion der energetischen Chakren. Das ist alles. Und jetzt machen Sie mit Hilfe der Hände, der Augen und Gedanken, was Sie wollen. Stellen Sie sich beispielsweise neben den Menschen, den Sie lieben, legen Sie Ihre rechte Hand auf das Chakra Anahata von der Brustseite her, die linke auf dasselbe Chakra von der Seite der Wirbelsäule her auch in Gedanken, zusätzlich schicken Sie mit den Augen Ihre Energie der Liebe. Sie sehen, wie die Anspannung von Ihrem geliebten Menschen abfällt, wie seine Augen leuchten, wie sein Körper entkrampft und wie von ihm (oder von ihr) Wärme ausgeht. Sehen Sie und fühlen Sie es? Davon wird auch Ihr Gefühl der Liebe gestärkt, und dieses verstärkte Gefühl teilt sich auch Ihrem Geliebten (oder Ihrer Geliebten) in vervielfachter Stärke mit, und im selben Grade kehrt dieses verstärkte Gefühl von ihm (ihr) zu Ihnen zurück. Es ist wie auf einer Schaukel, das Schaukeln Ihrer gegenseitigen Gefühle – „zwei auf einer Schaukel". Und wenn Sie diesen Menschen auch in sexueller Hinsicht lieben, so werden Sie an sich selbst, sowohl er als auch sie, fühlen, was das heißt. Und das, was Sie aus dem Artikel über die tantristische Schule der Liebe erfahren haben, können Sie ebenfalls nutzen, gedanklich dabei Energie in das von unten zweite Chakra, das Svadhistana, sowie in den Bereich der Genitalien, aussendend, dabei auch in jene Punkte der „unteren Etage" des Mannes und der Frau, die Sie kennen. Die Hauptsache dabei ist, dass ihre Gedanken und Ihre Augen Ihre Energie dorthin richten, wo es notwendig ist. Ihre Hände brauchen Sie dabei nicht unbedingt auf dem Objekt der Aufmerksamkeit Ihrer Gedanken zu halten. Bei allem anderen finden Sie sich selbst zurecht, und als Antwort erhalten Sie das, was Sie selbst geben, denn „die Hand des Gebenden verkümmert nicht".
Und noch eine kleine Information, die nützlich sein kann. In der Wochenzeitschrift „Argumente und Fakten" (Nr. 48, 1995) ist unter der Rubrik „Ernährung und Sex" von Lebensmitteln die Rede, die die Manneskraft stärken.
Eine gebackene Kartoffel enthält eine Masse von Mineralstoffen und Eiweißen, die vom Organismus leicht aufgenommen werden und viel Energie zur Unterstützung der Kräfte bei der „schweren Mannesarbeit" spenden. Als Heimat dieses Rezepts gilt

Russland. Die Ukrainer meinen, dass Tomaten die Manneskraft erhöhen. Die südlichen Völker schreiben die sexuellen Eigenschaften verschiedenen Gemüsearten und Kräutern zu, darunter auch dem allseits bekannten Koriander. Im Osten erhöht man die Potenz mit einem Gemisch Lavendel, Granat und Zimt. Gut empfohlen hat sich auch kuhwarme Milch, die mit Walnüssen eingenommen wird.
In Frankreich gelten Schnecken als *das* potenzstimulierende Lebensmittel, ebenfalls Sellerie, besonders Wurzelsellerie. Ebenso gehört Schokolade zu den stärksten „Sexuallebensmitteln".
In dieser Ausgabe der genannten Zeitschrift heißt es, dass - einer Version zufolge – das Geheimnis des langen Lebens von Mao Tse-tung darin bestanden haben soll, dass er sein ganzes Leben lang in großer Menge roten scharfen Pfeffer kaute, der einen Schuss Rüstigkeit verleiht, die Potenz erhöht und, was noch wichtiger ist, die Herzkranzgefäße erweitert und dabei den Herzmuskel besser versorgt.

Vampire und Heiler

Julia L. ist von ihrem Mann verlassen worden. Er war ein guter Ehemann, ein besorgter, außerdem hat er noch gut verdient. Gemeinsam haben sie mehr als 5 Jahre gelebt, ein Sohn wurde geboren. Und plötzlich so ein Schicksalsschlag. Ein Jahr, bevor der Mann weggelaufen war, brachte sie ihn zu mir, er war sehr mager. Gleich nach der Hochzeit fing er an abzunehmen und „brachte" sein Gewicht auf 50 Kilogramm. Und das bei einer Körpergröße von 180 Zentimetern. Nach drei Behandlungsterminen nahm der junge Mann in anderthalb Monaten sechzehn Kilogramm zu, er wurde fröhlich … und lief weg. Beim Abschied sagte er, dass Julia ein kleiner Vampir ist. Und Julia kam zu mir und bat um Hilfe. Ich habe sie sehr verstimmt, denn ich war einer Meinung mit ihrem Mann. Nach einer Viertelstunde trennten wir uns und sahen uns erst nach zwei Monaten wieder. Sie machte einen zufriedenen Eindruck, strahlte vor eigener Wärme und war von sich selbst überzeugt und von ihrem Einfluss auf das schwache männliche Geschlecht. Von ihrem Vampirismus ist nicht die Spur übriggeblieben. Sie war damals fünfundzwanzig Jahre alt, aber niemals zuvor (weder mit achtzehn noch mit zwanzig) erfreute sie sich eines solchen überwältigen Erfolges bei den Männern wie jetzt. Einfach gesagt, sie war eine „Sex-Bombe". „Des Rätsels Lösung war einfach" – in einer unserer vorausgegangenen Begegnungen führte ich eine Manipulierung zur Korrektur ihrer Energetik durch und gab ihr einzelne Übungen auf, die in diesem Buch im Abschnitt „Wie soll man einen Vampir besiegen" angeführt sind. An ihr blieb fast jeder Mann kleben. Von ihr ging eine solche energetische Anziehung aus, dass die modernen „Sex-Ritter" es für ein Glück hielten, mit der „Dame des Herzen" zu verkehren. Und Julia verkehrte. Sie verkehrte so viel, wie es ihre Zeit erlaubte, die frei von Mutterpflichten und anderen Pflichten war.
Drei Jahre zuvor hatte sie sich an mich ebenfalls wegen der eigenen Frigidität gewandt. Und, wie sich herausstellte, es hat ihr geholfen, in beiden Fällen. Woher kommt diese Metamorphose? Erst hatte sie niemanden, dann verließ sie der eigene Mann, und jetzt… Und jetzt – „Stapel" von besiegten Körpern und gezügelter, heiß

ersehnter Wünsche. Und in jedem dieser Körper die eigene Seele und das eigene Herz. Was die Herzen anbelangt, denke ich, dass man sie nicht anrühren sollte. Die Herzen haben damit nichts zu tun, weil unsere energetisch „blutentleerten" modernen Männer sich zum „Licht im dunklen Zarenreich" hingezogen fühlen, im Unterbewusstsein spürend, dass Julia sehr viel geben kann. Und Julia gab. Sie gab das Vergnügen, und die Zufriedenheit kam nicht nur aus Vergnügen, sondern auch wegen des Zustroms neuer Kräfte. Julia gab und war glücklich darüber, dass sie geben konnte. Was für eine Metamorphose! Völlig im Gegensatz zu der, die in dem bekannten Lied des berühmten Igor Talkow besungen wird:

Sich zu ändern ist nicht schwer,
Nur darin besteht das Pech:
Ändern kann man die Klappe,
Die Seele aber niemals.
Metamorphose...
Metamorphose...

In Bezug auf Julias „Klappe" kann ich mit Überzeugung sagen, dass sich hierbei nichts geändert hat. In Bezug auf den Körper dasselbe. In Bezug auf die Seele meiner Heldin möchte ich mich einer Meinungsäußerung enthalten, weil es nicht meine Sache ist, in andere Seelen einzudringen. Da aber die Volksweisheit uns versichert, dass eine „fremde Seele die Dunkelheit ist", so folge ich ihr nicht nur selbst, sondern rate auch anderen eindringlich, vor allem die eigene Seele zu analysieren und nicht in das „Dunkle" hineinzukriechen.

Zur Moral dieser Geschichte möchte ich mich auch nicht äußern, beziehe mich auf die Meinung unseres Zeitgenossen, den ich bereits zitiert habe. Und darum nochmals Igor Talkow:

Vielleicht ist es normal,
Vielleicht muss es auch sein:
Alles, was amoralisch war ,
Wurde nicht amoralisch.

Das Wesen der Metamorphose besteht schließlich in der Verwandlung meiner Heldin von einem Vampir in einen Spender. Auch solches ist möglich. Julia L. ist in meiner Praxis nicht das einzige Beispiel für solche Verwandlungen. Größtenteils sind sie geschwätzig, aufdringlich, und sie lassen sich gern behandeln. Kommt ein solcher Vampir zur ersten Sprechstunde mit Magenbeschwerden, so bittet er in der folgenden Sprechstunde, die Halsschmerzen zu behandeln, danach die Kreuzschmerzen, dann den Hals usw. Jedes Mal denkt sich ein Vampir immer wieder neue Wehwehchen aus, nur um sich nicht vom Heiler trennen zu müssen, nur um sich an der Bioenergie zu laben, von der er nicht genug bekommt. Ein Vampir ist immer und überall ein Vampir.

Vor mehr als vier Jahren kam zu mir in die Sprechstunde Galina Petrowna M. aus Stschelkowo im Moskauer Gebiet. Zuvor hat sie sich ein ganzes Jahr von der Heilerin Larissa Walentinowna W. behandeln lassen. Galina Petrowna klagte darüber, dass ihre Nieren „verrückt spielen". Als sich die Nieren im Verlaufe der Behandlung beruhigt hatten, begann die Ferse „verrückt zu spielen“, danach alles nacheinander. Als ich ihr erklärte, dass das Limit der Behandlungsprozeduren erschöpft sei, zerquetschte sie eine Träne und begann auf mich einzureden, damit ich die Sprechstunden weiterführe, wenn auch nicht so oft, wenigstens einmal pro Woche. Mit großer Mühe gelang es mir, mich von ihr „loszureißen“, indem ich eine List gebrauchte und sie zu dem ganz jungen Heiler Oleg K. schickte.

Ich denke an Galina Petrowna mit Wohlwollen. Sie ist ein vornehmer, aufmerksamer und einfacher Mensch. Sie mit Energie zu versorgen fiel mir nicht schwer, aber ich konnte nicht zulassen, dass ihr Leben und ihre Gesundheit von einem anderen Menschen abhängig gemacht wurden. Zu Oleg K. habe ich sie geschickt, weil ich wusste, dass er selbst ein Vampir ist, und darum war ich überzeugt, dass sie schnell an ihm das Interesse verliert.

Ich bin in meiner Heilpraxis zu der Überzeugung gelangt, dass der Umgang mit Vampiren nichts Unangenehmes bringt, höchstens mir. In der Regel sind sie zartfühlend und wohlwollend, aber sehr aufdringlich. Und überhaupt bringt die bioenergetische Behandlung den Patienten, unabhängig von Geschlecht und Alter, viel Freude. Aber man darf solche Menschen aus völlig verständlichen Gründen zum Vampirismus nicht ermutigen, besonders Kinder, wenn sie im Wachstum begriffen sind und ihr Organismus sich noch entwickelt.

Vampire ALS Heiler

Ja, lieber Leser, ich habe mich ganz und gar nicht versprochen. Unter den Heilern gedeihen auch Vampire, zwar in geringerem Maße als unter Menschen anderer Berufe. Unter Vampirismus leiden auch viele weltbekannte Heiler. Völlig natürlich ist die Frage: Wie können sie anderen helfen, wenn sie selbst nicht über ausreichende Bioenergie verfügen? Ich möchte auf dem Problem der bioenergetischen Heilung nicht verweilen, weil ich meine Meinung zu dieser Frage bereits früher geäußert habe, besonders im Buch „Die bioenergetische Heilung oder Wunderheilung ohne Mystik“. Ich werde jedoch einige Beispiele anführen.

In unserem Lande wird es kaum jemanden geben, der den TV-Star, einen der herausragenden Moderatoren des Fernsehens, B. nicht kennt. Vielen ist auch bekannt, dass B., wie man bei uns zu sagen pflegt, ein starker Extrasensory, ein Mensch mit starker außersinnlicher Wahrnehmung, ist. Ich musste damals bei ihm lernen. In seinem Unterricht erzählte er uns, dass er ziemlich erfolglos in einer medizinischen Kooperative die Heilbehandlung betrieben hatte. Er hielt auf diesem Wirkungsgebiet etwa einen Monat aus. Die Administration der Kooperative veranlasste nach seinen Worten, dass er eine große Anzahl von Patienten in einer Arbeitsschicht empfing. B., kaum dass er mit fünf Patienten zurechtgekommen war, „konnte nicht mehr zu sich selbst finden“. Ich denke, dass solche Heiler niemandem nütze sind, wenn sie ständig Nahrung zuführen müssen. Ein richtiger Heiler heilt nicht mit seiner eigenen Bioenergie, sondern mit der Energie des ihn umgebenden kosmischen Raumes, die er direkt auf den Patienten leitet oder durch sich hindurchgehen lässt. Bei Heilern wie B. jedoch sind die

Verbindungskanäle zu den äußeren Schichten des Kosmos verdeckt. So heilt er nun, indem er sich zuerst selbst mit Energie durch die unteren Chakren aufpumpt und danach diese Energie in andere einbläst. Und wie ist es um die Wahrscheinlichkeit bestellt, dass solche Heiler die Energie nicht zusammen mit ihren Krankheiten von einem Patienten auf einen anderen übertragen? Solches kann durchaus geschehen.

Der sich als Heiler ausgebende Hypnotiseur M. tritt sehr offen und erfolgreich als Vampir auf. Das fühlen auch seine Patienten und die in den benachbarten Räumen tätigen Heiler.

Auf mich haben „Spielchen" dieser Art keine Wirkung, weil seit der Zeit, als ich mich mit Bioenergie zu beschäftigen begann, Probleme des Vampirismus in meinem Leben nicht existieren. Um mich nicht behexen zu lassen, wenn ich davon spreche, klopfe ich vorsichtshalber auf Holz.

„In der Morgenröte der nebelhaften Jugend" passierte jedoch in meiner Heilerpraxis eine Begebenheit, die sich mir eingeprägt hat. Der Heiler Walerij Besstyzhij, der zu dieser Zeit trotz seiner Jugend über eine solide praktische Erfahrung in der Wunderheilung verfügte, machte auf mich den Eindruck eines „dunklen" Menschen und Vampirs. Zu mir verhielt er sich normal, dennoch bin ich vor ihm zurückgeschreckt. Besondere Gründe dafür gab es nicht. Er gefiel mir nicht, das war alles. Wem ist solches nicht widerfahren? Einmal geschah es, dass sein ständiger Behandlungsraum im ersten Stock aus irgendwelchen Gründen besetzt war und die Administration ihm einen Raum im zweiten Stock neben dem meinen zuwies. Beide Räume waren groß, aber es geht nicht um sie. Es geht um den stärksten, offen zu Schau gestellten Vampirismus von Besstyzhij, um einen klassischen Vampirismus des „horizontalen Niveaus". Ich meine damit, dass Walerij die Energie von anderen Menschen in Ebenen, parallel zur Zimmerdecke und zum Fußboden, zusammenzog. Die Folge einer solchen Energieentnahme war, dass meine Patienten umzufallen begannen in Richtung Wand, hinter der im Nachbarzimmer Besstyzhij wirtschaftete. Außerdem klagten meine Patienten über Übelkeit, ohne zu wissen, was sie quält. Ich musste also Maßnahmen ergreifen, infolge derer es mir „glückte", das zu sehen, was ich weder vorher noch nachher sehen musste. Aus seinem Zimmer „flog" eine mächtige energetische Schlange vom Typ einer Riesenschlange hinaus und mit kolossaler Geschwindigkeit, sich dabei windend, verschwand sie im weit entfernten Ende des Korridors, durchbrach die Wand und entwich nach draußen. Ich hatte nicht vor, die Aufmerksamkeit des großen Leserkreises auf diese Episode zurichten, aber, wie man so sagt, die Wahrheit ist teurer. Leute vom Fach werden mich verstehen, nicht aber jene, denen der folgende Abschnitt des Buches über Psychiater gewidmet ist und unter denen viele sind, die den Obrigkeiten geholfen haben, unsere Heimat in die Grube hinzustoßen, in die wir jetzt mit Ungestüm schlittern.

Hat das aber einen direkten Bezug zum Vampirismus? Ohne Zweifel, es hat. Wie auch jegliche Zerstörung allen Lebens.

Also …

Jagd auf „Hexen“

Leider hat die Psychiatrie in unserem Lande einen unschönen Ruhm erlangt, in den sechziger/achtziger Jahren spielte sie die „erste Geige“ in einem großen „Orchester“, das die „Sinfonie“ aufführte, deren Thema die „Jagd auf Hexen“ war. Unserem Lande ist vielleicht eine besondere Rolle bei der vielfachen Nutzung der Psychiatrie für die Ziele einer solchen „Jagd“ zugefallen. „Dirigent“ des Orchesters war lange Jahre der verstorbene Andrej Wladimirowitsch Snezhnewskij (einer der größten Psychiater), „künstlerischer Leiter“ war das ebenfalls entschlafene ZK der KPdSU, und Komponist war der sattsam bekannte Nikita Sergejewitsch Chrustschow, der erklärt hatte, dass nur ein Verrückter mit der sozialistisch-sowjetischen Ordnung unzufrieden sein kann. Und es begann dieselbe „Jagd“, deren Geist der seines Vaterlandes würdige Sohn Wladimir Wyssotzkij widerspiegelte:

Ich zerre aus aller Kraft – und an allen Sehnen,
Aber es ist immer wieder so, wie gestern:
Man hat mich umzingelt, umzingelt –
Fröhlich jagt man auf die Zimmer!

Wegen der Tannen knallen die Doppelläufigen –
Dort verstecken sich die Jäger im Schatten, -
Auf dem Schnee schlagen die Wölfe Purzelbäume,
Verwandeln sich in eine lebendige Zielscheibe.

Die Jagd auf Wölfe ist im Gange –
Auf die grauen Räuber, auf die großen und die kleinen!
Es schreien die Treiber, die Hunde bellen bis zum Erbrechen.
Blut auf dem Schnee – und die roten Flecken der Fähnchen.

Ungleich ist das Spiel zwischen Jägern und Wölfen,
Aber die Hand wird nicht erzittern!
Unsere Freiheit mit Fähnchen begrenzend,
Schlägt man zuversichtlich, ganz bestimmt.

Über die, die zuversichtlich schlugen, aber wahrscheinlich nicht, d. h. noch nicht, den Garaus machten, gibt es in derselben „Jagd auf die Wölfe“ die Zeilen:

Ich verweigerte den Gehorsam –
Für die Fähnchen – die Gier nach Leben ist stärker!
Nur hinten hörte ich froh
Die verwunderten Rufe der Leute.

Ein Zeitgenosse Wyssotzkijs, einer der Drachen der „Jagd auf die Hexen“ aus den Chrustschowschen-Brezhnewschen Zeiten (das sind drei Jahrzehnte) schrieb:

Wir sind vergänglich in dieser Welt unter dem Mond:
Das Leben ist nur ein Augenblick, das Nichtsein dauert eine Ewigkeit.
Die Erdenkugel kreist im Weltall.
Es leben und verschwinden die Menschen...

Aber das Wahre, in der Finsternis geboren;
Ist unzerstörbar auf dem Wege zur Morgenröte,
Andere Generationen auf der Erde
Tragen die Stafette des Lebens weiter.

Jurij Wladimirowitsch Andropow, dem diese Zeilen gehören, der lange Jahre dem Sicherheitsdienst der UdSSR vorgestanden und die Lehren Lenins verwirklicht hat, sah unsere Welt nicht unter der Sonne, sondern unter dem Erdtrabanten, dem Mond. Gerade unter dem Mond, in der Finsternis der sich über lange Jahre hinziehenden Nacht lebten und verschwanden unsere Menschen. Und jene Menschen, die nicht unter dem Monde leben wollten, „wurden" nicht selten schizophren oder paranoisch. Wenn man in der mehrmals von mir zitierten Großen Sowjetischen Enzyklopädie liest, kann man erfahren, wie unsere psychiatrischen Leuchten die verbreiteten Krankheiten der „Wölfe" und „Hexen" analysierten.

Schizophrenie (vom Griechischen schizo – ich spalte, phren – Verstand, Vernunft, Gedanke), ist nach der Definition von Snezhnewskij in der Großen Sowjetischen Enzyklopädie die häufigste psychische Erkrankung, die von verschiedenartigen Erscheinungen gekennzeichnet ist und eine Tendenz zum chronischen Verlauf hat. Die Ursachen und Mechanismen der Entwicklung der Schizophrenie bleiben auch weiter im Unklaren. Die Mehrheit der Forscher betrachtet sie als endogene d. h. aus dem Inneren kommende Krankheit, bei der die Erbanlagen von Bedeutung sind. Für jene schizophrenen Kranken aber, bei denen eine erbliche Veranlagung nicht zu erkennen ist, gibt es in diesem Artikel einen Vorbehalt, der lautet, dass die Schizophrenie nicht zu den eigentlichen Erbkrankheiten gehört, weil ihre Verbreitung unter der Bevölkerung (etwa 0,8 %) um Vieles die Verbreitung der Erbkrankheiten überschreitet. Im Weiteren legt Snezhnewskij völlig logisch die Symptome und Heilmethoden für eine große Anzahl von Abarten der Schizophrenie dar. Mir scheint das völlig sinnlos zu sein, weil entsprechend der Ausgangsthese Snezhnewskijs die „Ursachen und Mechanismen der Entwicklung der Schizophrenie weitgehend im Unklaren bleiben". Wer begibt sich schon in die Hände eines unfähigen Chirurgen oder Psychiaters? Ich denke, die Antwort ist eindeutig. Ich komme nicht umhin, an die Worte des Psychiaters Anatolij Grigorjewitsch Gerisch zu denken, der sagte, dass die Schizophrenie eine Müllgrube ist, in man die Kranken mit unklarer Diagnose ablädt. Gerisch ist auch der Meinung, dass eines der wichtigsten Merkmale für die psychische Gesundheit des Menschen die Logik seines Denkens ist. Einen anderen Standpunkt vertritt die Kandidatin der medizinischen Wissenschaften, die Psychiaterin Maria Viktorowna Duwakina, die behauptet, dass eine „eiserne" Logik eine Logik über dem mittleren Niveau ist, d. h. von der Norm abweicht. Wladimir Petrowitsch Modin, ein anderer Psychiater, sagte seinem Bekannten: „Oleg, rasier den Bart ab. Warum trägst du überhaupt einen Bart? Als ich jung war, trug ich auch einen Bart, bis mich ein Betrunkener auf der Straße als Schizophrenen beschimpfte. Gleich danach habe ich ihn abrasiert." Auf diese Frage von Oleg kam diese Antwort: „Und warum trägt der Chefpsychiater der Stadt Moskau auch einen Bart?" Wladimir Petrowitsch antwortete mit einer Gegenfrage: „Glaubst du, dass alle Psychiater normal sind?" Tatsächlich, „der Betrunkene begreift den Nüchternen nicht, der Dumme versteht den Klugen nicht".

Eine andere sehr häufig gegenüber „Hexen“ gebräuchliche Diagnose ist die Paranoia.

Kehren wir nochmals zurück zur Großen Sowjetischen Enzyklopädie, zum Artikel B. I. Franksteins.
Paranoia (vom ebenso klingenden griechischen Wort – *Geistesstörung*) wird als beständige psychische Störung erklärt, die als systematisierter Wahn (ohne Halluzinationen) zutage tritt, der sich durch die Kompliziertheit des Inhalts, die Folgerichtigkeit der Beweise und durch äußere Glaubwürdigkeit (Idee von der Verfolgung, Eifersucht, der hohen Abstammung, vom Erfindergeist, von wissenschaftlichen Entdeckungen, von einer besonderen Mission bei der sozialistischen Umgestaltung usw.) auszeichnet. Alle Fakten, die dem Wahn widersprechen, werden verworfen. Jeder, der nicht die Überzeugungen des Kranken teilt, wird von ihm als feindliche Person qualifiziert. Der emotionale Hintergrund entspricht dem Inhalt des Wahns. Der Kampf um die Bestätigung, die Realisierung der Wahnideen ist beharrlich und aktiv. Es gibt keine offensichtlichen Anzeichen für einen intellektuellen Verfall, gewöhnlich bleiben die beruflichen Fertigkeiten lange bewahrt. In der modernen Psychiatrie überwiegt die Meinung, dass die Paranoia ein Symptomkomplex ist, der bei der Schizophrenie und anderen psychischen Krankheiten entsteht. Äußerst selten wird die Paranoia als selbständige Krankheit beschrieben. Im Unterschied zur Paranoia wird ein paranoides Syndrom von Halluzinationen und psychischen Automatismen (Gefühl der äußeren Gewaltanwendung) sowie von Furcht und Verwirrung begleitet.
In Übereinstimmung mit den Wünschen von oben und mit Billigung der „Fachleute“ kann der systematisierte Wahn, der sich durch die „Kompliziertheit des Inhalts, durch Folgerichtigkeit der Beweise und äußere Glaubwürdigkeit“ unterscheidet, praktisch einem jedem Menschen „verordnet“ worden sein. Die ganze Frage besteht darin – „wer sind die Richter“? Eine solche Diagnose ist vielen verschrieben worden, den „kleinen“ Leuten häufiger, seltener den „Großen“.
Am 1. Februar 1995 war in der „Literaturzeitung“ ein Artikel des Kandidaten der politischen Wissenschaften Jegor Kusnezow unter der Überschrift „Die Idiotie als Übergangsstadium vom Sozialismus zum Kapitalismus“ mit der Zwischenüberschrift „Die Psychiater stellen eine Schizoidie der Gesellschaft fest“. Tatsächlicher Autor des Artikels ist der ständig von Kusnezow zitierte Experte der Unabhängigen Psychiatrischen Assoziation Wladimir Batajew. Dieser Experte, der früher den Posten des Chefpsychiaters des Stadtbezirks Baumann in Moskau eingenommen hatte, beklagt, dass ein Gesetz über die psychiatrische Hilfe für Bürger und über ihre Garantien bei ihrer Inanspruchnahme angenommen worden ist, dass jetzt alle Handlungen der Psychiater per Gesetz kontrolliert werden, dass für ein psychiatrisches Gutachten und für die Unterbringung in einem Krankenhaus eine Bestätigung durch ein Gericht erforderlich ist, der Bürger oder seine gesetzlichen Vertreter aber den Beschluss anfechten können. In diesem Artikel heißt es, dass „eine Paranoia des gesellschaftlichen Bewusstseins nicht nur Bevölkerungsgruppen erfasst, die durch die Veränderungen aus ihrer Bahn geworfen worden sind. Auch die politische Elite ist davon betroffen.“ Der Schlussteil des Artikels mit Überschrift gibt sofort deutlich die Ziele des Duetts „Jegor Kusnezow – Wladimir Batajew“ wieder. Und obwohl Kusnezow den von ihm

geachteten Batajew einen „unabhängigen und unvoreingenommenen Experten“ nennt, ist ihr Resümee völlig klar, in ihm wird ungeschminkt die Schlussfolgerung gezogen, wer nicht zu lernen braucht, einen Staat zu regieren, und wer an der Spitze eines Staats stehen muss, sei es in der Rolle „einer grauen Eminenz“, sei es alles in allem „zur Analyse der Handlungen des Parlaments und des Präsidenten“. Wer? Mag sich der Leser ein Bild davon machen, wie dieses Problem im Artikel gelöst wird und wie „eisern“ die Logik seiner Autoren ist. Hier sind die letzten vier Absätze, die hier vollständig wiedergegeben werden:

„... Wir meinen, dass wir sie (gemeint sind die Fakten aus dem Text des Artikels, die die psychische Gesundheit des Präsidenten und seiner Umgebung beleuchten – I. Saveljev) im Expertenkreise diskutieren und qualifizieren können“, sagt der Experte der Assoziation. „So z. B. macht uns der Zustand des jetzigen Präsidenten Sorge. Skandale in Berlin und Shannon, die sich verlangsamende Sprache und die Bewegungen ... Ob aber ein solcher Mann an der Macht zu belassen ist, ist nicht Sache der Psychiater. Außerdem gibt es Menschen mit einer solchen Diagnose unter den Wählern zuhauf.

Es ist schon betrüblich, das hören zu müssen, um so mehr darüber zu schreiben. Aber wie paradox es auch sein mag, die traurige Analyse eines unabhängigen, unvoreingenommenen Psychiaters ist ein gutes Argument gegen die Forderungen nach einer raschen Erneuerung der heutigen Machtstrukturen. Bekanntlich wählt ein Volk nicht die besten, sondern sich ähnliche Personen. Das haben mit Glanz und Gloria die Wahlen im vorigen Jahr bestätigt.

Im Jahre 1993 wollte die Präsidentenpartei der Macht den militärischen Sieg mit einem glänzenden politischen Endspiel festigen. Die Folge davon war, dass sie fast vollständig das Parlament den Nationalisten, Kommunisten und in einigen Fällen, was ziemlich dasselbe ist... den Psychopathen überlassen hat. Jetzt ist sie - unter Drehen und Winden - gezwungen, mit ihnen parlamentarische Debatten zu führen und sich den Anschein zu geben, als ob nichts Schlimmes passiert sei.

Die Zusammensetzung der Duma hat wie ein Spiegel die unangenehmen Veränderungen in der Gesellschaft, die seit jener Zeit, als der Oberste Sowjet der RSFSR gewählt wurde, reflektiert. Später hat sich der Verfall des gesellschaftlichen Seelenzustandes keineswegs verlangsamt. Wenn die Prozesse sich so weiter entwickeln, so benötigt man zur Analyse der Handlungen des neuen Parlaments und des neuen Präsidenten keine Politologen. Es genügen Psychiater.“

Herrlich! Die Psychiater treibt es auch zur Macht.

Kehren wir zur Beschreibung der Paranoia zurück. Nach meiner Auffassung passen sowohl der Psychiater Batajew als auch der vor ihm „im Sechsergespann fahrende“. ihm nach dem Munde redende Kandidat irgendwelcher politischen Wissenschaften Kusnezow unter die Beschreibung der Krankheit: die besondere Mission der sozialen Umwälzungen, die äußere Glaubwürdigkeit, die Konsequenz der Beweise, die Qualifizierung einer riesigen Menschenmenge (eigentlich aller außer den Psychiatern und dem erwähnten Kandidaten der politischen Wissenschaften) als feindliche Personen, die Aktivität im Kampf um die Realisierung von Wahnideen. Ich finde nicht nur

„deutliche Anzeichen eines intellektuellen Verfalls“, die unter diese Diagnose passen. Mir scheint, dass es den Menschen, die zur Machtergreifung streben, nicht zum Schaden gereichen könnte, über eine vernünftigere Argumentation ihrer Ansprüche nachzudenken. Aber ich bin kein Psychiater, und, Ruhm dem Allmächtigen, kein sowjetischer Psychiater.
Mit Beginn der zweiten Hälfte der achtziger Jahre wetteiferten die „zentralsten“ Zeitungen miteinander in der dokumentarischen Auflistung der Gräueltaten der sowjetischen Psychiatrie. Und als wäre es nicht paradox genug, rechnet man zu den Opfern der Psychiatrie (d. h. zur Zahl der Menschen mit einer psychiatrischen Diagnose) auch die „Allerobersten“ – allerdings erst nach ihrem Tode. Lesen Sie einmal das Buch von Michail Bujanow „Lenin, Stalin und die Psychiatrie“. Wladimir Batajew und Jegor Kusnezow machen in ihrer Kühnheit, als sie über den an der Macht stehenden Präsidenten herfielen, keine Ausnahme. Heute ist es in Mode, angefangen hat es zu Michail Sergejewitsch Gorbatschows Zeiten. Früher aber, zu Zeiten, denen Batajew nachtrauert, konnten die Psychiater ohne alle Verantwortung über das Schicksal eines Menschen entscheiden. Und nicht nur wegen der Kritik am Staatsoberhaupt, sondern schon wegen der Kritik an irgendeinem Spund vom Typ eines Direktors einer Organisation oder Sekretärs eines Parteikomitees konnte man unter die Schizophrenie oder Paranoia „fallen“. Und die Psychiater stellten bereits deswegen die Diagnose, dass dem Menschen der Instinkt für die Selbsterhaltung fehlt, wobei die Rechte entsprechend der Macht der Obrigkeit, gleich welchen Niveaus, verbogen wurden (angefangen vom Bereichsleiter oder Abteilungsleiter, vom Parteigruppenorganisator oder Gewerkschaftsorganisator und höher). Herr Batajew war an den psychiatrischen Repressalien beteiligt. Woher kommt sonst bei ihm eine solche Behändigkeit in den Appellen zur Rückkehr zu diesen Zeiten? Er hat nicht einmal darüber nachgedacht, wie mit ihm damals die Kollegen wegen seines kritischen Juckens verfahren wären. Da sie seinen psychisch trägen Charakter kannten, hätten sie mit ihm auch ohne seine Exposees in der Presse als Provokateur abrechnen können. Und wenn er vergessen hat, wie man früher mit Menschen verfahren ist, werde ich einige Geschichtchen anführen, von denen zum Glück nicht alle auf schlimmste Weise endeten. Bei dem untypischen Ende war alles andere „ein bisschen“ typisch – entsprechend dem Intellekt nicht der „Eichenbrecher“, sondern der „intelligenten“ Bürger des „ersten Staates der Arbeiter und Bauern in der Welt“.
Davon noch später.
Wenden wir uns zunächst der Klassik zu, dem genialen Anton Pawlowitsch Tschechow, der in seiner Erzählung „Krankenstation Nr. 6“ ein Bild davon zeichnete, wie man in unserem Russland mit „unpassenden“ Psychiatern noch in den neunziger Jahren des neunzehnten Jahrhunderts abrechnete. Erinnern wir einmal Wladimir Petrowitsch Batajew daran, auch unsere Leser, was eine „Klapsmühle“ ist und wer in ihr haust, zitieren wir den Anfang der Tschechowschen „Krankenstation Nr. 6“:

„Im Hofe des Krankenhauses steht ein kleines Seitengebäude, das von einem ganzen Wald von Kletten, Brennnesseln und wildem Hanf umgeben ist. Das Dach auf ihm ist verrostet, die Esse zur Hälfte eingefallen, die Stufen der Freitreppe sind verfault und von Gras bewachsen, und vom Stuck sind nur noch Reste übrig geblieben. Mit der Vorderfront steht es zum Krankenhaus, mit der Rückseite zum Feld, von dem ihn der graue Krankenhauszaun mit Nägeln trennt. Diese Nägel, deren Spitzen nach oben gerichtet sind, und der Zaun und das ganze Gebäude bieten jenen besonderen trostlosen, verdammten Anblick, der bei uns nur bei Krankenhaus- und Gefängnisbauten anzutreffen ist.

Wenn Sie keine Angst vor den Brennnesseln haben, dann gehen wir diesen schmalen Pfad entlang, der zum Seitengebäude führt, und schauen, was drinnen passiert. Nachdem wir die erste Tür geöffnet haben, gehen wir in die Diele hinein. Hier an den Wänden und beim Öfchen sind ganze Berge von Krankhauskram angehäuft. Matratzen, alte zerrissene Kittel, Hosen, Hemden mit blauen Streifen, unbrauchbares, abgetragenes Schuhwerk, all dieser Plunder häuft sich zu Bergen, ist zerknüllt, ineinander verheddert, fault und sondert einen stickigen Geruch ab.

Auf diesem Plunder, immer mit der Pfeife zwischen den Zähnen, liegt der Wächter Nikita, ein alter abgedankter Soldat mit rötlichen verblichenen Biesen. Er hat ein strenges, ausgemergeltes Gesicht, hängende Augenbrauen, die dem Gesicht den Ausdruck eines Steppenschäferhundes verleihen, und eine rote Nase; von Wuchs ist er nicht groß, er vermittelt das Bild eines hageren und drahtigen Mannes, aber die Haltung ist stattlich, und die Hände sind kräftig. Er gehört zu jenen einfachen, positiven, verlässlichen und schwachköpfigen Menschen, die auf der Welt am meisten die Ordnung lieben und deshalb überzeugt sind, dass man *sie* schlagen muss. Er schlägt ins Gesicht, auf den Rücken, und überallhin, und er ist sich sicher, dass es hier ohne seine Schläge keine Ordnung gäbe.

Weiter gelangen Sie in ein großes, geräumiges Zimmer, das den ganzen Seitenflügel einnimmt, wenn man die Diele nicht rechnet. Die Wände sind hier gestrichen mit einem schmutzigen Blau, die Decke ist von Rauch geschwärzt, wie in einer Rauchhütte – klar, hier qualmen im Winter die Öfen und Kohlendioxid breitet sich aus. Die Fenster sind von innen mit eisernen Gittern verunstaltet. Der Fußboden ist grau und splitterig. Es riecht nach saurem Kohl, brandig von den Dochten, nach Wanzen und Ammoniak. Und dieser Gestank erzeugt in der ersten Minute auf uns einen solchen Eindruck, als ob Sie in einen Tierpark kommen.

Im Zimmer stehen Betten, die auf dem Fußboden festgeschraubt sind. Auf ihnen sitzen oder liegen Menschen in blauen Krankenhauskitteln, und auf alte Weise tragen sie Kappen. Das sind die Verrückten.

Insgesamt sind hier fünf Personen untergebracht. Nur einer hat einen vornehmen Namen, die übrigen sind alle kleinbürgerlicher Herkunft. Der erste neben der Tür, ein großer, hagerer Kleinbürger mit rötlichem, glänzendem Bart und mit verweinten Augen, sitzt, den Kopf abstützend, und schaut auf einen Punkt. Tag und Nacht ist er traurig, wackelt mit dem Kopf, seufzt und lächelt bitter; an der Unterhaltung nimmt er kaum teil und auf Fragen antwortet er gewöhnlich nicht. Er isst und trinkt mechanisch, wenn man ihm etwas reicht. Nach dem quälenden und schlagenden Husten zu urteilen, nach der Magerkeit und der Rötung auf den Wangen beginnt bei ihm die Schwindsucht.

Nach ihm folgt ein kleiner, lebhafter, sehr mobiler Alter mit einem Spitzbärtchen und mit schwarzem, wie bei einem Neger gelocktem Haar. Tagsüber spaziert er durch den Krankensaal von Fenster zu Fenster oder sitzt auf seinem Bett, auf türkische Art die Beine verschränkt, unruhig wie ein Gimpel pfeift und singt er leise und kichert. Diese kindliche Fröhlichkeit und seinen lebhaften Charakter zeigt er auch nachts, wenn er dann aufsteht, um zu Gott zu beten, d. h. sich mit Fäusten auf die Brust zu schlagen und mit dem Fingern in den Türen zu bohren. Das ist der Jude Mossejka, ein Dummerjan, der vor zwanzig Jahren den Verstand verlor, als seine Mützenwerkstatt abgebrannt war.

Von allen Bewohnern der Krankenstation Nr. 6 ist es nur ihm gestattet, sich aus dem Seitenflügel und sogar vom Hof des Krankenhauses zu entfernen und auf die Straße hinauszugehen. Ein solches Privileg genießt er schon seit langem, sicherlich als Alteingesessener und als stiller, harmloser Dummkopf, als Stadtnarr, an den man sich schon lange auf den Straßen gewöhnt hat, der von kleinen Jungen und Hunden umkreist wird. In einem Kittelchen, in komischer Kappe, in Schuhen, manchmal barfuß und sogar ohne Hose läuft er durch die Straßen, bei den Toren und Krämerbuden stehen bleibend, bittet er um ein paar Kopeken. An einer Stelle bekommt er Kwas, an einer anderen ein Stückchen Brot, bei einer dritten eine Kopeke, so dass er in den Seitenflügel gewöhnlich gesättigt und reich zurückkehrt. Alles, was er mit sich bringt, nimmt ihm Nikita zum eigenen Nutzen weg. Das macht der Soldat grob, mit Herz, die Taschen umdrehend und Gott als Zeugen anrufend, dass er niemals mehr den Juden auf die Straße hinauslassen wird und dass Unordnung für ihn das Allerschlimmste auf der Welt ist.

Mossejka ist gern gefällig. Er reicht den Kameraden Wasser, deckt sie zu, wenn sie schlafen, verspricht jedem, von der Straße eine Kopeke mitzubringen und eine neue Mütze zu nähen; mit dem Löffel füttert er seinen Kameraden zu Linken, einen Paralytiker. Er macht das nicht aus Mitleid oder aus irgendwelchen menschlichen Erwägungen heraus, sondern er ahmt nach und ordnet sich seinem Nachbarn zur Rechten, Gromow, unfreiwillig unter.

Iwan Dmitritsch Gromow, ein Mann von etwa dreiunddreißig Jahren, von adliger Herkunft, ehemaliger Gerichtsvollzieher und Gouvernementsekretär, leidet unter Verfolgungswahn. Entweder liegt er zusammengerollt wie ein Eierkuchen auf dem Bett oder läuft von einer Ecke zur anderen, wie bei einer Leibesübung, sehr selten sitzt er auf einem Fleck. Er ist immer enthusiastisch, erregt und durch irgendwelche undeutlichen, unbestimmten Erwartungen angespannt. Das kleinste Geräusch in der Diele oder ein Schrei auf dem Hof reichen aus, damit er den Kopf hebt und lauscht: Kommt man etwa seinetwegen? Sucht man etwa ihn? Und sein Gesicht verrät dabei äußerste Unruhe und Abscheu.

Mir gefällt sein breites Gesicht mit den hervortretenden Backenknochen, das immer blass und unglücklich ist, das in sich selbst wie in einem Spiegel eine vom Kampf und von andauernder Angst gequälte Seele widerspiegelt. Seine Grimassen sind merkwürdig und krankhaft, aber die feinen Züge, die auf sein Gesicht von tiefem, innigem Leiden gelegt worden sind, sind geistreich und intelligent, und in den Augen liegt ein warmer, gesunder Glanz. Er gefällt mir, er ist höflich, gefällig und ungewöhnlich

feinfühlig im Umgang mit allen. Nikita ist die Ausnahme. Wenn jemand einen Knopf oder Löffel fallen lässt, springt er schnell von seinem Bett auf und hebt ihn auf. Jeden Morgen wünscht er seinen Kameraden einen guten Morgen, wenn er sich schlafen legt, wünscht er ihnen eine gute Nacht.
Außer dem ständig angespannten Zustand und dem Grimassenschneiden äußert sich seine Idiotie auch in Folgendem: Manchmal an den Abenden hüllt er sich in sein Kittelchen ein, und am ganzen Körper zitternd, mit den Zähnen klappernd, fängt er an, von einer Ecke in die andere zu laufen und zwischen den Betten umherzugehen. Das ist gerade so, als ob er starkes Fieber hätte. Daraus, wie er plötzlich in der Bewegung verharrt und auf die Kameraden schaut, ist ersichtlich, dass er etwas sehr Wichtiges sagen möchte, aber offenbar begreift er, dass man ihn nicht hören oder verstehen könnte, und schüttelt ungeduldig mit dem Kopf und setzt seinen Lauf fort. Der Wunsch zu sprechen gewinnt aber bald die Oberhand über jegliche Überlegungen, und er ringt sich durch zu sprechen, und er spricht mit Begeisterung und Leidenschaft. Er spricht unordentlich, fieberhaft, wie ihm Wahn, seine Sprache ist heftig, nicht immer verständlich, dafür aber ist in ihr sowohl in den Worten als auch in der Stimme etwas außerordentlich Schönes zu hören. Wenn er spricht, erkennen Sie in ihm den Verrückten und den Menschen. Auf dem Papier ist es schwierig, seine sinnlose Rede wiederzugeben. Er spricht von der menschlichen Niedertracht, von Gewalt, die die Wahrheit mit Füßen tritt, von einem schönen Leben, das einmal auf der Erde sein wird, über die Fenstergitter, die ihn jede Minute an die Stumpfsinnigkeit und Hartherzigkeit der Gewalttäter erinnert. Das alles ergibt ein ungeordnetes, ungereimtes Potpourri aus alten, aber noch nicht zu Ende gesungenen Liedern."
Und wir, lieber Leser, setzen gemeinsam mit dem Autor unser Begängnis durch die Krankenstation Nr. 6, in die „außer dem Barbier niemand hineinschaut", fort. Und „die Kranken sind dazu verurteilt, tagein, tagaus nur Nikita zu sehen, der, wie der Leser bereits weiß, in der Krankenstation Nr. 6 als Wächter fungiert und seine Untergebenen ins Gesicht, auf die Brust, auf den Rücken und überallhin schlägt", und Mojssejka nimmt er zu seinem Nutzen alles weg, was dieser mitbringt. Und deshalb schien das Gerücht, „dass der Doktor die Krankenstation Nr. 6 besuchen würde", merkwürdig. Hier ist ein Portrait dieses Doktors:

„Doktor Andrej Jefimytsch Ragin ist in seiner Art ein bemerkenswerter Mann. Man sagt, dass er in früher Jugend sehr fromm war und sich auf eine geistliche Laufbahn vorbereitet habe, dass er, als er 1863 einen Kurs am Gymnasium absolviert hatte, in eine geistliche Akademie einzutreten plante, sein Vater aber, ein Doktor der Medizin und Chirurg, zynisch über ihn gelacht und kategorisch erklärt habe, dass er in ihm nicht mehr seinen Sohn sehen wird, wenn er zu den Popen geht. Inwieweit das wahr ist, vermag ich nicht zu sagen, aber Andrej Jefimowitsch beteuerte nicht nur einmal, dass er zur Medizin und überhaupt den Fachwissenschaften niemals eine Neigung verspürt hat.
Wie dem auch sei, nachdem er die medizinische Fakultät absolviert hatte, wurde er kein Geistlicher. Mit der Frömmigkeit war es vorbei, und mit einer Person der Geistlichkeit hatte er zu Beginn seiner Arztkarriere so wenig gemein wie heute.

Seine äußere Erscheinung ist schwerfällig, grob, bäurisch; mit seinem Gesicht, dem Bart, den glatt gekämmten Haaren und der kräftigen, plumpen Figur erinnert er an einen Schankwirt, einen voll gefressenen, ungezügelten und schroffen, an einer großen Straße. Das Gesicht ist hart, von blauen Äderchen durchzogen, er hat kleine Augen, eine rote Nase. Bei seinem hohen Wuchs und den breiten Schultern hat er riesige Hände und Füße. Es scheint, ein Schlag von ihm reicht, und das Leben ist futsch. Aber der Tritt ist leise, der Gang vorsichtig, geschmeidig; bei einer Begegnung im engen Korridor bleibt er immer als erster stehen, um dem anderen den Vortritt zu lassen, und nicht im Bass, wie man es eigentlich erwartet, sondern mit einer feinen, weichen Tenorstimme spricht er: „Entschuldigung!“ Am Hals hat er eine kleine Beule, die ihn daran hindert, steife, gestärkte Kragen zu tragen, und deshalb zieht er immer ein weiches Leinen- oder Kattunhemd an. Im Allgemeinen kleidet er sich wie ein Doktor. Ein und dasselbe Paar Schuhe schleppt er etwa zehn Jahre, und neue Kleidung, die er gewöhnlich bei einem jüdischen Budenbesitzer kauft, hängt an ihm genauso abgewetzt und zerknittert wie alte; in ein und demselben Gehrock empfängt er seine Kranken, geht darin zu Tisch und zu Besuch; es ist nicht Geiz, sondern er legt auf sein Äußeres keinen Wert.

Als Andrej Jefimytsch in die Stadt gekommen war, um sein Amt anzutreten, befand sich „die wohltätige Einrichtung“ in einem fürchterlichen Zustand. In den Krankenzimmern, in den Korridoren und im Krankenhaushof konnte man vor lauter Gestank nicht atmen. Die kranken Männer, die Krankenwärterinnen und ihre Kinder schliefen in den Zimmern zusammen mit den Kranken. Sie beklagten sich, dass es vor Schaben, Wanzen und Mäusen nicht auszuhalten sei. Auf der Chirurgie verschwand die Wundrose nicht. Für das ganze Krankenhaus gab es nur zwei Skalpelle und es gab kein einziges Thermometer, in den Wannen wurden Kartoffeln aufbewahrt. Ein Aufseher, eine Hausmeisterin und ein Feldscher bestahlen die Kranken, und vom alten Doktor, dem Vorgänger von Andrej Jefimytsch, erzählte man, dass er heimlich den Spiritus verkaufte und sich aus den Krankenwärterinnen und kranken Frauen einen ganzen Harem zulegte. In der Stadt wusste man sehr gut über diese Schlampereien Bescheid und bauschte sie sogar auf, jedoch verhielt man sich still; die Einen rechtfertigten sie damit, dass im Krankenhaus nur Kleinbürger und Bauern liegen, die zufrieden sein könnten, weil sie zu Hause unter noch schlimmeren Bedingungen leben müssten; man muss ihnen ja nicht Rebhühner braten. Andere sagten als Rechtfertigung, dass eine Stadt allein ohne Hilfe der Landstände nicht die Kraft aufbringen kann, ein gutes Krankenhaus zu unterhalten; Gott sei Dank, dass es wenigstens ein schlechtes gibt. Und die jungen Landstände eröffneten weder in der Stadt noch in der Umgebung eine Heilanstalt und beriefen sich darauf, dass die Stadt bereits ihr Krankenhaus hat.

Nachdem Andrej Jefimytsch das Krankenhaus besichtigt hatte, kam er zu dem Schluss, dass diese Einrichtung unmoralisch und in höchstem Maße für die Gesundheit der Bewohner schädlich ist. Nach seiner Meinung wäre es das Klügste, was man machen könnte, die Kranken zu entlassen und das Krankenhaus zu schließen. Aber er bedachte dabei, dass allein sein Wunsch nicht ausreichen würde und dass es nutzlos wäre; denn jagt man körperliche und moralische Unreinheit weg, taucht sie an anderer Stelle wieder auf; man muss abwarten, bis sie von allein aufhört. Dazu kommt, dass

Menschen ein Krankenhaus brauchen, wenn sie es eröffnet haben und neben sich dulden; sie brauchen die Vorurteile und alle diese menschlichen Gemeinheiten und Abscheulichkeiten, weil sie im Laufe der Zeit in irgendetwas Nützliches verarbeitet werden, wie Mist für den Schwarzerdeboden. Auf der Erde gibt es nichts Gutes, was in seinem Ursprung nicht Gemeines an sich gehabt hätte.

Nachdem Andrej Jefimytsch sein Amt angetreten hatte, nahm er das Durcheinander allem Anschein nach ziemlich gleichgültig auf. Er bat nur das männliche Personal des Krankenhauses und die Krankenwärterinnen, nicht in den Zimmern zu schlafen, und stellte zwei Schränke mit Instrumenten auf; der Aufseher, die Hausmeisterin, der Feldscher und die Wundrose blieben, wo sie waren.

Andrej Jefimytsch liebt Verstand und Ehrlichkeit über alles, um aber neben sich ein gescheites und ehrliches Leben zu gestalten, fehlt es ihm am Charakter und am Glauben an sein Recht. Befehlen, verbieten und etwas durchsetzen kann er nicht. Es ist gerade so, als ob er das feierliche Versprechen abgegeben hätte, niemals die Stimme zu erheben und keinen Imperativ zu gebrauchen. „Gib“ oder „bringe“ zu sagen fällt ihm schwer; wenn er essen möchte, hüstelt er unentschlossen und sagt der Köchin: „Ich würde gern Tee…“ oder „Ich würde gern zu Mittag essen“. Dem Aufseher zu sagen, dass er aufhören solle zu stehlen, oder ihn davonzujagen oder dieses unnötige parasitäre Amt völlig aufzulösen, dazu fehlt ihm ganz und gar die Kraft. Wenn man Andrej Jefimytsch betrügt oder ihm schmeichelt oder ihm mit Absicht eine betrügerische Rechnung unterschiebt, errötet er wie ein Krebs und fühlt sich schuldig, die Rechnung unterschreibt er trotzdem; wenn die Kranken sich bei ihm wegen des Hungers oder über grobe Krankenwärterinnen beklagen, redet er konfuses Zeug und brummt schuldig:

„Gut, gut, ich kläre das nachher… Sicherlich liegt hier nur ein Missverständnis vor…“

In der ersten Zeit arbeitete Andrej Jefimytsch sehr fleißig. Er behandelte Patienten vom Morgen bis zum Mittag, machte Operationen und leistete sogar Geburtshilfe. Die Damen sagten von ihm, dass er aufmerksam sei und sehr gut Krankheiten erkennt, besonders Kinder- und Frauenkrankheiten. Mit der Zeit aber wurde ihm die Sache durch ihre Monotonie und offensichtliche Nutzlosigkeit langweilig. Heute behandelst du dreißig Kranke, und morgen, hast du nicht gesehen, kommen fünfunddreißig angeströmt, übermorgen sind es vierzig, und das tagaus, tagein, jahraus, jahrein, die Sterblichkeit in der Stadt verringert sich nicht, und die Kranken kommen immer weiter angelaufen. Vierzig Patienten von Morgen bis Mittag eine seriöse Hilfe angedeihen zu lassen geht über die Möglichkeiten, was bedeutet, dass unwillkürlich Betrug einzieht. Behandelt wurden in einem Berichtsjahr zwölftausend Kranke, was bedeutet, dass zwölftausend Menschen betrogen worden sind. Die ernsthaft Kranken auf die Stationen zu legen und sich mit ihnen entsprechend den Vorschriften der Wissenschaft zu beschäftigen ist unmöglich, weil die Vorschriften da sind, die Wissenschaft aber fehlt; lässt man die Philosophie beiseite und befolgt man pedantisch die Vorschriften wie andere Ärzte, so sind dafür vor allem Sauberkeit und frische Luft vonnöten, nicht Schmutz, nötig ist eine gesunde Kost, aber nicht Suppe aus übel riechendem Sauerkraut, nötig sind gute Helfer und nicht Diebe.

Warum sollte man die Menschen daran hindern zu sterben, wenn der Tod das normale und gesetzmäßige Ende eines Jeden ist? Was bringt es, wenn irgendein Krämer oder Beamter zusätzliche fünf oder zehn Jahre lebt? Wenn man das Ziel der Medizin nicht darin sieht, dass die Arzneien das Leiden lindern, so drängt sich unwillkürlich die Frage auf: Warum sollte man sie lindern? Erstens, sagt man, führen die Leiden zur Vollkommenheit, und zweitens, wenn die Menschheit tatsächlich lernt, ihre Leiden mit Pillen und Tropfen zu mildern, so lässt sie Religion und Philosophie völlig außer Acht, in denen sie bislang nicht nur Schutz vor allerlei Ungemach, sondern auch Glück gefunden hat. Puschkin litt vor seinem Tode schreckliche Qualen, Heine, der arme Schlucker, lag mehrere Jahre gelähmt; warum wird denn ein Andrej Jefimytsch oder eine Matrjona Sawwischna nicht krank, deren Leben inhaltslos und völlig leer ist und dem einer Amöbe gliche, wenn die Leiden nicht wären?
Der von solchen Überlegungen heimgesuchte Andrej Jefimytsch ließ die Hände sinken und fing an, nicht mehr jeden Tag in das Krankenhaus zu gehen."

Lieber Leser, erinnert dich das, was Tschechow vor mehr als hundert Jahren geschrieben hat, nicht an unsere Gegenwart? Und an unser Leben, an unsere Medizin und an unsere Mediziner? Oder, Leser, erkennst du dich schließlich nicht selbst in diesem philosophierenden Andrej Jefimytsch Ragin, der zur Medizin nicht aus Berufung der Seele, sondern unter dem Druck bestimmter Lebensumstände kam? Aber die Rede ist jetzt nicht davon. Mit seinen Überlegungen und mit seiner Philosophie ist unser Andrej Jefimytsch dahin gelangt, dass er ein aus der Gesellschaft Ausgestoßener, oder modern gesagt, ein Andersdenkender, ein Dissident wurde, und selbst gefangen war in der Gesellschaft seiner ehemaligen Patienten. Hören Sie, unser moderner Freigeist Psychiater Batajew, wie der Lebensweg des armen Andrej Jefimytsch endete! Erkennen Sie nicht im Ende der Erzählung Tschechows etwas Ähnliches in den Schicksalen unserer Patienten oder in der Perspektive die Fortsetzung des eigenen Lebens als „Auszeichnung" für alles „Andersdenken"? Wenn wir uns auf die Klassiker beziehen, dann klingt das folgendermaßen:
„Andrej Jefimytsch trat ans Fenster und schaute auf das Feld. Es wurde bereits dunkel, und am Horizont links ging der kalte, purpurne Mond auf. Unweit des Krankenhauszaunes, etwa 100 Saschen *(1 Saschen = 2,133 m.),* entfernt, nicht mehr, stand ein hohes weißes Haus, das von einer Steinmauer umgeben war. Das war das Gefängnis.
„Da ist sie, die Wirklichkeit!" dachte Andrej Jefimytsch, und Angst beschlich ihn.
Schrecklich waren auch der Mond, das Gefängnis, die Nägel am Zaun und die ferne Flamme im Knochenbrennbetrieb. Hinten war ein Stöhnen zu hören. Andrej Jemimytsch sah sich um und erblickte einen Mann mit blitzenden Sternen und Ordnen auf der Brust, er lächelte und zwinkerte verschmitzt mit dem Auge. Und das alles war schrecklich.
Andrej Jefimytsch redete sich ein, dass im Mond und im Gefängnis nichts Besonderes ist, dass auch psychisch gesunde Menschen Orden tragen und dass alles mit der Zeit verschwindet und sich in Erde umwandelt, aber plötzlich packte ihn Verzweiflung, er griff mit beiden Händen nach dem Gitter und rüttelte aus Leibeskräften daran. Das starke Gitter gab nicht nach.

Danach, um das Angstgefühl abzuschütteln, ging er zum Bett von Iwan Dmitritsch und setzte sich.
„Ich habe den Mut verloren, mein Lieber“, murmelte er zitternd und den kalten Schweiß abwischend. „Ich habe den Mut verloren.“
„Sie philosophieren“, sagte Iwan Dmitritsch spöttelnd.
„Mein Gott, mein Gott… Ja, ja…Sie haben sich erlaubt zu sagen, dass es in Russland keine Philosophie gibt, aber es philosophieren alle, sogar das Kroppzeug. Aber von der Philosophiererei des Kroppzeugs nimmt niemand Schaden“, sagte Andrej Jefimytsch in einem solchen Ton, als ob er losweinen und Mitleid erwecken wollte. „Warum nur, mein Lieber, dieses hämische Lachen? Und warum soll dieses Kroppzeug nicht philosophieren, wenn es nicht zufrieden gestellt ist? Für einen klugen, gebildeten, stolzen, die Freiheit liebenden Menschen, einem Ebenbild Gottes, gibt es keinen anderen Ausweg, als in ein schmutziges, dummes Kaff zu gehen und dort als Arzt zu arbeiten - und das ganze Leben Gläser, Egel, Senfpflaster! Scharlatanerie, Beschränktheit, Fadheit! Oh, mein Gott!“
„Sie schwätzen dummes Zeug. Wenn es Ihnen zuwider war, Arzt zu werden, hätten Sie in die Ministerien eintreten sollen.“
„Nirgendwohin, nirgendwohin, unmöglich. Schwach sind wir, mein Lieber… Ich war gleichgültig, frisch, und mit gesundem Menschenverstand habe ich geurteilt, aber das Leben brauchte mich nur ein bisschen grob anzupacken, schon verlor ich den Mut… völlige Kraftlosigkeit… Schwach sind wir, elend… Und Sie auch, mein Lieber. Sie sind klug, vornehm, und mit der Muttermilch haben Sie alle vortrefflichen Anwandlungen aufgesogen, aber kaum sind Sie in das Leben eingetreten, als sie auch schon ermüdeten und krank wurden… Schwach, schwach!“
Noch etwas Belastendes außer der Furcht und dem Gefühl der Kränkung quälte Andrej Jefimytsch die ganze Zeit seit Anbruch des Abends. Schließlich begriff er, dass er ein Bier trinken und rauchen wollte.
„Ich gehe nur mal hinaus, mein Lieber“, sagte er. „Ich werde sagen, dass man uns ein Feuer bringen soll… Ich kann so nicht… ich bin nicht imstande….
Andrej Jefimytsch ging zur Tür, öffnete sie, aber im selben Moment sprang Nikita herzu und versperrte ihm den Weg.
„Wohin wollen Sie? Das ist nicht erlaubt!“ sagte er. „Es ist Zeit für die Nachtruhe!“
„Ich will aber nur für einen Augenblick auf dem Hof umhergehen!“ antwortete Andrej Jefimytsch verdutzt.
„Das ist nicht erlaubt, nicht angeordnet. Sie wissen selbst.“ Nikita schlug die Tür zu und lehnte sich mit dem Rücken an sie.
„Wenn ich aber hinausgehe, wem macht das schon etwas aus?“ fragte Andrej Jefimytsch, mit den Achseln zuckend. „Ich verstehe nicht! Nikita, ich muss hinausgehen!“ sagte er mit zitternder Stimme. „Ich muss mal!“
„Führen Sie keine Unordnung ein, das ist schlecht!“ sagte Nikita belehrend.
„Weiß der Teufel, was das soll!“ schrie plötzlich Iwan Dmitritsch und sprang auf. „Wer gibt ihm das Recht, den Weg zu versperren? Wie können die sich erdreisten, uns hier festzuhalten? Im Gesetz ist, wie mir scheint, klar gesagt, dass niemand seiner Freiheit beraubt werden kann ohne Gericht! Das ist Gewalt! Willkür!“

„Natürlich, Willkür!“ sagte Andrej Jefimytsch, ermutigt durch das Geschrei Iwan Dmitritschts. „Ich muss mal, ich muss hinausgehen! Er hat kein Recht! Lass mich hinaus, sagt man dir!“
„Hörst du, du dumpfes Vieh?“ schrie Iwan Dmitritsch und schlug mit der Faust gegen die Tür. „Mach auf, sonst zerschlage ich die Tür! Schinderhannes!“
„Mach auf!“ schrie Andrej Jefimytsch, am ganzen Leibe zitternd. „Ich verlange es!“
„Sag’s noch mal!“ antwortete auf der anderen Seite der Tür Nikita. „Sag’s noch mal!“
„Lauf wenigstens zu Jewgenij Fjodorowitsch und rufe ihn her! Sag’, dass ich ihn bitte zu kommen… für einen Augenblick!“
„Morgen kommen sie sowieso.“
„Man wird uns niemals hinauslassen!“ fuhr inzwischen Iwan Dmitritsch fort. „Man wird uns hier verjagen! Oh, Herr im Himmel, gibt es auf dieser Welt wirklich keine Hölle, und diesen Lumpen wird vergeben? Wo bleibt da die Gerechtigkeit? Mach auf, du Lump, ich ersticke!“ schrie er mit lauter Stimme und warf sich gegen die Tür. „Ich zertrümmere mir den Schädel! Mörder!“
Nikita öffnete rasch die Tür, mit beiden Armen und mit dem Knie stieß er Andrej Jefimytsch zurück, danach holte er aus und schlug ihn mit der Faust ins Gesicht. Andrej Jemimytsch deuchte, dass eine riesige Salzwelle ihn mit dem Kopf bedeckte und zum Bett schleppte; tatsächlich, im Mund war es sehr salzig; wahrscheinlich bluteten die Zähne. Er wünschte wieder aufzutauchen, ruderte mit den Armen und packte jemandes Bett, und da spürte er, wie ihn Nikita zweimal auf den Rücken schlug.
Laut schrie Iwan Dmitritsch auf. Wahrscheinlich bekam auch er Schläge.
Dann wurde es still. Spärliches Mondlicht drang durch die Gitter, auf dem Fußboden Schatten wie ein Netz. Es war schrecklich. Andrej Jefimytsch legte sich hin und hielt den Atem an; ängstlich wartete er darauf, dass man ihn noch einmal schlagen könnte. Jemand ergriff eine Sichel, stieß sie in ihn und drehte sie mehrmals in der Brust und in den Därmen um. Vor Schmerz biss er in das Kopfkissen, er biss die Zähne zusammen, und plötzlich inmitten des Chaos tauchte in seinem Kopf ein schrecklicher, unerträglicher Gedanke auf, dass genau denselben Schmerz jahrelang, tagein, tagaus, diese Leute verspürt haben, die ihm jetzt im Mondlicht wie schwarze Schatten vorkamen. Wie konnte es passieren, dass er das im Verlaufe von mehr als zwanzig Jahren nicht wusste und nicht wissen wollte? Er wusste nicht, und hatte keinen Begriff vom Schmerz, das heißt, er hat keine Schuld, aber das Gewissen, es ist ebenso widerspenstig und grob wie Nikita, es ließ ihn kalt werden vom Nacken bis zu den Fersen. Er sprang auf, wollte mit aller Kraft schreien und schneller laufen, um Nikita umzubringen, dann Chobotow, den Aufseher und den Feldscher, danach sich selbst, aber aus seiner Brust kam kein einziger Ton, und die Beine gehorchten nicht; keuchend zerrte er auf der Brust am Kittel und am Hemd, zerriss sie, und ohne Gefühl stürzte er auf das Bett.
Am Morgen des anderen Tages tat ihm der Kopf weh, es pfiff in den Ohren, und im ganzen Körper ein Unwohlsein. Er schämte sich wegen seiner gestrigen Schwäche. Er war gestern kleinmütig und hatte sogar vor dem Mond Angst. Aufrichtig sprach er seine Gefühle und Gedanken aus, die er bei sich früher noch nie vermutet hatte. So

z. B. die Gedanken über die Unzufriedenheit des philosophierenden Kroppzeugs. Aber jetzt war ihm alles egal.
Er aß nicht, er trank nicht, er lag unbeweglich und schwieg.
„Mir ist alles egal“, dachte er, als man ihm Fragen stellte. „Ich werde nicht antworten… Mir ist alles egal.“
Nach dem Mittagessen kam Michail Awernjanytsch und brachte ein Viertelchen Tee und ein Pfund Marmelade. Darjuschka kam ebenfalls und stand eine ganze Stunde lang an seinem Bett mit dem Ausdruck dumpfen Leidens auf dem Gesicht. Es besuchte ihn auch Doktor Chobotow. Er brachte ein Gläschen Kaliumbromid mit und befahl Nikita, im Krankenzimmer irgendetwas zu rauchen.
Gegen Abend starb Andrej Jefimytsch an Schlaganfall. Zuerst hatte er Schüttelfrost und ihm war übel; etwas Ekelerregendes durchdrang, wie es schien, den ganzen Körper und sogar die Finger, es zog vom Magen zum Kopf und ergoss sich in Augen und Ohren. Die Augen verfärbten sich grün. Andrej Jefimytsch fühlte sein Ende nahen und dachte daran, dass Iwan Dmitritsch, Michail Awerjanytsch und Millionen Menschen an die Unsterblichkeit glauben. Und wenn es sie doch gibt? Aber er wollte keine Unsterblichkeit, und er dachte an sie nur einen Augenblick. Eine Herde von Hirschen, ungewöhnlich schönen und grandiosen, von denen er gestern gelesen hatte, zog an ihm vorüber; danach streckte ihm eine Alte die Hand mit einem eingeschriebenen Brief hin… Irgendetwas sagte Michail Awerjanytsch. Dann verschwanden alle, und Andrej Jefimytsch schlief für immer ein.
Es kamen die Männer, nahmen ihn bei Händen und Füßen und trugen ihn in die Kapelle. Dort lag er mit geöffneten Augen auf dem Tisch, und nachts beschien ihn der Mond. Am Morgen kam Sergej Sergejewitsch, betete fromm zum Kruzifix und schloss seinem ehemaligen Chef die Augen.
Am dritten Tag wurde Andrej Jefimytsch beigesetzt. Zur Beerdigung erschienen nur Michail Awerjanytsch und Darjuschka.“

Und hier ist Material, das noch brutaler und härter ist. Aber hier geht es schon um unsere Zeit, eine nicht so weit entfernte, die sowjetische Zeit. Vor mir liegt das Buch von Wladimir Wyssotzkij „Der Wind kehrt zurück…“ (Moskau. Verlag Politische Philosophie „Original“, 1990). Der bekannte sowjetische Verteidiger W. Bukowskij wurde im Jahre 1972 zu 7 Jahren Freiheitsentzug und zu fünf Jahren Verbannung verurteilt. Im Dezember 1976 wurde er gegen den Ersten Sekretär der Kommunistischen Partei Chiles Luis Corvalán ausgetauscht. Irgendwer von den Humoristen reagierte auf diesen Austausch mit folgendem Couplet:

Man tauschte einen „Strolch“
gegen Luis Corválan.
Wo findet man eine solche Hu…,
um sie gegen Lena einzutauschen!

Bukowskij war es „vergönnt“, nicht nur zu spüren, was ein sowjetisches Gefängnis ist, sondern sich auch im Leningrader Spezialkrankenhaus in der Arsenalnaja Straße zu „erholen“, wohin man ihn im Jahre 1963 aus dem Gefängnis Lefortowo verlegt hatte. Ich denke, für den Leser wird es interessant sein, an eine Seite unserer gar nicht fernen Vergangenheit erinnert zu werden. Deshalb werde ich, ohne mir Gewissensbisse zu machen, ein mehrseitiges Zitat (S. 146 – 167 des erwähnten Buches) aus den Erinnerungen von Wladimir Konstantinowitsch anzuführen:

„Mir selbst ist es jetzt komisch, mich daran zu erinnern, wie ich mich gefreut habe, als ich erfuhr, dass das Gutachten mich für unzurechnungsfähig erklärte. Vom Leningrader Spezialkrankenhaus in der Arsenalnaja hörte ich bereits eine ganze Menge, hauptsächlich von Alik Wolpin. Aus seinen Erzählungen war zu entnehmen, dass es weitaus günstiger war, dorthin zu kommen als in ein Konzentrationslager. Zur Arbeit treibt man nicht, dennoch gibt es besseres Essen als in den Lagern, wenn jemand ärztliche Behandlung braucht, kümmert sich niemand, es gibt keinen Karzer, am Tage kann man schlafen, Besuchszeit ist jeden Monat, und man sogar von Hause Bücher bekommen. Alik erzählte, dass zu seiner Zeit dort nur Politische gesessen hätten, völlig normale Leute. Mit vielen seiner Mitgefangenen machte er mich bereits im Jahre 1961 bekannt, und alle erzählten dasselbe."

Zu Stalins Zeiten in ein psychiatrisches Krankenhaus zu kommen hielt man fast für die Rettung, und einige Psychiater retteten dort bewusst Menschen. Zwar forderte man zu allen Zeiten, Reue zu zeigen, die Schuld einzugestehen und mit der Diagnose einverstanden zu sein. Man forderte einzugestehen, dass das Verbrechen unter dem Einfluss einer Krankheit begangen wurde, und dank dem Aufenthalt im Krankenhaus verschwand dieser Zustand. Ohne ein solches Eingeständnis konnten die Ärzte nicht gesundschreiben, und das Gericht nicht freilassen: Es gab nichts, womit man beweisen konnte, dass der Kranke tatsächlich nicht mehr gefährlich ist. Zu Stalins Zeiten aber hat dieser Umstand kaum jemanden stutzig gemacht: Im Ermittlungsverfahren presste man aus den Leuten nicht nur solche Eingeständnisse heraus. Nicht im Geringsten machte auch die Bezeichnung des Verrückten stutzig. Im Gegenteil, unter den Bedingungen des Terrors war das einfach die Rettung - des Verrückten. zumindest erschießt man ihn nicht. Nur Wolpin, der pathologisch nicht lügen konnte, dachte sich eine komplizierte logische Formel aus, die ihm erlaubte, formal etwas eingestehend, faktisch aber nichts zuzugeben. Mit einem Wort, irgendein logischer Kompromiss, der ihn zufrieden stellte.

Offen Halsstarrigkeit zu bekunden galt als gefährlich: Einen solchen Menschen konnte man den chronisch Kranken zurechnen, ihn in eine Kolonie für chronisch Kranke einweisen, nach Sytschewka, woraus es kein Entkommen gab. Außer diesem Sytschewka gab es im Lande nur drei Spezialkrankenhäuser: in Leningrad, Kasan und in Rybinsk. Das Letztere für die, die bereits im Lager krank geworden waren.

Kurz vor meiner Verhaftung erklärte irgendwo Chruschtschow, dass wir in der UdSSR keine politischen Gefangenen mehr haben, es gibt niemanden, der mit der Gesellschaftsordnung unzufrieden wäre, und die wenigen, die eine solche Unzufriedenheit äußern, sind einfach psychisch kranke Menschen. Selten war da jemand, der die Worte Chruschtschows ernst nahm, welchen Quatsch er auch schwatzte… Jedoch war das nicht einfach ein turnusmäßiger Scherz des Premiers, sondern durch eine Direktive bedeutete das auch eine Wende in der Strafpolitik. Chruschtschow, der die Stalinschen Verbrechen entlarvt hatte, konnte nicht zu den Zeiten des Terrors, zu den

Schauprozessen und Massenverhaftungen zurückkehren. Innerhalb des Landes und besonders im Ausland würde das ziemlich heftige Reaktionen ausgelöst haben. Zusammen damit fürchtete er panisch dasselbe Tauwetter, das, der bösen Ironie der Geschichte zufolge, bis heute seinen Namen trägt. Es wurde die Parteidisziplin erschüttert, auf den Plan kamen irgendwelche Neomarxisten. Versuche sie in einem Schauprozess vor Gericht zu stellen, und das Geschrei wird groß sein. Und wie will man solche Prozesse organisieren, wenn man die Folter nicht anwendet? Die Stalinschen Zeiten in ihrem vollen Umfang zurückholen konnte und wollte Chruschtschow nicht. Alle hatte begriffen, womit das endet.
Noch etwas Wichtiges zog Chruschtschow in Erwägung. Er plante ernsthaft, den Kommunismus aufzubauen, und das bedeutete: Die Kirche verschwindet völlig; es zieht die ideologische Einheit ein, die von Stalin bereits mittels Terror erreicht worden ist; ganz von selbst, ohne besondere Aufwendungen entsteht ein Überfluss; es verschwindet die Kriminalität und allmählich stirbt der Staat ab. Wenn das mit der Kirche noch relativ einfach war – sie werden geschlossen und fertig, wenn er den Überfluss ernsthaft über die Chemisierung zu erreichen hoffte durch den vermehrten Anbau von Mais und durch die technische Hilfe des Westens, so hatte das mit der Kriminalität einen Haken. Sie ging nicht zurück, sondern, im Gegenteil, nahm noch zu. Von der Einheit musste man nicht sprechen: Gerade hatten in Alexandrowa, Muroma, Nowotscherkassk Aufstände stattgefunden. Die Intelligenz ist ins Wanken geraten. Wie das? Chruschtschow, streng die marxistisch-leninistische Lehre befolgend, gelangte zu dem Schluss, dass es bei den Menschen kein antisozialistisches Bewusstsein geben darf. Das Bewusstsein wird vom Sein bestimmt, und logischerweise konnte es in der Gesellschaft des Maisüberflusses keine Kriminalität geben. Es konnte auch kein Andersdenken geben. Es drängt sich eine sehr einfache Schlussfolgerung auf: Wenn diese Erscheinungen nicht als Erbe der Vergangenheit oder als Diversion des Weltimperialismus erklärt werden können, ist das einfach das Auftauchen einer psychischen Krankheit, und davon wird, wie bekannt, niemand allein durch das kommunistische Sein geheilt. Nach allen Berechnungen klappte es bei Chruschtschow, dass er tatsächlich 1980 den letzten Verbrecher zeigen wird. (Den letzen Verrückten zu zeigen hat er nicht versprochen.)
Jurastudenten hat man in den Vorlesungen bereits erläutert, dass ihr Beruf ein absterbender ist, und die Zulassungen zu den juristischen Fakultäten wurden verringert. Der Staat wird bald die Dienste von Juristen nicht mehr benötigen, und ihre Pflichten werden teilweise von Kameradschaftsgerichten, teilweise von Psychiatern wahrgenommen werden. Irgendwo im Lande ging man daran, die Gefängnisse zu schließen – sie sind das Erbe der finsteren Zeiten des Zarismus, die Zahl der speziellen psychiatrischen Krankenhäuser wuchs an wie Hefeteig. Über die Kirchen wurde ein spezieller Beschluss des ZK gefasst, sie im Laufe von zehn Jahren abzureißen. Die Intelligenz hat man auf leichte Art durch ein Ideologisches Plenum eingestimmt. Der KGB erhielt anstelle der Stalinschen These von der Verschärfung des Klassenkampfes eine neue ideologische Richtlinie – über die Verschärfung psychischer Erkrankungen infolge des Aufbaus des Kommunismus.

Der KGB hatte seine Schwierigkeiten. Zu allen Zeiten, sogar auf dem Höhepunkt der Stalinschen Gesetzlosigkeit forderte man von ihm, dass die Verhafteten ihre Schuld eingestanden, bereuten, sich ideologisch entwaffneten und ihre Verirrungen verurteilten. Damals wurde das relativ leicht erreicht: durch Schläge, nächtliche Verhöre, Folter. Jetzt jedoch sind die Zeiten des poststalinschen Humanismus angebrochen: Man erlaubte nicht, die Untersuchungshäftlinge zu schlagen und zu foltern. Und wenn es nicht gelang, einen Untersuchungsgefangenen einzuschüchtern, zu überreden oder irgendwie zu erpressen, dann wurde geschlussfolgert, dass der Untersuchungsrichter seiner Arbeit nicht gewachsen war, den Gegner ideologisch nicht abrüsten konnte. Zwei - drei solcher erfolgloser Fälle, und man konnte aus dem KGB wegen Unfähigkeit hinausfliegen. Besonders schlimm war es, wenn eine bekannte Person oder ein Neomarxist oder ein Rechtgläubiger nicht bereuen wollte. Nun, wie sollte man ihn vor ein Gericht bringen? Das war ganz und gar nicht schön. Es veränderte sich auch die quantitative Forderung: Wenn es früher ausreichte, soviel wie möglich Konterrevolutionäre, Spione, Diversanten oder andere Feinde des Volkes zu ergreifen, so wurde jeder dieser Fälle oben als Mangel an Erziehungsarbeit unter den Massen betrachtet, und die örtliche Parteileitung, mit ihr zusammen der KGB, konnte eins auf den Deckel kriegen wegen Pflichtvergessenheit. Die Sache lag anders, wenn es einen Psycho betraf, hier war niemand schuld.
Wenn alles nach dem Generalplan der Partei gegangen wäre, würde die Kriminalität bei uns völlig verschwunden sein, und anstelle des Massenterrors der Spionomanie und anderer Gebrechen des Personenkults sähen wir einander mit banger Miene an – Psycho oder nicht Psycho? Dutzende Millionen zeitweise erkrankter Bürger einschließlich einiger Mitglieder des Politbüros würden sich nach kurzer Behandlung wieder in die gesunden Reihen der Erbauer des Kommunismus einfügen. Und, wer weiß, vielleicht würden auch solche Zeiten anbrechen, in denen man zwei Drittel irgendeines XXVII. Parteitages auf leichte Art und Weise von einer schwach verlaufenden Schizophrenie heilen müsste.
Bislang aber sind alle zufrieden: sowohl der KGB, als auch die Parteispitze, als auch Chruschtschow, die Psychiater und wir selbst auch. Einige Dutzende Menschen – fast alle, die in dieser Zeit wegen politischer Beschuldigungen inhaftiert waren, waren Psychos, und fast alle freuten sich: Wir kommen nicht in ein KZ. Es gab zwar einige Ausnahmen. Ein gewisser Kowalskij, ein Arzt und Psychiater aus Murmansk, der wegen antisowjetischer Propaganda inhaftiert war wie die Mehrheit von uns, hatte sich ganz und gar nicht gefreut. „Schwachköpfe“, sagte er, „worüber freut ihr euch? Wisst ihr nicht, was ein psychiatrisches Krankenhaus ist?“ Um uns anschaulich zu zeigen, vielleicht auch aus Vergnügen, begann er uns zu beweisen, dass wir tatsächlich Psychos sind. Vor allem deswegen, weil wir uns im Konflikt mit der Gesellschaft befanden. Ein normaler Mensch passt sich an die Gesellschaft an. Deshalb, weil wir um dummer Ideen willen unsere Freiheit aufs Spiel setzen, die Interessen der Familie und die Karriere mit Füßen treten.
„Das“, erklärte er uns, „nennt man eine superwertvolle Idee. Ein primäres Anzeichen einer paranoiden Entwicklung des Menschen.“
„Und du, bist du selber auch ein Psycho?“ fragten wir.

„Natürlich, ein Psycho", pflichtete er freudig bei, „nur habe ich das bereits erkannt und bin deshalb fast geheilt, ihr aber noch nicht, euch steht die Behandlung noch bevor."

Unsere Experten urteilen direkt nach diesem Schema. Meine leitende Ärztin sah ich zweimal, nicht mehr, und sie sagte ungefähr dasselbe. Dann wurde ich zur Kommission gerufen, wo man mir dieselben Fragen stellte, warum ich im Konflikt mit der Gesellschaft gestanden habe, mit den bei uns geltenden Lebensnormen, warum meine Überzeugungen mir wichtiger als alles andere seien, wichtiger als die Freiheit, das Studium, der Seelenfriede der Mutter? So bin ich eben auf diesen Majakowskijplatz gelaufen, obwohl ich wusste, dass es verboten ist, denn man hatte uns gewarnt. Warum bin ich trotzdem dorthin gegangen? Warum habe ich ein Studium an der Universität aufgenommen?

Tatsächlich war es nicht so einfach, auf diese Fragen zu antworten. Wenn ich sage, dass an meinem Konflikt mit der Gesellschaft die Gesellschaft schuld ist, wird es heißen, dass alle um mich herum im Unrecht sind und nur ich allein im Recht bin. Klare Sache, ich, das ist die Schlussfolgerung, bin verrückt. Und was soll ich zu meinen Überzeugungen sagen? Jemand von den Jungs führte das Beispiel Lenins an, der auch im Konflikt mit der Gesellschaft stand und wegen seiner Überzeugungen in die Verbannung gekommen war. Für den Psychiater ist das aber keine Erklärung, und alles, was du als Folge dieser Antwort bekommst, ist eine Eintragung in die Krankengeschichte: „Er leidet unter Größenwahn, vergleicht sich mit Lenin." Wie du es auch drehen und wenden magst, jede beliebige normale, ehrliche Antwort ist nur ein Beweis für deine Krankheit. Und wenn du von den Verfolgungen durch den KGB redest, ist der Verfolgungswahn eine besiegelte Sache. Und als man mich am Ende fragte, ob ich mich selbst als krank einschätze, hat meine negative Antwort nichts bewiesen, denn welcher Verrückte hält sich selber für verrückt?

Wir machten für die Ärzte die Aufgabe noch leichter, obwohl wir selbst nicht begriffen hatten, denn wir führten das fröhlichste Leben in unserem politischen Isolator in der vierten Abteilung des Instituts Serbskij.

Nach vielen Monaten des Zellendaseins und der vollständigen Isolation in Lefortowo gleich so viele Gesinnungsgenossen, die aus allen Gegenden des Landes herbeigeschafft worden sind, anzutreffen, mit ihnen Neuigkeiten, Anekdoten und Witze auszutauschen, war einfach ein Fest. Jeder erzählte von seinem Fall, von Freunden, von Plänen, und vielen kam es nicht in den Sinn, dass die alten Weiber von Krankenpflegerinnen alles aufschnappten und den Ärzten berichteten. Ich erinnere mich, dass ich den Jungs von einem Buch über Chiromantie erzählte, das ich vor der Verhaftung gelesen hatte, und erst später erfuhr, dass das auch ein Symptom meiner Krankheit ist. Dann erklärte Serjosha Klimow, einer der Jungs, wegen eigener Gründe den Hungerstreik. Man isolierte ihn einige Tage nicht, und er lag weiter in derselben Zelle, in der wir alle am Tisch aßen. Schließlich empörten wir uns und erklärten allesamt den Hungerstreik, forderten, ihn zu isolieren, damit er nicht zusehen müsse, wie wir äßen, und sich nicht quälte. Unser Hungerstreik war auch ein Krankheitssymptom.

Übrigens fürchteten wir uns nicht im geringsten, Psychos zu sein, im Gegenteil, wir waren froh darüber: Mögen uns diese Dummköpfe für Psychos halten – umgekehrt wird ein Schuh daraus – mögen diese Psychos uns für Dummköpfe halten. Wir erinnerten uns an alle Bücher über Verrückte, an Tschechow, Gogol, Akutagawa und natürlich an den „Braven Soldaten Schwejk". Aus ganzer Seele lachten wir über die Ärzte und über uns selbst.

Nur einer von uns, Arkadij Singh, nahm das alles tragisch. Seiner Herkunft nach war er Inder, von Kindheit an aber lebte er in der UdSSR, in Swerdlowsk. Er arbeitete als Ingenieur. Etwa zwanzig Jahre konnte er keine Wohnung bekommen und hauste mit seiner Frau irgendwo in einem Keller. Nachdem er schließlich Geduld und Hoffnung verloren hatte, fertigte er ein Plakat „antisowjetischen Inhalts" und ging mit diesem zur Gebietsparteileitung. Um ihn herum hatte sich eine große Menge versammelt, die einen bemitleideten ihn, andere waren nur neugierig zu erfahren, wie das endet. Die Menge wuchs an, und die Sache nahm schon Formen einer Demonstration an. Die Behörden begannen unruhig zu werden, höflich lud man Arkadij ein, in die Gebietsleitung zu kommen, man unterhielt sich freundschaftlich, man versprach, eine Wohnung zu besorgen, und dann führte man ihn durch einen Hintereingang hinaus, setzte ihn in ein Auto, um quasi nicht die Menge zu erregen, und brachte ihn direkt in das KGB-Gefängnis.

Und dieser Singh hat, als er erfuhr, dass man ihn für einen Verrückten erklärte, fast tatsächlich den Verstand verloren. „Wie geht das zu?" meinte er. „Mich haben Fachärzte untersucht. Sie wissen es besser. Und wenn sie festgestellt haben, dass ich verrückt bin, heißt das, dass es so ist. Selbst kann ich das gar nicht feststellen." Er fragte uns ständig, ob wir an ihm nicht irgendwelche Schrullen bemerken. Zu allem Überfluss zählte er auf, welche Symptome er an sich entdeckt hätte, und seine Nerven lagen so blank, dass sein ganzer Körper von Ekzemen bedeckt wurde.

Interessant ist, dass in dieser Zeit einige Personen zur Begutachtung wegen Wirtschaftssachen und wegen Unterschlagung da waren, aber kein einziger von ihnen wurde als krank eingestuft. Zu Herbstbeginn wurde unsere ganze fröhliche Gesellschaft der Politpsychos nach Lefortowo verbracht, und dort stellte sich der erste unangenehme Umstand heraus: Vor Gericht wurde niemand vorgeladen, alle wurden in Abwesenheit verurteilt. Meine Hoffnungen, meine Richter zu Gesicht zu bekommen, um ihnen alles zu sagen, was sich angestaut hatte, brachen zusammen, Ich hatte nicht vor, mich zu rechtfertigen, ich wollte anklagen. Und ich bereitete mich darauf vor, es so zu machen, dass sie wiederum mit mir straflos abrechnen, und diese Ohnmacht war am schlimmsten.

Wenn auch formal, dem Gesetz nach musste das Gericht alles in vollem Umfang durchführen: die Verhöre der Zeugen und die Prüfung der Beweise – tatsächlich nahm die Prozedur nicht mehr als eine Stunde in Anspruch. Man verlas die Anklage, danach die Gutachten der Experten, und man fasste den Beschluss über die Verschickung zur unbefristeten Zwangsbehandlung. Davon erfuhr ich erst von der Mutter, als man sie zur Sprechzeit im September vorließ. Das Wiedersehen war ein sehr kurzes, es dauerte nur eine Stunde, und alles spielte sich in Anwesenheit eines Aufsehers ab, der stets und ständig unser Gespräch unterbrach. Es fand in einem Zimmer statt, das von einem großen Tisch geteilt wurde. Auf einer Seite des Tisches ich, auf der anderen die Mutter. Etwas zu übergeben oder gar einander zu berühren war streng verboten. Die Mut-

ter war erschreckt von dieser ganzen Situation, und sie wagte kaum zu sprechen. So gut ich konnte, versuchte ich sie zu beruhigen. Ich selbst krümmte mich buchstäblich vor ohnmächtigem Zorn.
Offiziell galt ich bereits als krank, nicht verantwortlich für meine Handlungen, es dachte jedoch niemand daran, mich in ein Krankenhaus einzuweisen, wir alle saßen weiterhin in Lefortowo. Man sagte uns, dass es noch keine Order für das Krankenhaus gäbe und im Krankenhaus keine freien Plätze vorhanden wären. Erst gegen Jahresende, im Dezember, brachte man uns – die einen nach Leningrad, die anderen nach Kasan. Eine schwierige Sache ist das im Gefängnis, der Abschied von denen, mit denen man Freundschaft geschlossen hat. Wer weiß, ob wir uns noch einmal wiedersehen…
In Leningrad trafen wir gegen Abend ein, und man jagte uns sofort ins Bad. Dort schnitten uns die Krankenwärter als erste Amtshandlung die Haare ab, nicht nur auf dem Kopf, sondern auch in den Achselhöhlen und rasierten das Schamhaar ab. Und alles mit ein und derselben Maschine. Sergej Klimow war ein starker Bart gewachsen – er wurde abrasiert. Er wollte widersprechen: „Könnt ihr nicht wenigstens die Maschine wechseln!“ Von wegen – was da dem Verrückten für eine Grille in den Kopf steigt. Man schnürte ihn zusammen, verpasste ihm einen leichten Rippenstoß: Mach keine Dummheiten! Wir sehen, die Sache steht nicht zum besten. Die Krankenwärter sind Kriminelle, die man anstelle des Lagers hierher zum Dienst geschickt hat, um die Zeit abzusitzen. Böse wie Hunde, und es ist ein Glück, wenn man an jemandem ungestraft sein Mütchen kühlen kann. Man kleidete uns in die gewöhnliche Arrestrobe, nahm alle Sachen weg, verteilte uns auf die Zellen. Man konnte vermuten, dass alle Neuankömmlinge zunächst im ersten Gebäude, in der Beobachtungsabteilung, untergebracht wurden.
Bis zum Jahre 1948 etwa gab es hier nur ein Gefängnis. Die Gebäude sind alt, die Zellen feucht und kalt. In den Zellen sind jeweils drei Häftlinge untergebracht. Gewöhnliche Zellen, so wie in Lefortowo, mit einem Gucklock und einer Essensklappe. Am Fenster Gitter. Nur eine Toilette gibt es nicht, nicht einmal einen Kübel gibt es: Es gehört sich für Psychos nicht, unter den Händen schwere Gegenstände zu haben. Will man sich erleichtern, muss man an die Tür klopfen und den Aufseher bitten, in die allgemeine Toilette am Ende des Korridors geführt zu werden. Mal hat der keine Zeit, mal ist er zu faul.
„Was klopfst du?“ schreit er von weitem.
„Zur Toilette!“
„Wart’s ab!“
Was soll das ‘wart’s ab’. Du klopfst wieder.
„Mit deinem Geklopfe raubst du mir den letzten Nerv! Ich brech’ dir alle Rippen!“
„Zur Toilette müsste ich, Chef. Es ist nicht mehr auszuhalten!“
„Schiff’ auf den Fußboden!“ Und so geht das den ganzen Tag. Es geht ihm ziemlich auf die Nerven, er hetzt die Krankenwärter auf, und froh wirst du nicht dabei, dass du um Erlaubnis gefragt hast.
In der Zelle, in die ich kam, saßen schon zwei. Am Morgen begann einer, kaum dass er sich den Schlaf aus den Augen gerieben hatte, Losungen hinauszuschreien: „Schluss mit der bolschewistischen Sklaverei! Den Jungs ein Sakrament der Freiheit

und Amnestie! Eine freie, unabhängige, selbstständige Ukraine! Wir fordern für die Jungs Joppen, Hosen, Säbel!"
Er schrie den ganzen Tag, ohne aufzuhören, bis zur Nachtruhe. Später erfuhr ich, dass er siebzehn Jahre im Gefängnis von Wladimir wegen des ukrainischen „bürgerlichen Nationalismus" abgesessen hat und verrückt geworden ist. Man schlug ihn jeden Tag unbarmherzig, die Aufseher hatten es satt, sein Geschrei zu hören. Sie schließen die Tür auf, und sechs Mann, alles Krankenwärter, richtige Köter, stürzen herein. Am ersten Tag erdreistete ich mich, mich für ihn einzusetzen, aber ich bekam eine solche Ohrfeige, dass ich unter das Bett flog, so dass ich kaum wieder hervorkriechen konnte. Helfen konnte ich ihm mit nichts, aber schweigend zuzusehen, wie man ihn foltert, dazu war ich nicht imstande.
Ein anderer Nachbar mischte sich um nichts in der Welt ein, er lächelte den ganzen Tag glückselig. Er saß, weil er seine Kinder umgebracht hatte. Er war vom Wahn besessen, alles zu verschlucken. Gleich nach dem Mord an seinen Kindern schnitt er sich die Ohren ab und aß sie auf. Schon im Krankenhaus verschluckte er ein Schachspiel, zum Essen gab man ihm auch keinen Löffel, damit er ihn nicht aufaß.
Es gab einen Moment, da glaubte ich, dass ich aus dieser Zelle nicht mehr herauskomme. Jeden Tag, wenn man gewaltsam eindrang, um meinen Nachbarn zu schlagen, habe ich wie ein Blödmann es wieder versucht, sie aufzuhalten, und natürlich bekam ich meine Portion ab. Es war unerträglich, mit ansehen zu müssen, wie man ihn verprügelte, manchmal sogar mit den Füßen trat. Nach der hier eingeführten Ordnung führten die Krankenschwestern ein Journal zur Beobachtung der Kranken. Um die blauen Flecken, Schrammen und andere Spuren der Schläge zu erklären, schrieben die Schwestern auf, dass der Kranke „in Erregung geraten sei" und sich auf die Krankenwärter gestürzt habe. Am nächsten Tag verordnete der Arzt, nachdem er im Journal eine solche Notiz gesehen hatte, dem Kranken Spritzen mit Sulfasin oder Aminasin. Meinen Nachbarn hat man zu allem Überfluss auch noch rücksichtslos gespritzt. Als er versuchte, sich den Spritzen zu widersetzen, hat man ihn wiederum geschlagen. Es war ein Teufelskreis. Natürlich haben ihn weder Schläge, noch Spritzen verändern können, er schrie weiterhin seine endlosen Losungen, nur wurden sie leiser und leiser von Tag zu Tag und verstummten dann gänzlich. Ich mit meinem dummen Beistand riskierte auch, in diesen Teufelskreis zu geraten und von hier nie wieder herauszukommen.
Im psychiatrischen Krankenhaus ist der eigentliche Hausherr das untere Dienstpersonal: Krankenwärter, Schwestern, Aufseher. Das ist ein richtiger Clan, und wenn man mit ihm nicht auf gutem Fuße steht, wird man geschlagen, gepeinigt. Ärzte mischen sich in diese Angelegenheiten nicht ein und verlassen sich völlig auf die Berichte der Schwestern. Die ersten zwei Monate etwa sind die wichtigsten. Es wird eine bestimmte Reputation festgelegt, die zu verändern schwierig ist. Die Schwestern, die zu faul sind, sich um die Kranken zu kümmern, schreiben Tag für Tag etwa ein und dasselbe, dabei schreiben sie von früheren Berichten ab, deshalb muss man es verstehen, ihnen von Anfang klar zu machen, dass man gesund ist und mit allen gut auskommen kann. Und wenn das gelingt, wird es auch leichter.

Ich weiß nicht, wie das alles ausgegangen wäre, wenn man mich nicht in eine andere Zelle verlegt hätte. Wahrscheinlich waren es die Krankenwärter überdrüssig, dass ich sie jeden Tag bei ihren Verrichtungen störe. Es gab auch einen anderen Grund: Ich bekam plötzlich einen Brief von der Mutter, in dem sie schrieb, dass sie mich in den nächsten Tagen besuchen kommt. Als mir die Krankenschwester den Brief gab, fragte sie plötzlich mit liebenswürdigem Lächeln nach meiner Mutter, wer sie sei, wo sie arbeitet, wer der Vater ist und so weiter. Aus allem wurde ersichtlich, dass sie den Brief gelesen hatte. Gewöhnlich lesen die Ärzte die Briefe und geben sie geöffnet an die Kranken weiter. Ich begriff sofort, was es damit auf sich hatte. Schon seit langem hatte ich bemerkt, dass für Menschen, die nicht in Moskau wohnen, jeder x-beliebige Einwohner Moskaus fast ein Mitglied der Regierung ist. Aus der Ferne scheint es ihnen, dass wir dort alle beieinander wohnen, und wenn wir wollen, können wir alles haben. Als ich einst auf Expedition in Sibirien war, reichte es schon aus, den dortigen Bewohnern zu sagen, dass ich aus Moskau bin, als sie auch schon begannen, mich mit einer gewissen Vorsicht und unerklärlicher Achtung zu betrachten, als wäre ich ein Revisor.

In der neuen Zelle saßen noch zwei Mörder. Der eine, ein fetter Mann von knapp fünfzig Jahren, hatte seine Mutter umgebracht und litt an Lachanfällen. Er begann mit einem spöttischen Lächeln, mit kurzen Lachern ohne jeden äußeren Anlass, die allmählich anschwollen, bis er nicht mehr aufhören konnte. Das Gesicht wurde puterrot, die Augen traten aus den Augenhöhlen, fast erstickte er, schluchzte und schluckte, und sein ganzer fetter Körper bebte vor haltlosem Lachen. In den Pausen zwischen den Anfällen lag er schweigend auf der Pritsche, mit niemandem sprach er, beantwortete keine Fragen und sah mich mit seinen bösen tränenden Augen an. Dann, als hätte er an mir etwas unerhört Lächerliches gesehen, wälzte er sich wieder vor Lachen, allmählich fast in Ohnmacht geratend. Ein anderer Mann, er hieß Kostja, hatte seine Frau ermordet und versuchte, sich selbst abzuschlachten. Auf seiner linken Brusthälfte war eine breite rote Schramme. Dieser Kostja quälte mich mit seinen Erzählungen über seine Frau, darüber, wie sie ihn hintergangen und wie er sich um sie gekümmert hat. Es war schwer zu unterscheiden, was in seinen Erzählungen Wahrheit war und was der Fieberfantasie entsprang. Seine Erzählungen waren wohl schlimmer als die Schreie und das Lachen.

Schreie waren ständig von allen Seiten zu hören. Das Gefängnis war irgendwie dürftig gebaut, man hörte sogar, wenn jemand auf anderen Etagen geschlagen wurde. In einer Zelle gegenüber schrie jemand von Zeit zu Zeit: „Die Ersten auf dem Mond werden die sowjetischen Kosmonauten sein! Die Ersten auf dem Mond werden die sowjetischen Kosmonauten sein!“ Offensichtlich reizten ihn die Mithäftlinge, denn mit jedem Mal schrie er lauter und lauter, bis ihn schließlich die Krankenwärter herauszerrten und sich daran machten, ihn zu schlagen. Später sah ich ihn. Tatsächlich, als Antwort auf die unerträglichen Prophezeiungen wiederholten seine Mithäftlinge leise: „Die amerikanischen…“, womit sie ihn zur vollkommenen Weißglut brachten. Die Krankenschwestern schrieben jedes Mal auf, dass er sich erregt hatte und spritzten ihm erbarmungslos Aminasin. Gegen Ende meines Aufenthalts in dieser Abteilung begegnete ich ihm beim Spaziergang. Finster ging er am Zaun entlang, und

in seinem ganzen Äußeren war so viel Enttäuschung, soviel Verachtung gegenüber der Menschheit, dass ich unwillkürlich fragte: „Na, welche Kosmonauten werden die Er-sten auf dem Mond sein?“
„Die Amerikaner“, brummte er, ohne mich dabei anzuschauen, mit vernehmlicher Unlust.
Einmal am Tage führte man uns zum Spaziergang – alle gemeinsam von allen Etagen des ersten Gebäudes. Eine dichte Menge von Geisteskranken in zerlumpter Kleidung, in zerrissenen Mützen, Matrosenjacken, Fußballschuhen, die vor dem Spaziergang ausgegeben wurden, wälzte sich auf einen besonderen Hof, der von einem Zaun umgeben war. Ein großer Teil der Inhaftierten waren Mörder. Politische Häftlinge machten weniger als 10 Prozent aus. Meine Freunde aus Lefortowo ließen die Köpfe hängen, und von dieser Ausgelassenheit, mit der wir von unserer Anerkennung als Psychos erfuhren, ist nicht die Spur übriggeblieben. Im Wesentlichen war das Leningrader Spezialkrankenhaus ein gewöhnliches Gefängnis mit Zelleninhalt, Beschränkungen in der Korrespondenz und Nahrung, mit Gittern, Stacheldraht, Zaun und bewaffneter Wachmannschaft. Bei der Flucht eines geistig Kranken durfte die Wachmannschaft theoretisch nicht schießen. Wie aber soll sie einen Psycho von einem Kriminellen aus der Wirtschaftsabteilung unterscheiden? Natürlich wird die Wache in jedem Falle schießen, was auch schon geschehen ist.
Neben den gewöhnlichen Gefängniserschwernissen waren da auch alle Belastungen eines psychiatrischen Krankenhauses: unbefristeter Arrest, zwangsweise Behandlung, Schläge und völlige Rechtlosigkeit. Es gab niemanden, bei dem man sich hätte beschweren können. Jede Beschwerde landete in deiner Krankengeschichte und wurde als Beweis deiner Geisteskrankheit gewertet. Niemand von uns war sich sicher, ob wir lebend wieder herauskommen. Einer der Jungs hat schon mehr abgekriegt als ich, einige begann man zu spritzen, anderen gab man Tabletten. Es war jetzt gar nicht so einfach zu beweisen, dass du gesund bist oder wenigstens auf dem Wege der Gesundung bist. Wer von den Ärzten hatte schon Lust, ein Gutachten der Kollegen zu widerlegen oder die Verantwortung auf sich zu nehmen, dich gesundzuschreiben. Weitaus leichter war es, auf dem eingefahrenen Wege zu gehen. Es war bekannt, dass, wenn es auch sich um eine formal unbefristete Gefangenschaft handelt, die Praxis doch so aussah, dass man Mörder gewöhnlich für fünf-sechs Jahre sitzen lässt, unseren Bruder aber zwei-drei Jahre. Und das bei völliger Demut, bei Fehlen von Konflikten und schlimmen Einträgen im Beobachtungsjournal.
Etwa zweimal im Jahr kam aus Moskau eine zentrale Kommission, und ihr stellte man alle Kranken vor. Aber gesundschreiben konnte man nur diejenigen, die das Krankenhaus vorgeschlagen hatte. Es gab Fälle, in denen man solche Empfehlungen missachtete. Für die Gesundschreibung forderten die Ärzte von den Arretierten ganz offen das Eingeständnis ihrer Krankheit und die Verurteilung ihrer Handlungen. Das nannte sich bei ihnen „Kritik“, kritisches Verhalten zu seinen krankhaften Erscheinungen, und es diente als Beweis der Genesung.
Da saß hier schon seit 1956 Nikolaj Nikolajewitsch Samsonow, ein Geophysiker, Stalinpreis-Träger. Man hatte ihn festgesetzt wegen eines Briefes an das ZK, in dem

er eine konsequentere Entlarvung der Stalinschen Verbrechen gefordert hatte. Er lehnte es kategorisch ab, eben diese „Kritik“ zu üben, und nun saß er schon acht Jahre.
Was hat man mit ihn nicht schon alles gemacht: Spritzen, Schläge, Einsitzen bei den Tobsüchtigen. Die Gesundheit hat man ihm schon endgültig zugrunde gerichtet: Herz, Nieren, Magen – alles arbeitete nicht mehr einwandfrei, nur noch mit Störungen, hauptsächlich wegen der Nebenwirkungen der psychiatrischen Arzneien. Besonders im letzten Jahr machte man sich über ihn her, sagte, dass neue Hinweise eingegangen wären. Zur „Heilung der Erregten“, besser gesagt zur Bestrafung, wurden in der Hauptsache drei Mittel angewendet. Das erste war Aminasin. Davon fiel der Mensch in einen Winterschlaf, eine Art Betäubung, und er hörte auf zu begreifen, was mit ihm geschah. Das zweite war Sulfasin oder Schwefel. Dieses Mittel führte zu äußerst starken Schmerzen und zu Fieber, die Körpertemperatur stieg auf 40 -41° und hielt sich auf diesem Niveau. Das dritte war die „Einzwirnung“. Das galt als das schwerste Mittel. Für ein kleines Vergehen des Inhaftierten wurde er eng eingewickelt von den Füßen bis zu den Achseln mit einem feuchten zusammen gedrehten Laken oder mit Streifen aus Segeltuch. Während des Trocknens zog sich der Stoff zusammen und verursachte fürchterlichen Schmerz, ein Brennen im ganzen Körper. Gewöhnlich verloren die Delinquenten rasch das Bewusstsein, und zu den Pflichten der Krankenschwester gehörte es, sich um sie zu kümmern. Wer das Bewusstsein verloren hatte, dem lockerte man die Einschnürung, ließ ihn Luft schöpfen und zu sich kommen, und dann schnürte man ihn wiederum ein. Das konnte sich einige Male wiederholen.
Unter Berücksichtigung des im Krankenhaus herrschenden offenen Terrors und der Willkür, unserer völligen Rechtlosigkeit und des unkontrollierten Agierens der Krankenwärter, gingen wir buchstäblich am Rand des Abgrunds entlang und konnten uns jeden Augenblick hinabstürzen. Zwei der Jungs, beide saßen in einer Zelle, begannen vor langer Weile zu kämpfen. Einer von ihnen, als er sich ungeschickt umdrehte, verletzte sich am Heizkörper die Augenbraue und bat die Schwester um Jod. Hier schrieb man in das Journal der Beobachtungen, dass sie in Aufregung geraten waren. Beide bekamen Schwefelspritzen. Die ganze Zeit musste man auf der Hut sein, irgendwie gute Beziehungen zu den Wärtern und den Krankenschwestern haben. In der letzten Etage des ersten Gebäudes, in der fünften Abteilung, waren „Gummizellen“ – Zellen, die mit einem weichen Material ausgekleidet waren, damit ein Tobsüchtiger sich nicht den Kopf an der Wand einschlägt. In einer Zelle war jeweils nur ein Gefangener untergebracht, nackt, und man sagte, dass man sie gnadenlos schlug. Erst kürzlich hat man dort einen Psycho erschlagen, man hatte ihm das Rückgrat gebrochen. Ein anderer erstickte in der Einschnürung, weil man nicht rechtzeitig die Bandagen gelockert hatte. Schuldige wurden natürlich nicht ausgemacht, die Toten wurden „abgeschrieben“, Psychos sind immer schuld.
Das zweite Gebäude war das Behandlungsgebäude, jedoch behandelte man im Wesentlichen überall auf dieselbe Weise. Dort gab es zwar noch besondere Krankenzimmer für Insulinschocks. In der siebenten Abteilung tobte ein Walerjanytsch, so nannte man einen Feldscher, der eigentlich Wiktor Walerjanytsch hieß. Das war ein richtiger Sadist, und er war regelrecht krank, wenn in seiner Schicht niemand in die Bandagen eingewickelt wurde. Einer aus unserer Bruderschaft, Tolik Beljajew, der

wegen seiner Witze über Chruschtschow verurteilt worden war, hatte sich einmal so in ein Buch vertieft, dass er nicht bemerkte, wie zur Nachtruhe gerufen wurde. Dafür verpasste ihm Walerjanytsch eine Einschnürung und schrieb natürlich auf, dass Beljajew sich erregt hätte.

Die Bedrohung einer Strafe hing ständig über jedem von uns. Beim geringsten Anlass schrieen die Krankenwärter und Aufseher boshaft: „Was denn! Willst du eine Bandagierung? Willst du Schwefel?" Die einmal verordneten Aminasinspritzen gaben sie dann automatisch und vergaßen sie abzusetzen. Sie trieben die Sache so weit, dass die Spritze nicht in die Hinterbacke einstach. Ich weiß noch, wie man mich in den Physiotherapie-Raum brachte zur Erwärmung der Mandeln: von der rauen Leningrader Luft verschlimmerte sich meine chronische Tonsillitis, und die Temperatur erhöhte sich. Und da, als ich den Raum betrat, bot sich mir plötzlich ein phantastisches Schauspiel: Auf einem Dutzend Liegebetten lagen in einer Reihe Leute, mit dem Gesicht nach unten, ihre nackten Hintern unter besondere Heizlampen reckend. Sie waren mit Aminasin so viele Male gespritzt worden, dass die Spritzen nicht in die Muskulatur eindrangen, und man musste das Infiltrat weich machen und abschwächen, um sich von neuem über die „Behandlung" hermachen zu können.

Im Allgemeinen traf man solche Typen wie den Walerjanytsch selten an. Rundherum herrschten Gleichgütigkeit, Teilnahmslosigkeit, Zynismus. So wie den Chirurgen der Anblick von Blut nicht aus der Fassung bringt, den Leichenwäscher nicht der Anblick von Leichen, so war den hiesigen Schwestern, Krankenwärtern und Ärzten die Grausamkeit zueigen. Es verstand sich von selbst, dass ein Kranker kein Mensch ist, er kann nicht Wünsche haben, er braucht auch keine zu haben, er hat keine Gefühle, und einige Ärzte nannten völlig geradeheraus das Krankhaus „unser kleines Auschwitz".

Ein gesunder Mensch ist bestrebt, wenn er in eine solche Einrichtung geraten ist, sich von den psychisch Kranken zu unterscheiden, abzuheben von ihnen, seinen Umkreis und sich selbst davon zu überzeugen, dass er ein anderer ist. In jeder Abteilung entsteht ein solches Grüppchen von Gesunden, eine Art „Klub" normaler Menschen inmitten des Sumpfes des Irrsinns. Gewöhnlich verhalten sie sich zu ihren verrückten Nachbarn mit nicht geringerem Hass als Walerjanytsch, und um ihre Überlegenheit zu behaupten, gehen sie mit den Kranken brutaler um als die Wärter. Vielleicht hilft ihnen das, nicht den Verstand zu verlieren, oder der Mensch braucht nur die Gewissheit, dass er selbst nicht der Letzte in einer Reihe ist. Raubeinige Scherze und Verhöhnung der Kranken werden fast zum Bedürfnis. In einem anderen Gebäude, in einer etwas größeren Zelle, in der etwa zehn Personen untergebracht sind, saß auch ein junger Bursche von etwa neunzehn Jahren, sein Familienname war Sapronowitsch. Er hatte den Tick, dass er die ganze westliche Welt, besonders Amerika, vernichten muss. Ständig drückte er auf Phantasie-Knöpfe in der vollen Überzeugung, dass er Raketen mit Atombomben startet.

„Amerika in die Luft sprengen! Vernichten! Kennedy ermorden!" schrie er, wenn er die Knöpfe drückte. Aus irgendeinem Grunde hasste er besonders Kennedy.

„Sapronowitsch!" schrieen die Gesünderen. „Komm her! Hier hast du den richtigen Knopf, diesen hier drücke!" Und man zeigte auf den Knopf an der Tür, mit dem man die Krankenwärter und Aufseher rufen konnte. Und allmählich gewöhnte man ihn an

diesen Knopf so, dass er ganze Tage an der Tür stand und ihn drückte. Die Wärter waren es bald überdrüssig, auf ein falsches Signal hin loszulaufen. Und sie schlugen ihn nicht nur einmal, verabreichten ihm Spritzen, Wickel, aber es half nichts.
Im Herbst wurde Kennedy tatsächlich ermordet. Die Peiniger von Sapronowitsch konnten sich eine so großartige Gelegenheit nicht entgehen lassen, ihn zu verspotten. Sie brachten ihm eine Zeitung mit dem Bericht über den Mord:
„Nun, Sapronowitsch, hast du dein Spielchen zu Ende gespielt? Hast wohl gedacht, dass es nur Scherzchen sind, Knöpfe zu drücken? Sieh selbst, den Mörder hat man noch nicht gefunden, man sucht nach ihm, aber lange kannst du dich hier nicht verstecken, man wird dich bald finden. Alle hier wissen, wie du die Knöpfe gedrückt hast."
Sapronowitsch war furchtbar erschrocken, geradezu erschüttert. Eine Woche lang lag er im Bett, zugedeckt bis über den Kopf. Nicht einmal zum Essen stand er auf, so fürchtete er sich, den Kopf herauszustrecken. Das Ergebnis kam völlig unerwartet: Sapronowitsch wurde fast gesund und drückte keine Knöpfe mehr.
Manchmal passierte auch das Gegenteil, wenn jemand aus dem Kreis der „Normalen" plötzlich in die Luft ging, zu phantasieren und irre zu reden begann, wunderlich wurde und aufhörte, Mensch zu sein. Sei es, dass bei ihm nur der Prozess der zeitweisen Besserung zu Ende war, sei es, dass er verrückt geworden war, was aber für die übrigen der schwerste Augenblick war. Noch vor einigen Tagen konnte man mit ihm reden, gemeinsam auf die Befreiung hoffen und über die Psychos spötteln, und nun war er gar selbst nicht mehr von ihnen zu unterscheiden. Es schwand die Grenze zwischen uns und ihnen, zwischen den Normalen und Unnormalen. Und das war das Schlimme an der Verräterei. Denn mit der Zeit macht man sich furchtbar verdächtig, lange beobachtet man seine Gesprächspartner, ob alles bei ihnen normal ist oder ob das nur eine äußere Regulierung, eine vorübergehende Besserung ist? Vielleicht verbergen sie ihre Verrücktheit?
Ein hoch gewachsener schlanker Lette beschäftigte mich lange. Er kam als erster auf mich zu, war sehr höflich, mit leichtem baltischem Akzent begann er mich zu befragen, ob ich mich für Zoologie interessiere. Er hörte, dass ich an der Universität an der Fakultät für Biologie studiert hätte, aber welche Fachrichtung ich habe, wusste er nicht. Am meisten interessierten ihn seltene, ausgestorbene Tiere, und er beabsichtigte, über sie Material aus Büchern und Zeitschriften zu sammeln. Unter seinem Kopfkissen lag eine ganze Mappe mit Zeitschriftenausschnitten und Notizen zu diesem Thema. Akkurat verteilte er sie auf seiner Pritsche, lange erzählte er mir von einem rot gefiederten Entenvogel und vom Ussuritiger, und er selbst erinnerte dabei an ein seltenes, in der Natur verschwundenes Tier, an einen unbekannten Vogel.
Wir schwatzten oft zusammen sowohl in der Abteilung als auch beim Spaziergang, und ich konnte an ihm nichts Merkwürdiges außer seinen Entenvögeln feststellen. Schließlich war jeder von uns mit irgendetwas Unsinnigem beschäftigt. Ich z. B. lernte Englisch, und von der Seite betrachtet, sah das ziemlich komisch aus. Und trotzdem konnte ich von einer gewissen Unruhe nicht loskommen, wenn ich mit ihm sprach. Seine ganze Gestalt war die eines seltsamen Knochenvogels, den es mit einem Hurrikan von fernen Inseln in fremde Länder verschlagen hat, es war schon ziemlich lächerlich, wenn er besonders im Winter während des Hofganges aus Angst vor einer

Erkältung, alles, was er greifen konnte, um sich wickelte, sogar Decken. Niemand wusste, weshalb er sitzt, und ihn zu fragen war unschicklich. Man sagte, dass er schon sieben Jahre hier zugebracht hat und davor zehn Jahre in Lagern abgesessen hat. Er urteilte jedoch sehr gescheit, vernünftig, und ich ertappte ihn nicht ein einziges Mal bei irgendeiner Ungereimtheit.

Einmal, an einem späten Abend, vor der Nachtruhe, ich hatte mich in meinen Englischbüchern festgelesen und dieses ganze Krankenhaus mit seinen Psychos völlig vergessen… Plötzlich eine laut geführte Diskussion, fast ein Streit, der meine Aufmerksamkeit auf sich zog. Mein Lette, mit den Händen fuchtelnd, als wären es Flügel, sagte laut und deutlich: „Ihr versteht überhaupt nichts: Das ist das Problem. In Lettland gibt es jetzt weniger als die Hälfte Letten. Die größere Hälfte kommt aus Russland. Kinder aus Mischehen werden geboren. Sie wissen nicht, was sie eigentlich sind. Wir vergessen unsere Sprache, unsere Kultur. Wir sind ein verschwindendes Volk. Bald wird von den Letten niemand mehr übrig sein. Bitte schließt das Fenster. Ich darf mich nicht erkälten. – Und plötzlich deuchte mir, dass er, mit den Flügeln schlagend, sich jetzt in den nächtlichen Himmel erhebt und zu seinen rot gefiederten Entenvögeln, zu den Ussuritigern und den grauen Reihern fliegt.

Manchmal hatte ich in meiner Zelle niemanden, mit dem ich hätte Domino spielen und vertraulich sprechen können. Und du weißt schon selbst nicht mehr, wer verrückt ist, du oder die anderen. Sogar die Wärter erscheinen dir wie Engel. Und an den unglücklichen Singh, der ernsthaft seine Geistesgestörtheit überprüft hat, denkt schon niemand mehr ohne Lachen.

Wer weiß denn, wo die Grenze verläuft? Wer warnt mich, wenn DAS anfängt. Werde ich ebenso an den grauen Leningrader Morgen aufwachen, ziellos durch die Zelle schlendernd, stundenlang zuhören, wie mit heiserer Stimme ein Psycho in der Zelle gegenüber heult, werde ich wie immer einmal am Tage mit der Masse zerlumpter Irrer in den Hof hinausgehen und am Zaun entlang spazieren… Was wird sich ändern? Farbe, Schallwellen, Geruch? Wird der Zaun weißer, der Himmel schwerer? Vielleicht hat er sich schon verändert? Vielleicht bin ich das, der da heiser heult, und mir scheint es nur, dass die Schallwellen aus der gegenüberliegenden Zelle kommen? Ich sitze auf dem Bett, schaukle und heule, fasse mir an den Kopf… Alles, was wir machen, scheint uns immer logisch, gerechtfertigt zu sein. Wie kann man erfahren, wen man fragen kann?

Bei dem Versuch, mich von allem Vorgefallenen abzugrenzen konzentrierte ich mich auf die englischen Bücher. Den ganzen Tag, vom Aufstehen bis zum Schlafengehen drang ich durch das Dickicht der Phrasen von Dickens oder Cooper, bemühte mich, nicht nach rechts oder links zu sehen, nichts zu hören und das der Phantasie entsprungene Leben des Buchhelden zu leben. Nach einem Monat stellte ich mit Schrecken fest, dass ich anfing, englisch zu denken. Es fiel mir sogar schwer, russisch zu sprechen, und wenn die Mutter zum Besuchstag kam, ertappte ich mich dabei, dass ich, wenn ich ihr antworteten wollte, aus dem Englischen ins Russische übersetzte. So also fängt das an! Und ich erstarrte vor Schreck. Ich denke, jeder von uns fürchtete am meisten, dass zum Zeitpunkt der Entlassung, wenn er denn kommen sollte, uns

alles gleichgültig sein wird, dass wir keinen Unterschied zwischen Freiheit und Unfreiheit mehr begreifen.
In einer Zelle mit uns saß ein Bursche, früher Dolmetscher bei Intourist, mit dem schrecklichen Familiennamen Karaúlow. Äußerlich war er völlig gefasst, und ein Uneingeweihter konnte ihn für einen gesunden Menschen halten. Aber er hatte einen schwachen Punkt: Er hatte Angst, dass ihn jemand essen will. Bald meinte er, dass sein Fleisch sehr gut schmeckt, bald noch etwas – ich weiß es nicht, aber es lohnte sich, ihn unverwandt anzusehen, wie er begann, unruhig hin- und herzuzappeln und es darauf absah, näher an die Tür heranzukommen. Natürlich verlachte man ihn gehörig. Gegen Abend sprach jemand gewöhnlich laut, in dem er sich durch die ganze Zelle an die Freunde wandte: „Jungs, haben wir denn kein Salz mehr?“ „Ein wenig ist noch da, wozu brauchst du es?“ entgegneten mit Bereitschaft die Freunde. Karaúlow erstarrte völlig, und nur die Augen huschten verzweifelt hin und her, den Ausgang suchend.
„Hat jemand ein Messer“! Die Peiniger gaben keine Ruhe. Das war für Karaúlow zu viel, er sprang auf und mit einem wilden tierischen Schrei stürzte er zur Tür, um die Wärter zu Hilfe zu rufen. Er saß ca. drei Jahre, und gegen Ende war er irgendwie genesen, man schrieb ihn gesund. Viele Jahre waren vergangen, als ich ihn zufällig auf der Gorkistraße in Moskau traf. Äußerlich war er völlig normal, und ich war neugierig, ob er sich noch an seine Angst erinnert. Nach einige Minuten unseres Gesprächs fragte ich ihn: „Und wie sieht es aus, Karaúlow, hast du keine Angst, dass man dich auffrisst?“ Und nun flogen seine Augen unruhig hin und her. „Was denn, sogar hier, mitten in Moskau?“ verwunderte ich mich. „Wer kennt sie schon…“ brummte er und verschwand in der Menge.
Es passierte mir, dass ich verzweifelten Menschen begegnete, die wegen einer Kleinigkeit bereit waren, ihr Leben aufs Spiel zu setzen, aber nicht einer war dabei, der einverstanden war, den Verstand zu riskieren. Ich glaube, jeder hätte den Tod vorgezogen. Deshalb muss man ganz von vorn anfangen, wenn man sich noch kontrollieren kann, um rechtzeitig einen Punkt zu setzen. Danach wird es zu spät sein, alles wird egal.
Sie verstanden sehr gut, dass wir einen solchen Ausweg in petto haben, und darum konnte man auf dem Gefängnishof weder eine Glasscherbe noch ein Eisenstückchen finden. Sogar Streichhölzer durften wir nicht haben, damit wir uns nicht verbrennen können. Das Handtuch musste in der Nacht am Kopfende der Pritsche aufgehängt werden, damit es uns nicht ins Blickfeld gerät. Es war verboten, mit zugedecktem Kopf zu schlafen. Die Hände mussten immer oben auf der Bettdecke liegen, und die Dienst habenden Wärter schauten ständig in die Zelle. Es gab aber eine *Methode*, die sie nicht kannten, eine Methode, von der wir einander flüsternd berichteten. Wenigstens dieses Recht wollten wir uns sichern.
Zu laufen war blanker Unsinn, man beobachtete uns streng, und ich tat alles, um ihn davon abzubringen. Krankenwärter, Aufseher, Schwestern und Ärzte – beobachteten einander und uns. Aber ihn aufzuhalten war unmöglich, am nächsten Tage machte man sich daran, ihn zu behandeln. Das Ergebnis war egal, es gab keinen Ausweg. Und dann erzählte ich ihm von der Methode für den Fall, dass man ihn ergreift.

Man sagt, dass er das Ziel verfehlte, als er vom Zaun sprang: Er hatte berechnet, dass er auf einen vorüber fahrenden Lastwagen mit Brettern aufspringen wollte, aber er verfehlte ihn. Der Schütze traf entweder nicht, oder er schoss in die Luft. Das ist schwer zu sagen. Es war nur zu hören, wie hintereinander drei Schüsse knallten. Die Aufseher liefen los, und zählten alle in den Zellen durch.
Er wurde im ersten Gebäude eingesperrt. Lange schlug man ihn, machte Wickel, und danach bekam er einen Monat lag Schwefelspritzen. Erst vor zwei Monaten etwa stieß ich auf ihn, als man mich in den Besuchsraum führte. Nur mit Mühe erkannte ich ihn wieder: dürr, ein gelb gewordener alter Mann mit fiebrig glänzenden, tief in den Höhlen liegenden Augen. Er erkannte mich nicht, und ich ging an ihm vorbei. Er wird kaum noch wissen, worüber wir gesprochen haben.

Der Mensch gewöhnt sich an alles, und es wächst ihm ein dickes, unempfindliches Fell. Man muss lernen, nicht um sich herum zu sehen, nicht an die Familie zu denken, nicht auf die Freiheit zu warten. Und so passt man sich an dieses Leben an, damit es vorüberzieht, als ob es dich nichts anginge. Alles Geschehen wird irreal wie ein Schauspiel und gerät sogleich in Vergessenheit. Allmählich hat sich in mir diese Gleichgültigkeit herausgearbeitet. Nur an das Eine konnte ich mich nicht gewöhnen. Nachts war deutlich zu hören, wie hinter dem Zaun auf dem Asphalt die Reifen der Leningrader O-Busse surren, und von diesem Geräusch traf es mich wie ein Stromschlag – alles um mich her wurde deutlich und real bis zum Schmerz. Nein, nicht jedes Leben ist besser als der Tod.
Ich musste nicht zu dieser Methode Zuflucht nehmen, ich hatte einfach Glück: Die ganze Zeit bekam ich keine einzige Spritze, keine einzige Tablette. Bald wurde ich in die zehnte Abteilung verlegt, in die beste, in der man sogar am Tage die Zellen öffnete, so dass wir auf dem Korridor umhergehen konnten. Das war die einzige Abteilung, in der es keinen Terror der Wärter gab. Der Leiter der Abteilung war Oberstleutnant Kalinin, ein alter Mann von fast 80 Jahren, der an eine grundlose Aggressivität der Kranken nicht glaubte.
„Ich arbeitet fünfzig Jahre als Psychiater“, sagte er den Krankenwärtern, die ihn zu überzeugen versuchten, dass sich ein Kranker „erregt“ hat und über sie hergefallen ist, „ich habe jedoch noch niemals gesehen, dass sich ein Kranker ohne Grund auf jemanden gestürzt hätte. Sie haben ihm etwas angetan.“
Und er hatte völlig Recht. Ich habe auch noch nie gesehen, dass ein Kranker ohne Grund über jemanden hergefallen wäre. Allein der Grund ist nicht immer so leicht herauszufinden. Einmal aber konnte ich gerade noch einem baumstarken Kerl ausweichen: Er war über mich hergefallen, als ich an seiner Pritsche vorbeiging. Die Ursache war einfach die, dass er einen Teil des Fußbodens um seine Pritsche herum für sein Territorium hielt, und wer es betrat, den war er bereit zu vernichten. Es ist sehr wichtig, die Marotten seiner Nachbarn sofort herauszufinden, sonst konnte das Leben gefährlich werden. Das Wichtigste war, dass man niemals vor ihnen Angst hatte. Furcht und Feindseligkeit fühlen sie wie die Tiere.
Leonid Alexejewitsch Kalinin war eine legendäre Persönlichkeit. Er erkannte die Moskauer Psychiaterschule überhaupt nicht an – und alle Moskauer Schizophrene, die

an ihn gerieten, hat er gleich in Psychopaten, Alkoholiker oder Malariakranke umgemodelt.
„Sagen Sie, sind Sie von den Mückchen gestochen worden?“ fragte er, sich einschmeichelnd, mit einer leisen Altmännerstimme ein sechzigjähriges Onkelchen, und das Onkelchen, sich am Hinterkopf kratzend, sah sich genötigt zuzugeben, dass es so etwas wahrscheinlich mal gegeben hat. Dieses Zugeständnis reichte aus, um beim Kranken pathologische Folgen einer Malaria zu diagnostizieren.
„Trinken Sie Wodka“, fragte er zärtlich den baumstarken Mörder.
„Ich trinke“, geriet der in Verlegenheit.
„Und viel?“ Selber hat er ein ganzes Leben nicht getrunken, nicht geraucht, denn er dachte, dass alles Böse auf der Erde nur vom Wodka und vom Tabak ausgeht.
„Bei Gelegenheit habe ich schon mal eine Kleinigkeit getrunken, so an den Feiertagen oder nach der Lohnzahlung“, reagierte der Mörder unruhig.
„Haben Sie sich betrunken?“, fragte Kalinin mitfühlend.
„Es ging nicht anders…“
Wer trinkt denn heute nicht, wer betrinkt sich denn nicht? Beharrliches Leugnen schien unsinnig zu sein, nicht wahrheitsgemäß, und schon wurden sie alle in Alkoholiker verwandelt.
Als ich von seinen Schrullen genug gehört hatte, sah ich ihm beim ersten Gespräch frech in die Augen und erklärte, dass ich Mückchen nie im Leben gesehen hätte, dass sie in der Hauptstadt unserer Heimat nicht anzutreffen wären. Alkohol habe ich seit Menschengedenken nicht getrunken, sogar Bier verachtete ich.
„Vielleicht sind Sie mal ins Grüne gefahren?“ ließ Kalinin nicht locker. „Mit Freunden, auf einer Wanderung? Wissen Sie, man braucht sie gar nicht zu bemerken, diese Mückchen…“
Er spürte, dass ich ihm ohne Wiederkehr entschlüpfe. Aber ich war unerbittlich, sogar von einer Wanderung habe ich mich losgesagt. Wenn er wüsste, was für Mückenwolken in Sibirien über uns hergefallen sind! Etwa einen Monat hielt er mich unter strenger Beobachtung, aber auch ich war ein Wissenschaftler: mit den Krankenschwestern und Krankenwärtern unterhielt ich die freundschaftlichsten Beziehungen, mit dem Feldscher spielte ich abends Schach, kokettierte mit der Oberschwester und hielt alle Aufseher mit Zigaretten frei. Die Einträge über mich im Beobachtungsjournal glichen eher einer Empfehlung für die Parteiaufnahme als einem Bericht über das Verhalten eines psychisch Kranken, deshalb rief er mich nach einem Monat wieder zu sich:
„Mir scheint, dass Sie fälschlicherweise zu uns geraten sind. Ich finde bei Ihnen keine einzige Krankheit.“
Ich versicherte ihn, dass ich immer dieser Ansicht war, man mir aber aus unerfindlichen Gründen nicht glaubte, und dass ich nur glücklich sein werde, wenn er dieses Missverständnis vertreiben kann. Völlig zufrieden miteinander, trennten wir uns. Aber ich freute mich vergeblich. Es zeigte sich, dass dieser alte Esel, als er bei mir keine Krankheit fand, glaubte, ich wäre ein Simulant. Tatsächlich wandte er sich an die Leitung mit der Bitte um die Annullierung aller meiner Diagnosen und um Rückkehr zur Untersuchung, zu eben jenen Jungs, mit denen ich zuvor überhaupt nicht zurechtkam. Er plante, sie mit seiner Entdeckung zu beglücken. Es ist leicht zu be-

greifen, welchen Ausbruch schöpferischer Inspiration er bei meinen schwulen Malern hervorrief.
Und ich riskierte, für immer zwischen Moskau und Leningrad stecken zu bleiben. Der Kampf zwischen der Moskauer und Leningrader Schule der Psychiatrie befand sich zu dieser Zeit auf dem Höhepunkt. Leningrad erkannte weder die Autorität Sneshnewskijs noch seine langsam verlaufende Schizophrenie endgültig an. Mir stellte man wie zum Trotz im Serbskij-Institut zwei Diagnosen unter der Frage: sowohl die psychopathische Entwicklung der Persönlichkeit als auch die langsam verlaufende Schizophrenie. Unfreiwillig wurde ich zum Objekt ihres wissenschaftlichen Disputs, und ich musste, solange der Disput andauerte, sitzen.
Ich glaube nicht, dass Sneshnewskij seine Theorie der langsam verlaufenden Schizophrenie speziell im Auftrag des KGB geschaffen hat, aber sie passte außerordentlich für die Bedürfnisse des Chruschtschowschen Kommunismus. Entsprechend der Theorie konnte sich die gesellschaftlich gefährlich Krankheit außergewöhnlich langsam entwickeln, ohne je zu Tage zu treten und ohne den Intellekt des Kranken zu schwächen, und diagnostizieren konnten sie nur Sneshnewskij selbst oder seine Schüler. Natürlich bemühte sich der KGB, dass die Schüler Sneshnewskijs häufiger in den Kreis der Gutachter für politische Sachen kamen, und zu Beginn der siebziger Jahre machte sich Sneshnewskij praktisch die ganze sowjetische Psychiatrie botmäßig. Neunzehnhundertvierundsechzig jedoch hielt man ihn in Leningrad einfach nur für einen Scharlatan. Und alle seine „Schizophrenen“ wurden, als sie nach Leningrad kamen, augenblicklich gesund.
Traditionsgemäß konnte beim Entstehen einer Streitfrage über die Diagnose eine Lösung nur im Ergebnis eines wissenschaftlichen Disputs aller interessierten Seiten erreicht werden, und wie lange das dauerte, wusste niemand. Nur das Eine war gut: Man behandelte mich nicht.
In der zehnten Abteilung waren natürlich die meisten politischen Häftlinge zusammengefasst worden, etwa 35 - 40 Personen von fünfundfünfzig. Ein großer Teil von ihnen waren „Ausreißer“, das waren Jungs, die versuchten, aus der UdSSR davonzulaufen. Was gab es nicht alles für Mittel, mit denen sie versucht hatten, aus dem geliebten Vaterland wegzulaufen: schwimmend, auf Schlauchbooten, mit Tauchgeräten, in der Luft auf selbst gefertigten Hubschraubern, auf Segelflugzeugen und Raketen, per pedes über die Grenze, in Kiel- und Laderäumen von Schiffen und unter Güterzügen. Ich vermag mir kein Mittel auszudenken, das nicht schon ausprobiert worden wäre.
Und sie alle, das versteht sich von selbst, waren unzurechnungsfähig, denn welcher normale Mensch will jetzt weglaufen, nachdem sich nach all den Fehlern die Konturen des Kommunismus abzuzeichnen begannen? Einigen gelang es, wohlbehalten die Grenze zu passieren, aber man schickte sie zurück. Den einen die Finnen, den anderen die Polen, den dritten die Rumänen. Neben mir schlief ein Bursche mit dem Spitznamen Chochol, ein alter Krimineller, der das halbe Leben in Lagern gesessen hat. Auf alle Fragen des Untersuchungsrichters nach den Gründen, die ihn dazu gebracht hätten, das Land zu verlassen, antwortete er: „Wozu machen Sie einen Unterschied, Genosse Vorgesetzter? Ich bin hier ein schlechter Kerl, ein Verbrecher, ein Rückfälliger.

Weshalb halten Sie mich hier fest, lassen mich nicht gehen? Ich zerrütte hier nur das gute Leben, wozu bin ich eigentlich nütze? Soll sich das Kapitalistengesindel mit mir herumärgern!“ Völlig klar, von solch gefährlichem Wahnsinn musste er geheilt werden.

Eine andere mehrköpfige Gruppe wurde von Leuten gebildet, die es über die Botschaft versucht haben. Ein solcher naiver Glaube ist bei einfachen sowjetischen Menschen vorhanden, dass man aus der Botschaft jemanden heimlich ins Ausland bringen kann, man braucht nur in eine Botschaft hineinzugehen. Mit denen war es noch komplizierter: Kein Gesetz verbietet jemandem, in eine Botschaft zu gehen – wie also soll man sie verurteilen?

Ein Lette mit dem Familiennamen Pintan ist vor vielen Jahren aus Lettland, als die sowjetischen Truppen das Land besetzten, weggelaufen. Die ganze Zeit lebte er in Australien, arbeitete als Transportarbeiter, zog eine Familie auf. Schließlich drangen zum ihm nach Australien Gerüchte über das Chruschtschowsche „Tauwetter“, und es zog ihn nach Hause, um zu schauen, wie es den Landsleuten in der Heimat geht. Er kam mit der ganzen Familie, gern ließ man sie herein. Aber dann, nachdem er das Tauwetter nicht entdecken konnte, wollte er sich auf den Rückweg nach Australien machen, es zeigte sich aber, dass es keinen Rückweg gab, er war nicht vorgesehen. Er hat sich nicht zu rechten Zeit gekümmert, die australische Staatsbürgerschaft zu bekommen. Er lebte wie ein Bürger Lettlands, mit dem alten Ausweis, denn in Australien ist es allen egal, welchen Ausweis jemand hat. Hier aber war das bei weitem nicht gleichgültig: Die Sowjetunion akzeptiert kein unabhängiges Lettland. Und man erklärte dem Bürger Pintan, dass er all diese Jahre Bürger der UdSSR war, auch wenn er das nicht gewusst hatte. Pintan konnte diesen einfachen Gedanken nicht begreifen: Er machte einen Skandal, versuchte, in seine geliebte australische Botschaft vorzudringen, und davon heilt man ihn jetzt mit Aminasin.

Worbjow, ein ganz junges Bürschchen, kam irgendwie in die amerikanische Botschaft hinein. Dafür musste er sich als Neger einfärben. Er brachte dort etwa zwei Stunden zu. Man erklärte ihm, wie es üblich ist, dass es keinen unterirdischen Gang aus der Botschaft auf die andere Seite der Erdkugel gibt. Für die Ausreise aus dem Land braucht man die Erlaubnis der sowjetischen Behörden. Er musste wieder nach Hause gehen. Hier, wie zum Possen, begann es auch noch zu regnen, und plötzlich erblasste unser Neger vor den Augen der Milizionäre. Die ganze braune Negerfarbe floss in Bächen von ihm herab. Eine solche Naturerscheinung interessierte lebhaft einige Leute in Zivil, die lässig vor dem Eingang in die Botschaft herumschlenderten, und die brachten ihn zu Ärzten zur Untersuchung. Die sowjetische Gerichtspsychiatrie schlussfolgerte gerechterweise, dass nur ein Verrückter sich freiwillig von einem Weißen in einen Schwarzen verwandelt und darüber hinaus noch bittet, nach Amerika auszuwandern, wo, wie allen aus den Zeitungen bekannt ist, man die eigenen Neger lyncht. Jetzt hat man diese Rassenlaunen in ihm mit Spritzen ausgemerzt, und er ist schnell wieder auf die Beine gekommen.

Was für Sonderlinge habe ich hier getroffen! Ein französischer Kommunist, ein Rumäne seiner Herkunft nach, Nikolaj Georgijewitsch Prissakaru, fühlte sich von den Ketten des Kapitalismus belästigt. Im heimatlichen Marseilles wurde ihm die Luft zu

knapp: Weder Gleichheit, noch Brüderlichkeit sind in Frankreich nach dem Sturm auf die Bastille übrig geblieben. In seinem Leben ist einzig und allein nur noch ein Wunsch, nur eine Hoffnung offen geblieben: die Sowjetunion. Und so kam er.
In Moldawien, in einer Schuhfabrik, in der er sich entsprechend seinem Beruf eingerichtet hatte, überraschte ihn der Lohn: Dafür konnte man sich nicht einmal ein solches Paar Schuhe leisten, das er hergestellt hatte. Vorhanden war nur ein deutlicher Mangel, den es in völliger Übereinstimmung mit der einzig richtigen Lehre zu korrigieren galt. Er versammelte die Arbeiter, er versuchte, ihnen die laufenden Aufgaben des Proletariats beizubringen, und schlug einen Streik vor.
„Ich bin überzeugt, dass das Zentralkomitee unserer Partei uns unterstützen wird. „Das liegt nicht im Interesse de Arbeiter“, versuchte er die mürrischen Männer zu überzeugen. Die Männer meinten wohl, dass um die französische kommunistische Partei geht, anders kann ich mir ihre Bereitschaft zum Streik nicht erklären.
Einige Tage später brachte ihn die Avantgarde der Werktätigen in Zivil bereits zur Begutachtung: Vor einer psychischen Krankheit sind nicht einmal die französischen Kommunisten gefeit. Im Leningrader Spezialkrankenhaus führte er sich bescheiden auf, traurig schluckte er Aminasin, und geduldig ertrug er den allgegenwärtigen Spott. Anfangs versuchte er noch in gebrochenem Russisch zu erläutern, dass wir in der Sowjetunion einen nicht ganz richtigen Kommunismus haben, keinen solchen wie in Frankreich, und seinen Misserfolg schrieb er den Intrigen des Vatikans zu. Sein Wortschatz war schon schmerzhaft armselig – sicher wusste er auf Russisch nur drei Worte: ‘kascha’, das er französisch ‘kachá’ aussprach, ‘mein’ und ‘ich liebe’. Und als die Essenausgeber aus dem Kessel die Reste auskratzten und riefen „Wer will noch Kascha? Eine halbe Schüssel ist noch übrig!“, riss er sich von seinem Platz los und schneller als die anderen flog er mit seiner Schüssel zur Fensternische: „Kachá, mein, ich liebe!“
Neben den „Ausreißern“ und denjenigen, die versuchten, über eine Botschaft zu entkommen, saß noch ein Dutzend Personen wegen „antisowjetischer Propaganda“, wegen ihrer Witze, Literatur, Flugblätter. Einige saßen auch wegen „Spionage“, d. h. wegen ihrer Kontakte zu Ausländern. Hier saß auch Michail Alexandrowitsch Nariza, der erste Schriftsteller, der sein Manuskript zur Veröffentlichung ins Ausland gegeben hatte. Später wurde das zu einer ganz verbreiteten psychischen Krankheit in der UdSSR, aber damals war das noch eine Novität, und wir sahen auf M. A. mit Neid, zumindest gibt es etwas, weswegen der Mensch sitzen muss.
Am Morgen ging er zur Arbeit in die Werkstätten, wenn die Arbeit, formal gesehen, keine Zwangsarbeit war, wurde der Wunsch zu arbeiten, als Symptom der Genesung gewertet. Der Hauptteil arbeitete in der Näherei, und fünf Mann in der Buchbinderei, wo auch ich tätig war. Ich musste meine Genesung nicht unter Beweis stellen, Ich galt auch so als gesund, in die Buchbinderei bin ich aber deshalb gegangen, weil man dorthin zur Reparatur psychiatrische Bücher brachte und diese heimlich lesen konnte. Außerdem wurde über die Werkstätten eine Verbindung zu anderen Gebäuden hergestellt, wo ebenfalls viele der Unseren saßen.

Vor dem Mittagessen eine Stunde Hofgang, danach wieder Arbeit. Wir alle lebten hauptsächlich in Erwartung der zentralen Kommission. Sie kam aus Moskau etwa einmal in acht Monaten, und alle unsere Hoffnungen waren an sie geknüpft.
Witze über Irrenhäuser beginnen bekanntlich mit der Ankunft einer Kommission. Und tatsächlich, unsere Kommission war eine aus dem Witzbuch. Sie arbeitete insgesamt zwei-drei Tage, und in dieser Zeit hatte sie tausend Kranke zu untersuchen – auf jeden entfielen anderthalb bis zwei Minuten, nicht mehr. Allen stellte man die stereotypen Fragen: Wie beurteilen Sie Ihre Krankheit, Ihre Sachlage (d. h. die Frage nach Selbstkritik), und was werden Sie nach der Entlassung tun? Den Zustand eines Patienten aufzuklären war in dieser Kommission unmöglich, man schrieb nur jene gesund, die das Krankenhaus empfohlen hatte.
Die überwiegende Mehrheit der Politpsychos übte bereitwillig Selbstkritik – stur zu bleiben war sinnlos, das Beispiel von Samsonow war allen vor Augen geblieben. Man urteilte z. B. so: Es ist besser, ich werde entlassen und mache noch etwas, dann gerate ich wieder hierher, als sinnlos das ganze Leben im Irrenhaus zu sitzen. Vor wem sollte man diese Prinzipien verteidigen, vor den Psychiatern etwa? Man erreicht damit nur Spritzen mit Sulfasin. Besonders Hartnäckige brachte man nach einigen Jahren nach Sytschewka – wie chronisch Kranke, die nicht geheilt werden können. Aus Sytschewka ist bislang noch keiner lebend entlassen worden.
Das ist falsche Reue, die Anerkennung der eigenen Krankheit schien allen insofern gerechtfertigt und vernünftig, als sich bereits niemand ihrer schämte, sie nicht vor den Zellenkameraden verbarg, und wenn sie von der Kommission zurückkamen, erzählten sie gern alle Einzelheiten, sogar mit verteilten Rollen stellten sie diese Szene dar. Einer der Ausreißer schrieb sogar dem Vorsitzenden der Kommission Professor Torubarow in Versen und reichte sie bei der Kommission ein:

Torubanow, lieber,
Lass' mich nach Hause zieh'n,
In die Botschaft nicht mit einem Fuße,
Ins Ausland – in kein anderes Land,
Torubarow, lieber,
Lass' mich nach Hause zieh'n!

Aber den Psychiatern genügte eine formale Reue nicht, sie wollten Glaubwürdigkeit. Aus diesem Grunde zettelte man etwa fünf Monate vor der Kommission für diejenigen, für die die Zeit der Gesundschreibung heranrückte, Provokationen an. Schwestern, Aufseher, Ärzte fingen mit ihnen Händel an, versuchten sie, aus dem Gleichgewicht zu bringen, zu beleidigen, und wenn der Patient nicht standhielt, nicht reagierte, wie jeder normale Mensch, wurde sofort in seiner Krankengeschichte festgehalten, dass sich „sein Zustand verändert hat“, und damit konnte bei der nächsten Kommission von einer Entlassung keine Rede sein.
Solche Provokationen wurden nicht nur auf die Politischen angesetzt – das war gewöhnliche Praxis. Ein Arzt, der vorschlug, einen Kranken zu entlassen, nahm damit auf sich die Verantwortung, und wenn dieser Kranke nach der Entlassung wiederum eingeliefert wurde, wurde der Arzt zur Rechenschaft gezogen. Natürlich wollte sich

der Arzt vergewissern, dass der ihm anvertraute Patient unter Bedingungen, die den normalen nahe kamen, d. h. unter provozierenden, das früher Vorgefallene nicht wiederholt. Nehmen wir an, ein Krankenwärter hat dir eine Ohrfeige verpasst oder das Essen entzogen, und du hast dich als Antwort darauf „erregt“ – wo ist die Garantie, dass du nicht wieder in diese Mühle gerätst? Dort in der Freiheit, im täglichen Leben, erwartet dich so etwas nicht. Und wenn du nicht eine erforderliche Stufe der Unterwürfigkeit angenommen hast, nicht gelernt hast, deine Reaktionen zu unterdrücken, dann bleibe lieber hier noch sitzen. Für ein Leben unter normalen sowjetischen Menschen bist du noch tauglich.

Und man musste ständig auf der Hut sein, in Anspannung, man durfte sich nicht eine Sekunde entgehen lassen und musste jede seiner Gesten unter Kontrolle haben. Und man durfte den Ärzten oder Schwestern kein einziges Wort glauben.

Den Kranken war es nicht vergönnt, die Ergebnisse der Kommission zu kennen. Den gesund geschriebenen Patienten gab der Arzt gewöhnlich unter vier Augen zu verstehen, dass man sie gesund geschrieben hat. Auch das hat man für die Provokation verwendet. Einem Kranken teilte man unter dem Siegel der Verschwiegenheit mit, dass er wohl gesund geschrieben wird und dass er nach zwei bis drei Monaten, nach einem Gerichtsverfahren, freikommt. Das Gerichtsverfahren war reine Formsache, weil es gewöhnlich die Entscheidungen der Kommission nicht ablehnte. Und hier traten im Menschen alle seine Neigungen zutage, die er vor der Kommission verborgen hielt, hier beobachtete man, provozierte und reizte ihn. Er aber meinte, dass er mit einem Bein schon in der Freiheit stünde, seine Angelegenheit bei Gericht wäre, und die Ärzte ihn nicht mehr aufhalten könnten. Es gab Fälle, dass man jemanden auf die Wache brachte, als wollte man sie entlassen. Dieser Mensch verabschiedete sich von allen, packte seine Sachen und marschierte in völliger Gewissheit, dass er in die Freiheit darf, los. Auf dem Wege, auf den letzten 50 Metern versucht die Krankenschwester dennoch, ihn zu provozieren, ihn zur Aufrichtigkeit aufzurufen, und direkt am Tor schwenkt man ihn plötzlich um. Tatsächlich, das gab es, dass einige von diesen Provokationen verrückt wurden.

Ich musste weder bereuen noch solche Schliche fürchten. Nachdem mich Kalinin zum Simulanten erklärt hatte, verlangte er, die Sache an die Untersuchungsstelle zurückzugeben. Der KGB geriet in Verwirrung, und in der Kommission entstand eine völlig groteske Situation. Die Mitglieder der Kommission wiesen nach, dass ich früher krank war, Kalinin hätte sie fast der Verbergung eines Verbrechers vor einer gerechten Strafe bezichtigt. Und je natürlicher ich mich benahm, desto mehr lieferte ich der Kommission Beweise für meine „Krankheit“. Das Zeigen von Kritik, Reue würde nur die Position Kalinins stärken. Er verlor, und ich wurde mit der Diagnose „Psychopathie des paranoiden Kreises im Stadium der Kompensation“ gesund geschrieben.

Ein sonderbarer Scherz des Lebens: Gebe ich bei den Mückchen klein bei – müsste ich drei Jahre sitzen, bevor er meine Diagnosen anficht und aus mir einen Malariakranken macht. Die entscheidende Rolle spielte natürlich der KGB. In unserer Abteilung saß noch jemand, nicht von den Mücken gebissen, sondern ein Mörder war er, sein Familienname war Lawrow. Gott allein weiß, ob er zum Zeitpunkt des Mordes krank war oder simulierte – in drei Jahren wirst du wohl begreifen, dass unser Groß-

väterchen Kalinin ihn zum Simulanten erklärt hat. Für Lawrow bedeutete das jedoch Erschießung. Was hat er nicht alles unternommen: Er versuchte, sich die Venen aufzuschneiden, er stürzte sich auf die Krankenwärter, sogar seine Exkremente aß er – vergebens. Kalinin redete unentwegt mit seinem dünnen Stimmchen auf ihn ein:
„Sie, Lawrow, essen Exkremente, aber das hilft ihnen auch nicht, ich werde sie als einen Gesunden bestätigen... So hat er den Burschen zur Erschießung freigegeben.
Man kann sich leicht das Unwohlsein und Befremden Kalinins vorstellen, als man ihm nicht gestattete, mich zu „entlarven". Er hielt offenbar das Verhalten der Kollegen für eine ernsthafte Verschwörung gegen die Obrigkeit, und aus Trägheit lebte er immer noch in jenen Zeiten, in denen man die politischen Häftlinge in Irrenhäusern vor der Erschießung und vor Vernichtungslagern rettete, und die Pflicht des Patrioten gebot es, sie zu entlarven. Bekannte Psychiater berichteten mir später, dass in den dreißiger Jahren Kalinin ein berüchtigter Denunziant war, aber er hat die Zeichen der neuen Zeit nicht erfasst und die Aufgaben der Psychiatrie in der Periode des entwickelten Aufbaus des Kommunismus nicht begriffen... und bald hat man ihn hinausgejagt und pensioniert.
Am 26. Februar 1965 wurde ich in die Obhut meiner Mutter als fast geheilter Paranoiker entlassen. Ich brauchte keine Provokationen zu fürchten, und zum Tor schritt ich fröhlich, sorglos. Ich verabschiedete mich von den Jungs und stampfte mit dem Fuß auf – vor mir lag die Freiheit. Weder Wärter, noch Spritzen, noch Gitter – lebe und freue dich. Beim Abschied sagte einer der Jungs:
„Das Tor wirst du hinter dir lassen und alles vergessen, nicht mal schreiben wirst du. So ist das immer. Alle gehen weg, versprechen goldene Berge, und dann reicht's nicht mal für eine Postkarte!"
Und jetzt ein anderes Beispiel aus der Anfangszeit der „Perestrojka", genauer gesagt, geht es um das Schicksal eines anderen Menschen, der weniger als Bukowskij bekannt ist.
In irgendeinem Zarenreiche, in irgendeinem Staate, in der Union der Sozialistischen Sowjetrepubliken, lebte einmal ein Junge, der an Märchen glaubte, die man in der Kindheit aus der Sammlung 'russischer Volksmärchen', aus der „Pionierprawda" und „Prawda", dem ehemaligen Organ des Zentralkomitees der Kommunistischen Partei der Union mit dem Buchstaben 'B' in Klammern vorgelesen hatte. Wenn auch später die Kommunistische Partei der Union (B) in KPdSU umbenannt wurde, bleibt es doch gehupft wie gesprungen, so wie das Leben selbst. Aber dieser Junge war ein Optimist, weil er an die russischen Volksmärchen mit einem optimistischen Ausgang glaubte. Er glaubte daran, dass „Großväterchen" Lenin gut war, dass „Großväterchen" Stalin der beste ist, dass die Partei der Heimat alles tut, „damit die Märchen zur wahren Geschichte" werden", dass nicht nur das Organ des ZK der KPdSU, die „Prawda", sondern auch andere, nicht weniger flinke und nicht weniger wahrheitsliebende Organe ein „heißes Herz, einen kühlen Kopf und saubere Hände" haben. Wir werden nicht von den Enttäuschungen jenes Jungen und von den Zweifeln reden, die ihn bestürmten, als er groß geworden war. Nicht einmal Alexander Sergejewitsch Puschkin wollte er glauben: „Das Märchen ist eine Lüge, aber auch in ihm ist eine Anspielung enthalten! Für gute Burschen eine Lehre". Er schenkte weiterhin den Märchen vom Typ

„Wir leben in diesem Jahrhundert, in dem alle Wege zum Kommunismus führen". Von diesen Märchen „im Namen der lichten Zukunft" stockte das Herz und der Atem… Eine völlige Ernüchterung in ähnlichen Märchen ergriff unseren bereits erwachsenen Jungen (im Weiteren werden wir ihn abgekürzt M. nennen) über sein eigenes Sein, das nach den Worten Friedrich Engels' das Bewusstsein bestimmt. Einer der ersten und am meisten geachteten Vorgesetzten von M. sagte ihm kategorisch: „Ich möchte, dass Sie zu jeder Frage eine eigene Meinung haben." „Auch ich möchte das", war die Antwort von M. Das war im fernen Jahr 1964, als immer klarer wurde, dass „das Scheren der Ferkel bei viel Gequieke und keiner Wolle" das Schicksal der Generation ist, die, nach den Worten von Nikita Sergejewitsch Chruschtschow, im Kommunismus leben wird. M. hatte eine eigene Meinung, die der Meinung der Vorgesetzten nicht konform war, und 1985 begann M., wie man so sagt, als Bodensatz auszufällen. Wenn wir wieder zur „Wolfsjagd" Wyssotzkijs zurückkehren, so entschlüpfte der Gehorsamsverweigerer M. „für Fähnchen" erst drei Jahre später.

Und damals leistete die eigene Meinung M. fast einen schlimmen Dienst, er fand sich in der Rolle des „Jagdfliegers" wieder, und seine Meinung glich der Rolle des im Flugzeug sitzenden Piloten aus dem „Lied vom Jagdflugzeug" Wyssotzkijs:

…In diesem Gefecht ist von mir eine „Junkers" abgeschossen worden-
Ich habe mit ihr gemacht, was ich wollte, -
Und der, der in mir sitzt, ist mir ziemlich lästig!

Im vergangenen Gefecht bin ich durchsiebt worden,
Mich hat ein Mechaniker zurechtgeflickt –
Aber der, der in mir sitzt,
Zwingt mich wieder zum „Trudeln".

Hinter mir kommen „Messerschmitt" geflogen, -
Ich entkomme – ich bin müde von den Wunden!..
Aber der, der in mir sitzt,
Ich sehe, beschloss zu rammen!

Was macht der denn! Gleich gibt es einen Knall!
Aber ich will nicht auf dem Sande brennen, -
Verbote und Geschwindigkeiten überbietend,
Entkomme ich im Steilflug.

Ich bin die Hauptsache, und hinten… Nun damit ich verbrenne! –
Wo ist er denn, mein Mitfahrer?
Er fängt an zu qualmen, nickte und stimmt ein Lied an:
„Friede eurem Hause!"

Und der, der in meiner Scherbe sitzt,
Ist allein übrig geblieben – und in die Klemme geraten, -
Mich hat er in die Irre geführt – und im Steilflug
Direkt aus der Todesschlinge.

Er speit auf sich – und die Belastung ist doppelt, -
He, auch für mich du Flieger-Ass!..
Und wiederum muss ich gehorchen,
Aber diesmal ist es das letzte Mal!

Ich will nicht mehr gehorchen – ich schwöre es!
Lieber auf der Erde liegen.
Was hört er denn nicht, wie der Puls rast!
Das Benzin – mein Blut – ist alle!

Auch für das Flugzeug gibt es Grenzen,
Und seine Zeit ist abgelaufen, -
Und der, der in mir sitzt,
Prallte plötzlich mit dem Gesicht gegen das Glas.

Erschossen! Schließlich fliege ich unbeschwert,
Die letzten Kräfte brenne ich...
Was ist das, was?! Ich stürze tief ab, -
Und entfliehen kann ich nicht!

Ärgerlich, dass ich selbst nur wenig geschafft habe,
Aber vielleicht hat ein anderes mehr Glück....

Die „Messerschmitt" für M. war in dieser Zeit der Direktor des Forschungsinstituts (wo unser „'Jagdflugzeug' gesungen hat") Jewstignej Andrejewitsch Tschernoduschin und der über ihm stehende stellvertretende Chef der Hauptverwaltung Walerij Filippok. Sie erklärten die Jagd auf den „Wolf" und das „Jagdflugzeug" M. Jäger gab es bedeutend mehr: den Sekretär der Parteileitung Wolodja Swerew, den Vorsitzenden der Gewerkschaftsleitung Tolja Zibulka, die Assistenten Tschernoduschins Viktor Zapscharapow und Slawa Chromenkij, die Ärztinnen Walja Mursikowa, Ira Mitrofanuschkina und Manona Dawakina, den Vorsitzenden des Kameradschaftsgerichts nach dem Prinzip „ein Tambower Wolf ist für dich ein Freund" Wanjuscha Durakow und das übrige Geschmeiß vom Schlage eines Shenja Martjuschkin, Wolodja Schtscherbatow, Witja Worobjaninow-Korobejnikow...
Das Fahrzeug der Schnellen medizinischen Hilfe „Rafik-03" bringt M. mit einem Begleitschreiben des „Triumvirats" (Chromenkij – Swerew – Zibulka) und mit einem „medizinischen" Gutachten der Dawakina fort: Paranoia, Schizophrenie, systematisierter Wahn... Sein „Rafik" lieferte ihn in das elitäre psychiatrische Krankenhaus der Stadt Elektrostal der Hauptverwaltung des Ministeriums für Gesundheitswesen der UdSSR.
Der in der Aufnahmestelle Diensthabende Anatolij Iwanowitsch Moltschunow wies M. in die zweite Abteilung, die so genannte Sanatoriumsabteilung, ein. M. nahm man alles außer einem Kamm und seiner Uhr weg. Man gab ihm Leibwäsche und einen an den Nähten ausgefransten Pyjama mit Stempeln von imponierenden Größen: „Psychiatrisches Krankenhaus MSO-21, 2. Abt." Diesen Stempel trugen alle Teile der Bekleidung, angefangen von der Pyjamajacke bis zu den Hosen. M. wurde auf die zweite Etage in Begleitung eines gutmütigen Tantchens verlegt. Das passierte am 29. Mai

1985. Die Dienst habende Ärztin Larissa Wassiljewna Sabugornaja sagte M., dass er „aufgehalten“ wird in Übereinstimmung mit irgendeinem „geschlossenen“ Beschluss, das den Psychiatern das „Sonderrecht“ einräumt, über das Schicksal der Bürger zu verfügen, und dass die Kommission, die sich mit seiner Angelegenheit befasst, in drei Tagen zusammentritt, d. h. am Montag, dem 1. Juni. Sabugornaja verhielt sich zu M. wohlwollend, empörte sich über seine Festnahme und versprach, dass sie an der Kommissionssitzung als Mitglied zur Lösung seiner Angelegenheit teilnehmen wird.
In der „Sanatoriumsabteilung“ des Irrenhauses gefiel es M. nicht. Hauptsächlich waren dort demütige Personen untergebracht, die ihre „Räder“ verlangten (so nannte man dort die Tabletten). Es gab auch interessante Begegnungen. Drei Tage seines Aufenthalts in der „Sanatoriumsabteilung“ unterhielt M. freundschaftlichen Kontakt zu dem ehemaligen rückfälligen Dieb Sergej Wassiljewitsch Karjakin aus Arsamas. Sergej erzählte M., dass sein erfahrenes Auge in Letzterem einen in der Gaunerwelt hoch geachteten Dieb erkannt hat. Die übrigen Gefangenen der Psychiatrischen gefielen Karjakin, wie er sagte, nicht, kleinkarierte Leute, vor denen man keine Achtung haben muss. Der mit so hoher Wertschätzung für seine Person umschmeichelte und den Umgang mit neuen Menschen liebende M. antwortete mit Aufmerksamkeit gegenüber seinem neuen Freund im Unglück. Ja und überhaupt, der halbgelähmte Ex-Dieb war ein kluger und verständiger Mensch, der es an Güte und Kameradschaftsgefühl nicht fehlen ließ. Ins Gefängnis kam er im Kindesalter – „ich klaute in den Nachkriegshungerjahren einen Laib Brot“. Hinter Schloss und Riegel verbrachte er insgesamt fünfzehn Jahre, dann ist er „eine Beziehung eingegangen“, heiratete, arbeitete in einem „schädlichen“ Betrieb, mit neunundvierzig Jahren traf ihn eine Lähmung, er lebte unter viehischen Bedingungen, was seine Lebensverhältnisse angingen. „Wen interessiert schon ein Krüppel, der in der Vergangenheit ein Verbrecher war?“ Ins Irrenhaus kam er auf Verleumdung der Ärzte des Sanatoriums, in dem man seine Lähmung behandelte, nachdem er „herausplatzte“, dass es bei seinen Krankheiten besser wäre, sich aufzuhängen. Die Ärzte nahmen das „Sich-Aufhängen“ wortwörtlich, und Irrenhäuser, sagen sie, helfen auch dagegen, dass sich niemand aufhängt. Sergej riet M., als Zeichen seines Protestes gegen seinen Raum im Irrenhaus den Hungerstreik zu erklären: „Es bleibt ihnen gar nichts anderes übrig, sie werden dich entlassen.“ Der Ratschlag wurde angenommen.
Am Montag, dem 1. Juni, bat man M. ins Arbeitszimmer des Leiters der „Sanatoriumsabteilung“ Eduard Alexejewitsch Beschwostyj, in dem außer dem Leiter noch zwei weitere Personen anwesend waren: eine Dame mit einem lebhaften Gesicht und geilen Lächeln – die Psychiatrin Eleonora Alexandrowna Starodewina und, wie man sagt, „einen Meter mit Hut“, ein schlapper, dicklicher Brünetter mit Bärtchen und kleinen flinken schwarzen Augen. Der Brünette wandte sich an M. mit Giftigkeit: „Wissen Sie, wer vor Ihnen sitzt?“
M.: „Albert Iljitsch Parchuschko – der Chefarzt der Psychiatrischen.“
Der Brünette (B): „Woher wissen Sie das?“
M.: „Ich habe hier nicht umsonst Zeit verloren.“
B.: „Wissen Sie, womit wir uns seit dem Morgen beschäftigt haben?“
M.: „Nein.“

B.: „Wir haben Ihre Dokumente studiert."
M.: „Danke."
B.: „Sie sind krank."
M.: „Wie haben Sie das festgestellt?"
B.: „Wir haben keinen Grund, der Psychiaterin Dawakina, die Sie hierher eingewiesen hat, nicht zu vertrauen, und außerdem schreibt man über Sie solche Dinge, dass die Ärzte, die Sie gesehen haben, beschlossen, dass Sie unser Mann sind."
M.: „Hier braucht man keine Ärzte, hier braucht man einen „Gevatter".
B. (lebhaft): „Wer soll das sein?"
M.: „In der Gaunersprache ist das ein Untersuchungsrichter... Ein guter."
B.: „Wer?"
M.: „Sie."
B.: „Als was?"
M.: „Die Augen sind durchdringend" *(M. verstellte sich, weil die Augen Parchuschkos nicht durchdringend waren; er hatte nur das erhaben-dumme Aussehen eines Menschen, von dem das Schicksal anderer Menschen abhängt.)*
B. *(mit der Bescheidenheit eines Menschen, der seinen Wert kennt)*: „Ich habe keine. Aber Eduard Alexejewitsch *(mit einem Blick auf Beschwostyj zeigend)* hat tatsächlich durchdringende Augen" *(dabei war in den Worten des Unschönen in Bezug auf das Aussehen Iljitschs ein Anflug von Neid, weil er im Vergleich mit seinem Chef ungefähr so aussah wie ein Maultier neben einem rassigen Hengst).*
M.: „Vielleicht hätten wir uns nicht am Montag zu treffen brauchen?"
B. (wiederum lebhaft): „Warum?"
M.: „Der Montag ist ein schwerer Tag."
B. *(mit der Geschäftigkeit eines Jagdhundes, der in die Netze eines zu verfolgenden Wildes hineingejagt worden ist)*: „Was bedeutet das?"
M. *(bemüht, nicht in die Augen Beschwostyjs zu sehen, dessen Gesicht nicht nur schön war, sondern auch die Spuren einer kürzlich genossenen gehörigen Dosis Alkohol trug)*: „Einige der Anwesenden spüren das an sich."
Beschwostyj *(senkte den Kopf, begann, heftige energische Bewegungen mit den Armen zu vollführen, ähnlich denen, wie Karatekämpfer mit der Handkante zuschlagen):* „Er hat den Wahn. Er ist wahnsinnig!"
„Und du bist ein Psychopath", dachte M. für sich.
B. *(mit Hohn)*: „Sie haben hier einen Antrag mit einem Protest geschrieben. Glauben Sie, dass Sie etwas brauchen? Wenn Sie den Hungerstreik nicht beenden, überstellen wir Sie in die erste Abteilung, die „verschärfte", und wir werden Sie künstlich ernähren. Solange wir Sie behandeln, werden wir Sie nicht entlassen. Wissen Sie etwa nicht, wo Sie sich befinden?"
M. *(den Brünetten weiter treibend)*: „Machen Sie es, wie Sie es kennen."
Als M. in seine „Sanatoriumsabteilung" zurückkam, kam die Wirtschaftleiterin aus der „verschärften" Abteilung. Man zwang ihn, sich völlig umzukleiden, andere Wäsche anzuziehen, die sich von der vorigen nur dadurch unterschied, dass die Stempel auf ihr die Zugehörigkeit ihres Trägers zur ersten Abteilung sicherstellten. In der „verschärften" Abteilung war es außerdem verboten, eine Uhr und einen Kamm bei

sich zu haben. M. erinnert sich, wie nach dem Mittagessen jemand einen Löffel versteckte. Das Tohuwabohu war fürchterlich. Das Personal versuchte auf jede Art und Weise, die Witzbolde aus der „verschärften“ Abteilung zu überreden, den Löffel in den Essenraum zu werfen. Man verbot sogar, den Fernseher einzuschalten. Das konnten die unter Aufsicht stehenden Psychos nicht ertragen, und der Löffel kehrte in den Essenraum zurück.

Als am Nachmittag desselben Tages die Frau von M. bei Beschwostyj vorsprach, erklärte ihr der Abteilungsleiter, dass ihr Mann in die „verschärfte“ Abteilung verlegt worden sei, dabei schrie er hysterisch, dass M. den Wahn hat. Später begegnete er Beschwostyj mehrmals auf dem Korridor, sie begrüßten einander, aber Beschwostyj sah dabei jedes Mal auf den Fußboden. Der überwiegende Teil des medizinischen Personals machte auf M., seine Frau und auf andere Besucher schon einen merkwürdigen Eindruck. Wahrscheinlich leiden alle Professionellen ohne Ausnahme in diesem oder jenem Grade an Berufskrankheiten.

Als man M. von der zweiten Etage in die erste verlegt hatte, wo sich die „Verschärfte“ befand, unterzog man ihn augenblicklich einer psychologischen Attacke. Die Krankenwärterin Tante Mascha, die das sechzigste Lebensjahr weit hinter sich gelassen hatte, begann zu schreien: „Du isst nicht, weil du glaubst, dass das Essen vergiftet ist! Du bist vom Wahn besessen!“ Dabei verzerrte sich ihr Gesicht wild, und sie rang heftig mit den Armen, als ob sie von sich und von M. Fliegen verjagte. Sowohl Tante Mascha als auch Parchuschko mit seinem Kollegen Beschwostyj waren erfahrene Diagnostiker. Sie verfügten über große Erfahrungen in der Feststellung von jenen Diagnosen, derer sie bedurften, um die Möglichkeit zu haben, so zu arbeiten, wie sie es wollten.

M. hungerte insgesamt drei Tage und Nächte, er gab auf den Rat seiner Frau und der Kameraden auf, um die Situation, in der er sich befand, nicht noch zu komplizieren. Die betagte Krankenschwester gab ihm eine Injektion, warnte ihn vorher, dass man ihn im Falle seines Widerstandes an das Bett anbinden wird. An einer noch kürzeren Leine gehalten zu werden wollte er nicht, und er „empfing“ die Spritzen und schlief, wobei er sich zwei Tage und Nächte in der unter besonderer Aufsicht stehenden Krankenstation Nr. 9 befand. Der Eindruck von den Injektionen war außerordentlich: stärkstes Zittern, Gleichgültigkeit gegenüber dem Leben bei Eingeschränktheit der Bedürfnisse, wie bei einem Tier – essen, schlafen. Sein Gang wurde schlurfend, die Koordinierung der Bewegungen war gestört. Es gab nur den einen Gedanken – so schnell wie möglich in die Freiheit entkommen. Zwei Tage noch befand sich M. in der „Übergangsstation“ Nr. 2 gemeinsam mit Rauschgiftsüchtigen, und seit dem 5. Juni in der Station der „Genesenden“ Nr. 7 in Gesellschaft mit „Alks“ (Alkoholikern) und „Schizos“ (Schizophrenen). Die Alks waren recht sympathische Kerle (viele sind damals im Zuge der Erfüllung des Plans zum Kampf gegen den Alkoholismus hineingeraten), die Schizos konnte man zeitweise nicht von den Gesunden unterscheiden (wahrscheinlich litten sie unter einem „systematisierten Wahn, den nur ein Arzt feststellen kann“). M. schloß mit den Alks Freundschaft. Sie hatten sich auf irgendeine Art mit Alkohol versorgt.

Das Irrenhaus in Elektrostal war eine ganz anständige Einrichtung, die sich in einer privilegierten Lage befand. Natürlich waren das nicht die Krankenhäuser der 4. Hauptverwaltung des Ministeriums für Gesundheitswesen der UdSSR, sondern sie befanden sich einen Rang niedriger, auf dem Niveau der 3. Hauptverwaltung desselben Ministeriums. Das medizinische Personal des psychiatrischen Krankenhauses unterschied sich durch eine höhere Kategorie im Vergleich zu den Medizinern anderer Behörden (außer denen der 4. Hauptabteilung unterstellten). Und die durch das Netz der Krankeneinrichtungen der 3. Hauptverwaltung Betreuten waren ganz besondere, diese Leute gehörten zu einem Spezi-Kontingent - Wissenschaft, Technik und Industrie der am meisten entwickelten Zweige der Volkswirtschaft in der UdSSR. Und dorthin kann man ebenfalls nur durch die Hintertür kommen, und nicht nur, wenn ein Mensch krank ist, sondern auch dann, wenn er bei den Vorgesetzten nicht liebedienern konnte oder wollte. Die Fensterscheiben in den Krankenzimmern zu zerschlagen war unmöglich, so dass Gitter an den Fenstern unnötig waren. Einer der Aufrührer war nicht imstande, mit einem Stuhlbein aus Metall das Glas herauszuschlagen, obgleich eine Holztür mit eben diesem „Werkzeug" zersplitterte. Das Kontingent der Psychiatrischen führte man in kleinen Höfen, die von einer 2,5 m hohen Mauer umgeben waren, spazieren. Die Frauen, die „Gendarmen", in weißen Kitteln (Krankenschwester oder Krankenwärterin, manchmal auch beide zugleich) verfolgten jeden mit gespannter Aufmerksamkeit, und bei verdächtigen Aktivitäten eines der Untergebenen wurde der Spaziergang beendet.

In der ersten Abteilung der Psychiatrischen waren sowohl solche, die verrückt geworden sind, als auch von Geburt an Kranke. Wie der Dichter völlig zu Recht feststellte, „gibt es wenige echte Tolle". Einer von ihnen, die zu den wenigen gehörten, hielt aus irgendeinem Grunde M. für den „von echten Lenin-Getreuen" ermordeten Zaren:

„Weiß du noch, Nikelchen, wie wir mit Hitler bei den Demidows Geld angelegt haben?" fragte er M.

„Ich weiß es nicht mehr", erwiderte jener.

„Du hast nicht Recht. Uns haben doch noch die Töchter Lenins Überweisungen gebracht."

„Aber Lenin hatte doch gar keine Töchter."

„Und Nadja und Manjascha?"

„Ich weiß wieder", stimmte M. zu, als er begriff, dass Widerrede zwecklos ist.

Wahn, nichts anderes. Einen anderen Kranken, Ljoscha, fragte man, wie alt er sei. Darauf antwortete er mal so, mal so, „aus der Luft gegriffen", wie man so sagt: mal 379, mal 748. Und so kam es dazu, dass sein Vater und seine Mutter bedeutend jünger waren. Dafür spielte Ljoscha nicht schlecht Schach mit den normalen „Alks" und Drogensüchtigen. Das Irrenhaus hatte auch seine eigenen Dichter, Maler und normale Kriminelle, die sich hier vor dem Gefängnis in Sicherheit brachten und recht geschickt psychische Krankheiten simulierten. Es gab auch Soldaten, die zur Erlangung der „Kommissfähigkeit" geschickt worden sind, Ruhestörer in den „Arbeitskollektiven", Wahrheitsfanatiker und Dissidenten. In Bezug auf die drei letzten Kategorien der Friedensstörer war die Aufgabe einfach: in der Psychiatrischen mindestens zwei Monate ausharren (die geringste primäre Aufenthaltsdauer im Krankenhaus, um einen

Menschen für psychisch krank zu erklären), eine möglichst schlaue Diagnose (oder gleich mehrere für „lange Zeit“) eines Typs von Schizophrenie, Paranoia oder eines endogenen Zustandes ausdenken und zur Aufnahme in eine psychische Dispensairestelle am Wohnort hinauskomplimentieren, den Administratoren, die ihn zur Behandlung geschickt haben, zu Gefallen. Im Weiteren wurde jede Wahrheitssuche eines solchen „Kranken“ als Rückfall oder Verschärfung „der Krankheit mit anschließender mehrmaliger Unterbringung in einem „Krankenhaus“ für eine längere, manchmal auch für eine sehr lange Zeit, bewertet.
Einer meiner Bekannten, früher war er Kapitän zur See, Teilnehmer des Krieges und Träger von Orden, verbrachte in einem Einzelzimmer 8 Jahre, danach arbeitete unter Anrechnung des Dienstalters, und ins Krankenhaus kam er nur für die Zeit des Besuches wichtiger ausländischer Gäste vom Niveau eines Präsidenten Reagan oder ein wenig niedriger. Wo sind Sie jetzt, Sergej Wassiljewitsch aus Jaroslawl?
Neuroleptiker machten ihre Sache, und „die Kranken“ wurden nicht selten solange behandelt, „bis die Diagnose stimmte“, die dann eine Invalidität garantierte. Viele Patienten der Psychiatrischen verloren nach der Freilassung für lange Zeit, mitunter auch für immer das Interesse an der „Prozedur“, die für die Reproduktion der Bevölkerung vonnöten ist. Bei der überwiegenden Mehrheit der in der Psychiatrischen Einquartierten (gemeint sind nicht die richtig Kranken) wurden die Familien und die Kontakte zu den Kindern für das ganze Leben zerstört (nicht jeder fand in sich die Kraft, die Schande des Umgangs mit dem „unnormalen Ehemann, dem Vater oder Sohn zu ertragen).
Die Ärzte der Psychiatrischen machten täglich ihre Visite. Periodisch (etwa einmal in der Woche) nahm an solchen Rundgängen auch Albert Iljitsch Parchuschko teil. Zum Glück für M. begab sich ab Mitte Juli Parchuschko in seinen zweimonatigen Jahresurlaub, und seine Aufgaben übernahm Juri iwanowitsch Swesdunow, der mit seinem Äußeren nicht einen solchen Abscheu hervorrief, wie ihn der paranoide Chefarzt erweckte. Während der Visite des „Chefs“ waren die ihn begleitenden Kollegen besonders diensteifrig. Der gutmütige, humane, aber von Parchuschko abhängige Abteilungsleiter Moltschunow fasste allein keine Beschlüsse. Der unseren M. behandelnde Arzt, der junge zweiunddreißigjährige Iwan Nikolajewitsch Ptitschkin flüsterte während der Visite Parchuschko verworren und eilfertig etwas ins Ohr. Ptitschkin war von normaler Größe und ein Mann „mit Frisur“, er gefiel den Frauen, aber die Karriere war sein wegweisender Stern. Man hatte den Eindruck, dass er die Karriere über alles auf der Welt liebte. Zwei Jahre nach den beschriebenen Ereignissen wurde er Abteilungsleiter. Aber damals noch mit einer Neidreaktion nahm er die Mimik und die Gesten des operettenhaften Iljitschs an. Und ein Wink dieses Iljitschs befahl Iwanchen Ptitschkin, M. vor Ablauf einer zweimonatigen Frist nicht freizulassen.
Ptitschkin war niemals ein Dummkopf. Für ihn wandelten sich die Hinweise des Chefs „Das muss sein, Fedja!“ in Bezug auf M. zur sprichwörtlichen Redensart: „Reden ist Silber, Schweigen ist Gold“. Nicht nur er schwieg, sondern er lehrte auch M. zu schweigen. Auf alle Fragen zur Diagnose oder zu den Zeiten der Entlassung konnten weder M. noch seine Frau etwas Gescheites antworten. „Das Gutachten, das Gutachten… Ein schlechter Charakter spricht darüber, woran er denkt…“ brummelte

Ptischkin verschämt und verwirrt vor sich hin. Er versuchte, M. zu suggerieren, dass ein gesunder Mensch den eine höhere Position einnehmenden Gegnern die Wahrheit nicht ins Gesicht zu sagen braucht. Ein kluger Mann braucht sich, nach seinen Worten, bei der Suche nach der Wahrheit nicht zu beeilen, und sogar die Führer der „Perestrojka" haben sich in früheren Zeiten, um überleben zu können, verstellt, wenn sie z. B. die Führer des Vaterlandes über den grünen Klee gelobt haben. „Wozu einem Dummen begreiflich machen, dass er ein Dummkopf ist? Ein normaler Mensch schlägt wegen eines Standpunktes einen anderen mit einem Stein und sagt, dass es ein anderer getan hätte usw.", lehrte Iwan Nikolajewitsch vertraulich. Von solcher psychischen Prophylaxe wurde es M. ganz anders zumute.

Nach dem Absetzen der intramuskulären Injektionen - „der Teufel weiß welcher" - (die Bezeichnung der Medikamente wurde vor M. geheim gehalten) traktierte man ihn mit Haloperidolol (9 Tabletten pro Tag), Ziklodol (6 Tabletten pro Tag), Trisedil, als es kein Haloperidolol gab, mit Erinit (3 Tabletten). Die Medikamente spie er nach Möglichkeit aus. Sie wirkten übrigens auf M. äußerst negativ, führten zur Krämpfen der Gesichtsmuskeln, zu heftiger innerer Unruhe (wenn er ging, wollte er sitzen, wenn er lag, wollte er in einem geschlossenen Kreis gehen usw.), ganz zu schweigen von verlangsamter Reaktion, führten zu Diskoordinierung der Bewegung und anderem. Als M. Ptitschkin fragte, wozu das alles gut sei, erläuterte jener volkstümlich, dass es dazu gut ist, dass M. nicht den Wunsch verspürt, sich mit den Vorgesetzten zu streiten, sich nicht in eine gefährliche Situation bringt und dabei nicht die Interessen der Familie missachtet. Eine ältere Krankenschwester (eine der vier, die der Reihe nach Dienst tun), zwang ihn, als sie bemerkte, dass er die Tabletten unter der Zunge versteckt, die Droge zu schlucken. Als Antwort auf die Grobheit beschwerte sie sich bei Ptitschkin, aber Iwan Nikolajewitsch schenkte dem Eifer der Anzeige keine Aufmerksamkeit, dabei lachte er vieldeutig auf. Es ging in der Hauptsache nicht um die Heilung von M., sondern um die Dokumentierung dieser Heilung. Das Etikett „psychisch nichtnormal" war M. angehängt worden. Im Irrenhaus verbrachte er genau zwei Monate. Man warnte ihn, dass er im Falle des Versuches eines Protestes gegen die Handlungen des medizinischen Personals oder von Streitgesprächen mit den Vorgesetzten wieder isoliert wird, dann aber für längere Zeit.

Übrigens schreibt Alexej Prjaschnikow in seinem Buch, wie sich ein Patient der Psychiatrischen nach intramuskulären Injektionen fühlt. Mit der ihm eigenen Offenheit gab er dem Buch die Überschrift „Irrenhaus" (Smolensk: Gebietsbüro für Propaganda der schöngeistigen Literatur, 1995):

„Tabletten, von denen du gekocht wirst, ungezählte, kann man noch aushalten, aber die Spritzen… Man spritzt mit einer langen dicken Nadel in die Hinterbacke, etwa mit so einer, wie ein Veterinär Kühe oder Pferde impft, so dass sogar ein Kranker anfängt, sich loszureißen (von einem Psycho kann man alles Mögliche erwarten) – eine solche Spritze zerbricht ja nicht. Die Nadel dringt tief in den Körper ein, spritzt Aminasin, und es bildet sich eine harte Beule. Diese Beule tut ständig weh, du kannst nicht ruhig sitzen, nicht liegen und nicht gehen. Welche Position du auch einnimmst, der Schmerz hört nicht auf, der Schmerz ist widerlich, ziehend, er macht dich schließlich mürbe, du schwitzt, knirschst mit den Zähnen, bist bereit, dich auf jeden x-beliebigen

zu werfen – der Schmerz ist unerträglich, die reinste Plage. Und in den nächsten Tagen spritzen sie dich wieder etliche Male – an derselben Stelle, stechen in dieselbe Beule, obwohl der Schmerz dort noch nicht nachgelassen hat.
„Vielleicht gibt es ein solches Heilverfahren?" fragte Leonid Chrustalew verwundert. Nicht genug, dass der Einstich furchtbar wehtut, dann brennt in der ersten Beule noch eine zweite schmerzhaft; und bereits die fünfte und zehnte Injektion in ein und dieselbe Stelle bildet eine Schwellung. Vielleicht hat man sich das aus einem Grunde ausgedacht: den Kranken durch zermürbenden Schmerz von der Gereiztheit befreien. Und tatsächlich, wenn er sich früher schnell bewegte, viel und impulsiv sprach, so beschäftigte ihn nach den Injektionen nur noch der Schmerz. Dieser Schmerz zehrte aus und ließ den Schlaf fliehen, nur manchmal geriet bei ihm für wenige Minuten alles in Vergessenheit, dann wurde er vom selben Schmerz wieder geweckt, Ein derartiger unruhiger Schlaf unter Stöhnen machte die Nächte unvorstellbar lang.
„War es wirklich nicht möglich, auf andere Art und Weise die Gereiztheit abzustreifen, das Bewusstsein zu betäuben?" Dieser Gedanke quälte ihn. Weshalb soll man sich den Kopf zerbrechen? Einen Holzhammer nehmen, ihn mit einem Stück wattierten Stoffes umwickeln und nach einer gewissen Zeit, auf Anordnung des Arztes, damit auf den Kopf schlagen. Die Betäubung ist garantiert, und sie wird ohne alle chemische Hilfsmittel erreicht. Gehirnerschütterung? Quatsch, das ist nur eine Frage der Dosierung. Unästhetisch?" fragte Chrustalew mit einem eingebildeten Blaustrumpf. „Ist denn dieses Zermürben durch Schmerz auf dem Niveau des Hohns, der Folter korrekt?" Die Worte zwischen den Zähnen hervorpressend, führte er eine endlose Polemik über eine der akademischen Arbeiten: „Vor nicht allzu langer Zeit waren von Krämpfen begleitete Methoden der Heilung im Gebrauch, insbesondere der Elektroschock. Nach einigen Krampfanfällen wird zuweilen eine Besserung beobachtet, meistenteils eine kurzzeitige, zur selben Zeit treten auch schwere Komplikationen auf. Während eines Anfalls kommt es gelegentlich auch zu Knochenbrüchen, zum Ausrenken des Unterkiefers. Jeder Anfall wird von mehr oder minder starkem Gehirnbluten begleitet. Bei Wiederholung der Krampfanfälle können irreparable Veränderungen eintreten, die zur Schwächung des Gedächtnisses und zu einem allgemeinen intellektuellen Verfall führen.
Die Einfachheit dieser Methode war der Grund für ihre häufige Anwendung, wobei sie nicht nur bei Schizophrenie, sondern auch bei Wahn- und Depressionsanfällen, bei abnormen Erlebnisreaktionen angewendet wurde. Nach sorgfältiger Diskussion in der Akademie der Medizinischen Wissenschaften der UdSSR..."
Chrustalew gelangte allein durch seinen Verstand bis zur Herkunft der „Schwellung". Und dazu bedurfte es keiner Methode. Für die Schwester gab es auf der Hinterbacke eine sehr bequeme Stelle, in die sie ihre Pferdespritze einsticht. Zu dieser Erkenntnis kam Chrustalew aber sehr spät. Damals kam er auf den Einfall, sich als Letzter für die Spritze anzustellen.
Nachdem er in die Hinterbacke die turnusmäßige Dosis Aminasin erhalten hatte, fragte er, vor Schmerz mit den Zähnen knirschend, mit übertriebener Höflichkeit die Krankenschwester:

„Sagen Sie bitte, Shenja, kann man die Injektionen nicht durch Tabletten ersetzen? Egal durch welche.“
„Nein!“ schnitt sie ihm das Wort ab. Derartige Fragen hatte sie schon zum Überdruss gehört.
Leonid entfernte sich schweigend, aber danach hielt die Schwester im Korridor Wache.
„Shenja, entschuldigen Sie, bitte, hören Sie bitte. Ich kann diese Spritzen nicht mehr ertragen. Verstehen Sie?“
„Anordnung des Arztes“, stellte sie trocken fest.
Und tatsächlich hebt sie die Anordnung des Arztes nicht auf, für Leonid war es nur ein Aufklärungsmanöver, vor ihm lag noch das Gespräch mit dem behandelnden Arzt. Darauf bereitete er sich sorgfältig vor. Wie viele Argumente er auch ausgedacht haben mag, Überlegungen über den Willen, über Kräuter, Chemie, Hypnose, Lebensart, bei der Begegnung mit dem Arzt aber brachte er kein Wort heraus, er war verklemmt, so wie sich ein Motor festfrisst – er versuchte nicht zu überzeugen, nicht einmal bitten konnte er, und er greinte nur wie ein Kind:
„Anatolij Petrowitsch, setzen Sie die Injektionen ab. Ersetzten Sie sie – egal womit, mit beliebigen Medikamenten, ich habe keine Kraft mehr, das auszuhalten.“
„In Ihrem Zustand kann ich etwas anderes nicht verordnen“, erwiderte Sykow unerschütterlich.
Durch diesen Panzer, fühlte Leonid, kommst du ihm nicht bei, und in seiner Verzweiflung platzte er heraus:
„Das kann böse ausgehen!“
Solche Anmeldungen waren den Ärzten bis zum Erbrechen bekannt, zuerst bitten sie, dann wollen sie erschrecken.
„Gibt es etwas, was Sie im Augenblick stört?“
„Ja, gibt es.“
„Und was?“
„Die Injektionen.“
„Und noch etwas anderes?“
„Ja.“
„Und was?“
„Die Injektionen.“
So stümperhaft, ohne greifbares Ergebnis endete das Gespräch mit dem Arzt.
Danach wandte sich Leonid mit derselben Bitte, die Injektionen abzusetzen, bei der Visite an den Leiter der Abteilung. Der sah den Kranken für eine Minute, wie es Leonid schien, aufmerksam an, beeindruckt von dessen Leiden, und ging schweigend weiter. Im Laufe seiner langjährigen Praxis hatte er wohl noch keinen einzigen Kranken gehabt, der sich nicht mit einer solchen Bitte an ihn gewandt hätte.
Auch die folgenden inständigen Bitten Leonids gegenüber Ärzten, Schwestern stießen nur auf taube Ohren. Man kann daran zerbrechen! Die Situation ist schlimmer als für einen Gefangenen. Der kann noch einen Antrag schreiben, er kann sich beschweren, man hört ihn wenigstens an, man antwortet ihm, man wird sich mit seiner Bitte, seinem Antrag befassen, aber hier? Ich bin doch ein Psycho, ein Unnormaler, ein Ver-

rückter. Hier, mein Lieber, ist kein Gefängnis, sondern ein psychiatrisches Krankenhaus, ein Irrenhaus, ein Haus für Verrückte. Wie kann denn ein unnormaler Mensch normale Bitten vorbringen? Verstehe mal jemand einen Psycho zu verstehen, der tischt dir was auf, dass dir die Ohren schlaff werden. Begreifst du denn nicht, dass du den Verstand verloren hast? Und jetzt befindest du dich in der Obhut von gesunden Menschen, du bist eine Null, du bist ein Nichts. Sie kennen dich besser, sie wissen, was für dich gut ist und was nicht, mit dir können sie alles machen, jede x-beliebige Prozedur verordnen, du bist völlig rechtlos.
Das Erkennen seiner Lage erschütterte Chrustalew, und er hatte tatsächlich Furcht. Wie soll man bloß von hier fortkommen? Wann fängt man an, sich zu einem Kranken wie zu einem normalen Menschen zu verhalten? Klar, wenn er gesund wird. Und nach welchen Merkmalen wird das beurteilt? Inwieweit wird das genau sein? Ist vielleicht jetzt sein Bewusstsein nicht normal? Oder scheint er nur für Chrustalew normal?"

Das Erste, was M. nach seiner Isolation verspürte, war ein Gefühl der Schmach, wenn dem Menschen unverdientermaßen ein schmutziges Etikett angehängt wird. Das Zweite war ein Gefühl der Kraftlosigkeit, der Unmöglichkeit, sich dieser ruppigen, übermächtigen Kraft des Gegners entgegenstellen zu können. Außerdem zeichnete sich vor ihm deutlich die Perspektive ab, nach dem Urteil der Dokumente ein Irrsinniger, ein Schizophrener zu bleiben, und bekanntlich sind solche Diagnosen häufig erblich und lassen beizeiten die psychische Gesundheit seiner Kinder in Zweifel ziehen. Und deshalb, um nicht eine solche „Erbschaft" zu hinterlassen, war es für M. bei seinem Leben erforderlich, sich so schnell wie möglich von diesem Etikett zu befreien, denn sogar ein zufälliger vorzeitiger Tod würde die Diagnose nicht löschen, sie würde auf die nächsten Generationen übergehen wie eine unauslöschliche erbliche „Familientradition", wie eine Art „Familienwappen".

Kaum war M. freigekommen, wurde er in die Klinik derselben Behörde eingeladen, nämlich in das Irrenhaus von Elektrostal. Dort arbeitete die uns sattsam bekannte Dawakina. Zu dieser Zeit befand sie sich im Urlaub, und die Psychiaterin Swetlana Witaljewna Kusmina, die M. empfing, verschrieb ihm die psychotropen Medikamente Trisedil und Zyklodol. Auf die Frage von M., wie lange er diese „Drogen" nehmen solle, antwortete Kusmina, dass man sie die ganze verbliebene Zeit verabreichen würde. „Mit welchem Ziel?", fragte neugierig unser Held. Die Antwort der Ärztin war lakonisch: „Um nicht mehr ins Krankenhaus zu müssen." Auf die Frage nach der Diagnose, die man ihm im Krankenhaus zugeschrieben hätte, erwiderte Swetlana irgendetwas Unverständliches, ihm stünde es nicht zu, das zu wissen, weil, nach den Worten von Swetlana Witaljewna, bei M. Anfälle an der Tagesordnung sind, von denen er angesichts seiner Bewusstlosigkeit keine Ahnung hat. Seine Umgebung aber kann angesichts ihrer Inkompetenz nicht feststellen, wann er bei Bewusstsein und wann er irre ist. Außerdem erzählte Kusmina, dass man ihn im Zustand des Wahns unverzüglich nach Elektrostal eingeliefert hat, obwohl die Augenzeugen seines „Raubes" (die Mitarbeiter von M. im Labor und die Angestellten der Kaderabteilung, wohin man ihn telefonisch angeblich zur Klärung einer Familienangelegenheit gerufen hatte) von ähnlichen Verleumdungen nicht einmal geträumt hatten. Da M. Medikamente, die die „Fachärzte" verschrieben hatten, nicht einnahm, wurde er im psychoneurologischen Dispensaire des Kreises registriert. Die Ärzte des Dispensaires Soja Alexejewna Pegowa und Olga Wladimirowna Archipowa versuchten, die Registrierung von M. wieder rückgängig zu machen, aber der greisenhafte Chefarzt sagte, dass „solche" Diagnosen nicht so einfach aufzuheben seien, und M. hat nur die Vorteile: Er kann von Gerichten nach Verüben eines Verbrechens nicht belangt werden, er bekommt kostenlos Medikamente, er hat das Recht auf Bereitstellung einer Wohnung ohne Wartezeit und ohne Nachbar. Von den Beschränkungen nannte er nur: Er kann keinen Führerschein bekommen, er darf keine Waffen tragen und nicht ins Ausland reisen….

Beenden wir diese traurige Geschichte. Dank der Presse (und insbesondere dem Mitarbeiter der Zeitung „Sozialistische Industrie" Georgij Borissowitsch Poroshenko), dem Autoren dieses Buches und der Durchkreuzung von Missbräuchen der besonders in Wut geratenen Psychiater zu Zeiten Michail Sergejewitsch Gorbatschows endete alles glücklich, auch in Bezug auf die Beschränkungen. Die Ärzte allerdings kamen ohne Strafe davon.

Ohne Strafe blieben auch die Psychiater Alexej Ognew, Natalija Schejn, Irina Markelowa und andere, die Nikolaj Stepanowitsch Starostin eine psychiatrische Diagnose gestellt und wegen seiner Divergenzen in den Lebensansichten mit den Oberen auf Verwaltungs- und Parteiebene und wegen seines Briefes darüber an M. S. Gorbatschow den „Titel" eines Invaliden der zweiten Gruppe angeheftet hatten. Um der Gerechtigkeit willen sei angemerkt, dass Ende der achtziger Jahre der oben zitierte Wladimir Petrowitsch Batajew und andere Nikolaj Stepanowitsch halfen, sich von der „Diagnose" und von der „Invalidität" zu befreien. Nikolaj Starostin erfand später ein hocheffektives Präparat zur Heilung des menschlichen Organismus von schwersten Leiden, das er patentieren ließ.

Ohne Strafe kamen auch die Ärzte der zweiten Poliklinik der vierten Hauptverwaltung des Ministeriums für Gesundheitswesen der RSFSR, des Zentralen Klinikum derselben Verwaltung und der Abteilung für Tobsüchtige des Krankenhauses „Gannuschkin" davon, die den früheren Chef der Unterabteilung des ehemaligen Staatlichen Agro-Industriekomplexs Naum Iossifowitsch Slobodskij verfolgt hatten. Die „träge verlaufende Schizophrenie" wurde später durch die „maniakalisch-depressive Psychose" ersetzt, man zeichnete Slobodskij für das seinen dienstlichen Obligenheiten inadäquate Handeln aus. Beflügelt von den provokatorischen Losungen der „Perestrojka", schrieb Naum Iossifowitsch einen Brief an das Politbüro des ZK der KPdSU, an Je. K. Ligatschow, über die Fälschung in den Dokumenten seiner Behörde. Der Brief gelangte natürlich nicht bis zu Ligatschow. Die Sache endete nicht mit „Schizophrenie" und „Psychose". Slobodskij wurde von tobsüchtig agierenden Sanitätern der Psychiatrischen bestialischen Foltern unterworfen und trug eine Vielzahl von Wunden und Knochenbrüchen davon. Nach vier Operationen und der zweiten Gruppe der Invalidität hatte Slobodskij noch immer keine Gerechtigkeit erfahren und emigrierte mit seiner Familie in die USA.

Ich denke, dass die angeführten Beispiele ausreichen, um der Meinung von Jegor Kusnezow und Wladimir Batajew zu widersprechen, dass für die Lösung der Frage über den Gesundheitszustand unserer Gesellschaft „genügend Psychiater zur Verfügung stehen werden“. Vielleicht kennt der Leser Psychiater, die wenigstens einen Kranken von einer psychischen Krankheit geheilt haben. Ich bin überzeugt, dass es solche Leser nicht gibt, aber es gibt auch keine Psychiater, die psychische Krankheiten auskuriert haben. Psychiater können die Symptome von Krankheiten, die psychische genannt werden, abschwächen oder für kurze Zeit beheben, aber niemals ausheilen. Wenn sich aber ein Mensch mit irgendeiner Arbeit beschäftigt, in seiner Tätigkeitssphäre jedoch keine Fertigkeiten und Meisterschaft erlangt? Bei einem Menschen, der sich mit einer bestimmten Tätigkeit befasst und in ihr keine positiven Ergebnisse erreicht, kann ein Komplex der Unvollkommenheit entstehen, d. h. ein krankhaftes Erkennen der eigenen Unzulänglichkeit, der Minderwertigkeit als Person. Und wenngleich die Meinung kursiert, dass Absonderlichkeiten im Verhalten der Mehrheit der Psychiater und Neuropathologen ein Ergebnis ihrer Berufskrankheit sind (d. h. ein Ergebnis des Umgangs mit psychisch nicht vollwertigen Menschen), sowie eine andere Meinung, dass in die Psychiatrie psychisch kranke Menschen gehen, scheint mir, dass der Komplex der Unvollkommenheit der Psychiater eine nicht unwichtige Rolle spielt, vielleicht sogar eine unmittelbare Rolle bei ihren ernsthaften psychischen Abweichungen. Und die Hauptsache, wovon die Psychiatrie als Wissenschaft praktisch absolut keine Ahnung hat, sind die Gründe für das Entstehen dieser oder jener psychischen Krankheit. Deshalb halten sie viele Krankheiten für Erbkrankheiten. Und wie und worin sich diese Erbschaft zeigt, können die Psychiater nicht plausibel erklären.

Wird denn ein Mensch in ein Taxi setzen oder Flugzeug einsteigen, wenn er weiß, dass es einen für diesen Beruf nicht tauglichen Fahrer oder Piloten gibt? Die Antwort liegt auf der Hand. Nicht weniger gefährlich für die Gesundheit und das Leben eines Menschen ist das freiwillige Aufsuchen der meisten Psychiater, um sie um Hilfe zu ersuchen. Vielleicht ist für die Mehrheit der Menschen das gerade der Grund, wenn sie bewusst oder unterbewusst sich nicht um Hilfe an eine Psychiatrie wenden wollen – diese irdische Hölle, in die man leicht hineinkommt, der zu entkommen aber weitaus schwieriger ist.

Übrigens ist lange bekannt, dass viele der so genannten psychischen Krankheiten mit Erfolg von Geistlichen und Wunderdoktoren behandelt wurden und werden.

Zum Schluss des Kapitels möchte ich den Leser mit der Meinung des Doktors der medizinischen Wissenschaften T. Dmitrijewa über die psychische Gesundheit der Menschheit bekanntmachen, die während ihrer Zeit als Direktor des Forschungsinstitutes für allgemeine und Gerichtspsychiatrie die Fragen der Journalisten, die in der Zeitung „Argumente und Fakten“ (Nr. 34, 1992) unter der Überschrift „Ist die Welt verrückt geworden?“ erschienen, folgendermaßen beantwortete:

„Wie viele psychisch Kranke Menschen haben Sie?“

„Nach den Angaben ausgewählter Forschungen haben etwa 25 % der Menschen diese oder jene Abweichungen von der Norm. Das entspricht einem Minimalniveau von 20-25 %. Unter ständiger Beobachtung der Psychiater befinden sich in Russland etwa 5,5 Mill. Menschen, von ihnen sind 2,5 Mill. Menschen Alkoholiker.“

„In welchem Alter treten gewöhnlich psychische Krankheiten auf?“

„Starke Störungen, wie z. B. Debilität, vor dem 15. Lebensjahr. Schizophrenie gewöhnlich mit 20-30 Jahren, in den letzten Jahren ist sie um 5 Jahre „gealtert“, und das ist ein gutes Merkmal: Je später diese Krankheit beginnt, desto leichter verläuft sie, desto besser fühlt sich der Mensch in der Gemeinschaft.“

„Erkranken an Schizophrenie mehr Frauen oder Männer?“

„Das ist Einerlei, eins zu eins. Obwohl das Bild der psychischen Störungen bei Frauen völlig anders ist, sie haben auch eine andere Psychologie. Deshalb ist der Alkoholismus bei Frauen bedeutend schwerwiegender und schrecklicher, und die schlimmsten Kriminalverbrechen begehen Frauen und Jugendliche…“

„Wie viele Verbrechen begehen psychisch Kranke?“

„Psychisch kranke Menschen begehen Verbrechen nicht häufiger als gesunde… Wir erfassen Kranke, die in gewisser Weise eine Gefahr für ihre Umgebung darstellen. Das sind Menschen, die irgendwelche antígesellschaftlichen Handlungen begangen haben – von der Ohrfeige bis zum Mord… Die Zahl dieser Kranken hält sich ziemlich konstant: 1991 sind 1,8 % aller Kranken erfasst worden, die in Betreuungsstellen registriert waren. Man muss dabei aber noch berücksichtigen, dass wahrscheinlich ein bestimmter Teil der psychisch Kranken, die Verbrechen begehen, nicht in das Blickfeld der Ärzte geraten – sie werden nicht zur psychiatrischen Begutachtung geschickt, sicherlich auch deswegen, weil Untersuchungsrichter dafür nicht ausgebildet sind.“

„In welchen sozialen Gruppen der Bevölkerung gibt es die meisten psychisch Kranken?“

„Schwere psychologische Pathologien wie Alkoholismus sind in ländlichen Gegenden öfter anzutreffen. Das ist eine schreckliche Tendenz, und sie kann zur Entartung der ländlichen Bevölkerung führen.

Wenn von einer rein psychiatrischen Pathologie die Rede sein soll, so ist sie bei gebildeten Menschen häufiger anzutreffen. Jedoch ist das kein Anlass anzunehmen, dass psychische Krankheiten das Los kluger Menschen ist, obwohl auch eine solche Meinung kursiert. Insgesamt haben psychisch Kranke ein recht niedriges Bildungsniveau. Was Geschäftsleute anbetrifft, so ist in dieser Gruppe am meisten eine Alkoholpsychose anzutreffen.“

„Wie sieht Ihre Prognose aus. Wird die Zahl der psychischen Errankungen in den nächsten Jahren wachsen (oder abnehmen)? Man sagt, dass zu Umbruchszeiten von historischer Tragweite die Zahl der psychisch Kranken abnimmt…“

„Eine Prognose können wir zur Zeit nicht geben – dafür gibt es keine ausreichenden Angaben, Statistiken usw. Die letzen 10 Jahre hat man die Rechenschaftslegung immer wieder verringert… Noch vor 15 Jahren hat man behauptet, dass unabhängig von der politischen Ordnung, der Staatsform, von sozialen Bedingungen und Erschütterungen in der Gesellschaft die Zahl der psychisch Kranken konstant bleibt – etwa 1 % der Bevölkerung. Hitler vernichtete zu seiner Zeit in Deutschland alle Schizophrenie-Kranken. Zwanzig Jahre später gab es wieder so viele. In Weißrussland sind während des Krieges praktisch alle umgekommen, und jetzt gibt es dieselbe Zahl dieser Kranken. Zum Indikator für solche Umbruchszeiten werden gewöhnlich so genannte „Grenzpathologien“. Und je mehr es davon gibt, desto stärker ist der Stress in der Gesellschaft.“

Aus dem Sohn wird ein Schwein

Ein jeder von uns kann eine ganze Menge von Beispielen anführen, als er einen plötzlichen Schwächeanfall, ein Stimmungstief und überhaupt Dyskolie beim Umgang mit den Seinen, Verwandten und Bekannten, zufälligen Begleitern fühlte... Und an wem von uns sind Klassenkameraden, Mitstudenten, Arbeitskollegen, Nachbarn und andere „Gönner“, die eine Gereiztheit, den Wunsch, sich durch die Flucht zu retten, und manchmal auch Abscheu hervorriefen, nicht „kleben geblieben!“? Von ihnen ist wenig Gutes gekommen, aber unsere Zeit, unsere Kräfte, unsere Gesundheit haben sie mit großem Vergnügen aufgefressen. Oder nehmen wir das eigene Kind. In früher Kindheit war es einfach ein Engel. Und später hat es sich plötzlich verändert. Es macht das Gegenteil von dem, was es soll, ist frech... Im Allgemeinen nicht auszuhalten. Das Leben wird für Sie zu einer Tragödie. Und das Kind spielt weiterhin die Rolle des Hauptstörenfrieds, es ist die hauptsächliche Ursache für Gereiztheit. Suchen Sie nicht den Grund in der Vererbung oder in irgendwelchen psychischen Abweichungen. Man hat vielmehr auf Ihr Kind Verderbnis gelenkt oder es behext. Aber das ist ein Thema für ein Sondergespräch, obwohl diejenigen, die auf jemanden Verderbnis gelenkt oder jemanden behext haben, nicht aus eigenem Willen zu Vampiren werden. Und alles kann sich als sehr einfach herausstellen, wenn weder Verderbnis noch Behexung im Spiele sind. Das Kind ist ganz einfach ein Vampir geworden, genauer gesagt, es ist an Vampirismus erkrankt. In den meisten Fällen hat die Familie geholfen, dass des zum Vampir heranwachsen konnte. Erinnern Sie sich, wie es, kaum dass es zu laufen anfing, herangekrochen kam, um bei der Hausarbeit zu helfen, Geschirr zu spülen, die Fußböden zu wischen und Wäsche zu waschen. Beharrlich kam es gekrochen, aber die Eltern waren ebenso beharrlich, es von solchen Arbeiten abzuhalten: Das Kind ist noch zu klein, und es hält uns nur auf. Du hast nur Scherereien von seiner Arbeit. Schließlich, nachdem es sich mit seiner Tatenlosigkeit abgefunden hat, wird das Kind passiv. Es macht keinen Finger mehr krumm. Die Verringerung der Notwendigkeit einer jeden Arbeit, besonders der physischen, verlangsamt physiologische und energetische Prozesse im Organismus eines jeden Lebewesens. Die Verbindung zur Umgebung, zur Natur und zum Kosmos, zu den Hauptenergiequellen alles Lebendigen wird geschwächt. Im Menschen entsteht ein wachsender Energiemangel, und die Verbindung zur Hauptenergiequelle, von der wir gerade sprachen, ist nach dem Willen der Eltern verloren gegangen. Wer hat denn nun diese Verbindung abreißen lassen, wer hat das Kind zu einem kleinen Vampir gemacht? Und genau so, wie es bei Majakowskij heißt, „wird aus dem Sohn ein Schwein, wenn der Sohn ein Schweinchen ist“, aus selbst gefertigten Vampirchen – unseren Söhnen und Töchtern – wachsen richtige Vampire heran.

Und wenn die Kinder, die nach den eigenen Erfahrungen oder nach dem Empfehlungen von Anton Semjonowitsch Makarenko und anderen pädagogischen Autoritäten zur Arbeit erzogen wurden, sich dennoch „hängen lassen“ und Energie von anderen beziehen? Was ist dann zu tun, und wer hat Schuld? Was tun? Fast ist es zu spät. Schuld sein können alle möglichen Umstände, darunter auch nichtfamiliäre. Unser

Kind, wie überhaupt auch jeder uns nahe stehende Mensch, kann unter den Einfluss eines nicht zum Hause gehörenden Vampirs geraten, sei es in der Schule, an der Hochschule, sei es auf Arbeit. Von derartigen Vampiren haben wir schon gesprochen. Zu Hause gibt es einen „geschlossenen Kreis“: die Eltern auf Arbeit und das Kind mit der Großmutter, einem Vampir. Im Kindergarten mit einer Erzieherin, die an ihm Geschmack als Spender gefunden hat. Und zu Hause und im Garten lassen ihn die Vampire, wie es so heißt, nicht aus den Händen. Abends gerät das kaum noch lebende Kind in die Hände der nicht selten von der Arbeit und der ungeordneten Hast des Tages ermüdeten Eltern, vor allem der Mutter. Und es beginnt zu jammern, und niemand kann es ihm recht machen. Die Mutter ist natürlich aufgeregt und gereizt, und das Kind beruhigt sich natürlich. Nennen Sie das Kind nicht Sadist, es ist ein Vampir – nicht aus eigenem Antrieb.

Was hat es denn nun mit dem Vampirismus auf sich, und wer ist ein energetischer Vampir? Es ist unstrittig, der Vampirismus ist eine Krankheit. Eine nicht harmlose Krankheit, dazu noch eine ansteckende, d. h. eine, die von Mensch zu Mensch übertragen wird. Und wenn ein Vampir keinen geeigneten Spender finden kann, so kann er krank werden und erkrankt auch bald an einer x-beliebigen Krankheit, weil sein Biofeld schwach wird, „schlaff“, leicht zu durchdringen für jede äußere Aggression. Es liegt auf der Hand, dass der Organismus eines solchen Menschen von innen heraus krank werden kann, ganz von allein. So wird auch der Mensch krank, dessen Biofeld von einem Vampir ausgezehrt worden ist. Übrigens werden die Menschen, die an vielen Krankheiten, besonders an bösartigen Neubildungen leiden, schnell Vampire. Starke und schonungslose Vampire.

In einer Familie wuchs ein Junge auf, mein Namensvetter Igor. Ein sehr kranker Junge. Seine Mutter - ihrer Bioenergetik und ihrem Charakter nach (dem Temperament nach war sie Choleriker) – war und ist ein starker Vampir. Nach dem Tierkreiszeichen war sie Fische, er Skorpion. Beide gehören also zum Element Wasser. In der Familie war noch ein anderer Fisch auf Spenden angewiesen, nämlich die Großmutter väterlicherseits. Von Kindheit an kenne ich diese Familie. Igor ist mit mir gleichaltrig und bis in die heutige Zeit ein guter Freund. Für mich ist er mein zweites „Ich“. Vielleicht bin ich das zweite „Er“. Aber das ist nicht prinzipiell. Jeder von uns verhält sich zum anderen wie ein Zwillingsbruder. Igor hält seine Großmutter für heilig. Und das nicht ohne Grund. Sie hat ihm viel in geistiger und religiöser Hinsicht gegeben. Mit seiner Mutter hat er sich häufig nicht verstanden. Ihre Charaktere passten überhaupt nicht zusammen. Jetzt ist er fast sechzig, sie ist älter als achtzig. Aber alles ist so geblieben. Igor bezeigt sich zu seiner Mutter mit großer Dankbarkeit und Achtung, wenn auch meistenteils hinter ihrem Rücken. Und wie paradox das auch klingen mag, er ist ihr dankbar für ihren bioenergetischen Vampirismus, dafür, dass sie ihn von früher Kindheit an zur Arbeit angehalten hat. Das war in Sibirien, wo es keine Wasserleitung und kein Gas gab, wo man, um zur Toilette zu gelangen, mehrere Dutzende Meter laufen musste. Wasser holte man vom Bach, Holz aus dem Wald und brachte die Kuh in den Stall, und alles andere spielte sich wie in einem entlegenen Dorf ab. Seine Mutter war immer in Bewegung und gab auch anderen keine Ruhe. Sie erzog den Jungen streng, mit Entbehrungen. Obwohl ihr das alles auf die Nerven ging, wandelte sich Igor mit seinem äußerst schwierigen Charakter zu einem starken Spender. Charakter ist Charakter, aber unter dem Alleinsein litt und leidet er niemals. Mit der Freizeit war es bei ihm nicht zum Besten bestellt. Vampire können eben auch eine positive Rolle spielen, wenn sie ihren Spender veranlassen, sowohl für sie als auch für andere zu arbeiten. Nicht umsonst sagt man: „Willst du leben, verstehe dich zu drehen." In unserer Welt dreht sich alles Lebende, verändert den Ort, vibriert. Die Vibration – sowohl die physische als auch die psychische als auch eine andere – das ist unser Leben, das ist die Bewegung des Lebens, das ist der Feind des Todes.

Die bioenergetische Natur des Vampirismus und das Karma

Ein Mensch muss für das normale Funktionieren seines Organismus Energie aus der Umwelt aufnehmen. Fachleute meinen, dass die Energie, die vom menschlichen Organismus aus der Luft, dem Wasser und der Nahrung aufgenommen wird, mindestens ein Viertel der Energie ausmacht, die von ihm aus der Umwelt konsumiert wird. Den Löwenanteil des aufgenommenen Teils der Energiebilanz des Menschen bildet die Kosmosenergie (in der orthodoxen Religion Gottes Segen, bei den indischen Yogi das Prana). Gerade von dieser konsumierten Energie hängt in hohem Maße die normale Arbeit auch der Atmungsorgane, des Kreislaufs, des Magen-Darm-Traktes, des endokrinen Systems und anderer Systeme des Organismus ab. Die kosmische Energie ist die Hauptenergiequelle für die Prozesse des Denkens und der psychischen Tätigkeit. Man kann sich wenig ernähren, wenig Flüssigkeit trinken, physisch aber sehr gesund sein, auch seelisch. Wenn aber der normale Zugang der kosmischen Energie in den Organismus gestört ist, so setzen Unstimmigkeiten in seiner ganzen Arbeit ein, weil eben diese Energie den Zustand des energetischen Niveaus des Menschen bestimmt.

Entsprechend diesem Niveau werden die Menschen in einige Stufen eingeteilt. Zur ersten Stufe des energetischen Niveaus gehören Kranke und nicht ganz gesunde Menschen, deren Biofeld in bedeutendem Maße geschwächt und verzerrt ist, während das Biofeld des gesunden Menschen energetisch elastisch, angefüllt ist und deutliche Form einer Ellipse hat.

Zur zweiten Stufe gehört die Mehrheit der Menschen, die nicht an deutlich ausgeprägten Krankheiten leiden, aber nicht in der Lage sind, die Existenz ihres Biofeldes wie auch die Existenz des Biofeldes anderer Menschen, der Tiere sowie verschiedener Gegenstände der Umwelt zu spüren, Menschen der dritten Stufe des energetischen Niveaus können ihr Biofeld spüren, auch das Biofeld anderer Menschen, der Tiere, ebenso verschiedener Gegenstände der Umwelt. Es ist üblich, solche Menschen als Menschen mit übersinnlicher Wahrnehmung zu bezeichnen.

In der vierten Stufe befinden sich Menschen, die fähig sind, ihre Bioenergie zu konzentrieren und sie zielgerichtet auf ein beliebiges Objekt abzustrahlen. Zu diesem Niveau gehören die Heiler, Wunderdoktoren, Zauberer, Schamanen, Hexen.

Menschen der vierten Stufe des energetischen Niveaus sind fähig, die Vervielfältigung der Zellen ihres Organismus, ausgenommen sind die Geschlechtszellen, zu steuern. Die fünfte Stufe können Menschen nur im Prozess einer bewussten zielgerichteten Arbeit zur Stärkung ihrer Energetik erreichen.
Die sechste energetische Stufe gibt die Möglichkeit, die Vervielfältigung und die Struktur der Geschlechtszellen (der Eizellen und der Samenzellen) zu kontrollieren und die Erblichkeit zu steuern. Zu diesem Niveau gehören sehr wenige Bioenergetiker und Heiler der höchsten Stufen.
Menschen, die die siebente Stufe des energetischen Niveaus erreicht haben, sind fähig, die Psyche anderer Menschen, die auf einem niedrigeren energetischen Niveau stehen, zu kontrollieren. Zu diesem Niveau gehört die Mehrheit der Heiler der höchsten Stufen.
Auf der achten Stufe befinden sich Menschen, die über gewaltige schöpferische und zerstörerische Kraft verfügen, die sie zu kontrollieren und anzuwenden vermögen für die Lösung von Zielen, die sie sich nach ihren Wünschen gesetzt haben. Bestimmung und Sinn dieses Niveaus wird von jedem Menschen je nach der Annäherung an die jeweilige Stufe seiner energetischen Entwicklung selbstständig begriffen. Menschen der achten Stufe können sich in andere Zeiten (Hellsehen, übrigens ist das auch Menschen mit niedrigeren energetischen Stufen zueigen) und in andere Räume (insbesondere Levitation) im buchstäblichen Sinne versetzen, auf das Wetter und auf das ökologische Niveau verschiedener Gebiete Einfluss nehmen, die Ernteerträge landwirtschaftlicher Kulturen und die Fruchtbarkeit des Viehs erhöhen usw.
Der Übergang eines Menschen von einer niedrigeren Stufe auf eine höhere erfolgt durch ihn sprungartig im Prozess einer zielgerichteten Erhöhung seines Niveaus der Energetik.
Das Biofeld eines jeden Menschen hat seine Ausmaße, seine Dichte und Struktur. Menschen, die fähig sind, ihr eigenes Biofeld, das Biofeld anderer Menschen, von Gegenständen der lebenden und (als angenommen soll gelten) der toten Natur zu fühlen und zu sehen, können aus dem Biofeld von Objekten die entsprechende Information lesen. Das gilt insbesondere für solche Repliken „er ist stumpfsinnig", „er hat einen scharfen Verstand", „sie geht mir auf den Geist" und so weiter sind aus der Information des Biofeldes entnommen.
In der Struktur des Biofeldes gibt es über dem Kopf des Menschen einen energetischen Konus. Je spitzer der Konuswinkel ist, desto höher ist der Intellekt des Menschen und umgekehrt. Aus dem Biofeld eines Menschen, das negativ auf einen anderen Menschen wirkt, zieht sich ein schwarzer energetischer „Schlauch" in den Bereich der Leber oder Milz des Letzteren.
Und was lässt sich über die Energetik des Vampirismus sagen? Spiegelt sich der Vampirismus in den Biofeldern von Vampiren und Spendern wider? Zweifellos. Und in erster Linie im Biofeld und in seiner Aura (dem Teil des Biofeldes, der über die Grenzen des physischen Körpers des Menschen hinausgeht), insbesondere in den Abmessungen, in der Form, Dichte und Struktur des Biofeldes. Das energetische Niveau eines Menschen beeinflusst wesentlich sein Bewusstsein und die Beziehungen zu anderen Menschen. In Bezug auf den Vampirismus und das Spenden kann man die

Frage ‘Sein oder Nichtsein’ in einer konkreteren Form stellen: ‘Nehmen oder geben?’ Und hier fallen mir Zeiten aus einem Brief von Maxim Gorki an seinen Sohn Maxim ein: „Denke immer daran, dass Geben angenehmer ist als Nehmen.“
Die Linie der „Wasserscheide“ zwischen Vampiren und Spendern verläuft eben an der Grenze ‘Nehmen – Geben’. Die Psychologie des Verhaltens der Vampire läuft immer auf die Emotion der Beziehungen zur Umwelt in allen Bereichen hinaus: einer rein menschlichen, materiellen, energetischen. Vampire trachten dabei immer danach zu gewinnen, von anderen beliebige Wohltaten zu erhaschen, und wenn möglich unentgeltlich. In den vorangegangenen Kapiteln des Buches war bereits von der Verhaltenspsychologie der Vampire die Rede. Hat er einen von anderen Menschen verlorenen Gegenstand oder Geld gefunden, freut sich der Vampir mindestens für sich: „Jetzt ist das meins.“
Ein Spender wird sich in einer ähnlichen Situation ärgern, und er versucht herauszufinden, „wer etwas verloren hat“.
Wir sagten schon, dass energetische Vampire in der Regel nicht geboren werden, sie werden es von selbst. Aus Menschen, die sich auf verschiedenen energetischen Niveaus befinden - Vampire sind häufig Menschen des ersten energetischen Niveaus, seltener des zweiten und noch seltener des dritten Niveaus. Ja, auch Menschen mit übersinnlicher Wahrnehmung sind Vampire, und nicht nur das energetische Niveau bestimmt das Wesen des Vampirs oder Spenders. Alles hängt davon ab, inwieweit das bioenergetische Feld eines Menschen harmonisch entwickelt ist, inwieweit es richtig funktioniert.
Das Biofeld eines Menschen hat seine Anatomie und Physiologie. Energetische Hauptorgane des Biofeldes sind die energetischen Zentren, deren üblicher Name „Chakra“ ist. Der Mensch hat sieben energetische Hauptzentren oder Chakren, und ihre hauptsächliche Aufgabe ist die Aufrechterhaltung des Energieaustauschs des Organismus des Menschen mit der Umwelt über spezielle Verbindungskanäle, die auf bestimmten Vibrationsfrequenzen arbeiten. Die Vibrationsfrequenz einer jeden Chakra ist von den Organen der Gefühle der meisten Menschen nicht zu erfassen, aber gerade über diese Kanäle und eben auch durch die Chakren wird die Hauptverbindung des Menschen mit allem, was im All existiert, realisiert. Es gibt auch zweitrangige Chakren, die Hilfs- oder Teilfunktionen erfüllen und den Hauptchakren untergeordnet sind. Und darum kann man, wenn die Hauptchakren normal funktionieren, sicher sein, dass mit dem Organismus des Menschen alles in Ordnung ist, weil dabei auch die Hilfschakren normal zu arbeiten anfangen.
Die Zentren der sieben Hauptchakren sind auf der Achslinie des Körpers angeordnet, diese verläuft durch die Wirbelsäule, und mit Ausnahme zweier äußerer Chakren, der ersten und der siebenten, werden sie auf den Vorder- und Hinterteil des Körpers projiziert. Jedes Chakra hat einen ganz bestimmten Platz und ihm eigene Eigenschaften: die Vibrationsfrequenz, das Mantra (eine Silbe, deren Aussprache ermöglicht, das Chakra zu entwickeln), die Note eines Tones, die Farbe.
Die Wirkung einer bestimmten Farbe übt einen positiven Einfluss auf die Gesundheit des Menschen aus.

Rote Farbe wirkt auf das Nervensystem anregend, es stimuliert die Gefühle, aktiviert die Arbeit der Systeme des Blutkreislaufs, hilft bei der Heilung von Infektionskrankheiten, von Folgen radioaktiver Strahlung und ultravioletter Brandverletzungen.
Fuchsin oder rote Anilinsäure gleicht durch ihre Farbe Emotionen aus, lässt den Blutdruck auf einen normalen Wert sinken, stimuliert die Arbeit der Nieren und Nebennieren.
Die scharlachrote (purpurrote) Farbe stimuliert die Arbeit der Nieren und Nebennieren, erhöht das emotionale Niveau des Menschen und aktiviert die Tätigkeit der Geschlechtsorgane, erhöht den Blutdruck.
Orange fördert die Heilung der Lungen und Bronchien, stimuliert die Arbeit der Schilddrüse und des Magens, verringert Spasmen der Gelenke und des Muskelkrampfes, fördert das Knochenwachstum.
Gelbe Farbe stimuliert die Arbeit der Lymphgefäße, der Bewegungs- und Empfindungsnerven, die Verdauung, verstärkt die Hormonbildung.
Blaue Farbe verfügt über antikanzerogene Eigenschaften.
Jedes Chakra kontrolliert die Arbeit bestimmter Organe und Systeme des Organismus und bestimmte Erscheinungen in der Psyche, gewährleistet die jedem Chakra entsprechenden Funktionen. Über die Pathologie in der Arbeit der Chakren kann man nach diesen oder jenen Störungen urteilen. Die Haupteigenschaften der Chakren sind in der Tabelle angeführt.
Über die Chakren wird der Kontakt des Biofeldes eines Menschen mit dem Kosmos, mit seinen Energien, hergestellt, insbesondere durch das zweite Chakra (Svadhistana) mit der Energie des Wassers, durch das dritte (Manipura) mit der Energie der Sonne und des Feuers. Die drei folgenden Chakren sind mit verschiedenen Schichten der Atmosphäre verbunden: das vierte Chakra (Anahata) mit der Energie der unteren Schicht der Atmosphäre (Troposphäre), das fünfte (Vishudda) mit der Stratosphäre, das sechste (Ajna) mit der Mesosphäre.
Die Höhe der Troposphäre vergrößert sich von 8 bis 10 km in den polaren Breiten auf 16 – 18 km am Äquator. Da die Dichte der Luft mit der Höhe abnimmt, sind in der Troposphäre etwa 80 % der Gesamtmasse der Atmosphäre konzentriert. Die Stratosphäre befindet sich in einer Höhe von 16 - 18 km bis 45 - 55 km. Der Gaszustand der Luft in der Stratosphäre unterscheidet sich von dem in der Troposphäre durch eine geringere Menge von Wasserdampf und durch eine größere Menge von Ozon. Die größte Menge Ozon ist in der Schicht enthalten, die sich in einer Höhe von 20 – 30 km befindet. Die Mesosphäre ist die Schicht der Atmosphäre, die in einer Höhe von 50 – 80 km über der Erde liegt.
In den unterschiedlichen Atmosphärenschichten vollzieht sich natürlich eine Verringerung des atmosphärischen Druckes wie auch der Temperatur. An der oberen Grenze der Troposphäre beträgt der Druck im Vergleich zum Druck auf der Erde nur ein Zehntel, an der oberen Grenze der Stratosphäre ein Tausendstel, an der oberen Grenze der Mesosphäre ein Einhunderttausendstel. Die Temperatur in der Troposphäre sinkt um 6° C auf 1 km und erreicht an der Obergrenze -55° C in den polaren Breiten und -80° C am Äquator. Im unteren Teil der Stratosphäre hört die Verringerung mit der Höhe auf, und sie bleibt konstant bis in eine Höhe von etwa 25 km. Nach oben be-

ginnt die Temperatur zu steigen und erreicht etwa 0° C in einer Höhe von etwa 55 km. In der Mesosphäre beginnt wieder das Fallen der Temperatur von 0° C an der unteren Grenze auf -90° C an der oberen Grenze.

Das oberste, das siebente Chakra (Sahasrara) verbindet sich mit der Energie der höchsten Kräfte, des Gottes, der Höchsten Kosmischen Vernunft. In physikalischer Hinsicht ist das die Energie des Vakuums. Diese ist keinerlei physikalischen Einwirkungen unterworfen. Sie ist unabhängig, und alle anderen Arten der Energie befinden sich ihr gegenüber in einer untergeordneten Lage. Diese Energie kann auf alles im Kosmos Existierende Einfluss nehmen. Bewusst können diese Energie nur Menschen nutzen, die mit den Höchsten Kräften in Kontakt treten.

Auf diese Weise ist der Mensch durch seine energetischen Zentren (Chakren) mit dem gesamten Kosmos verbunden. Bei normaler (nicht pathologischer) Verbindung sowie bei Fehlen von Karma-Krankheiten oder erblich-physischen Krankheiten kann der Mensch absolut gesund sein und sich unter dem Schutz der Natur, des Alls, des Kosmos, des Allerhöchsten befinden. Bei Verletzung der energetischen Kontakte entstehen verschiedene Krankheiten, außerdem wird der Mensch dem Einfluss anderer Menschen unterworfen (Behexung, Verderbnis, Verleumdung, Fluch) und kann selbst zum Vampir werden. Von der Vorderseite und Rückseite des Rumpfes fließt die Energie über konische Wirbeltrichter mit den Scheitelpunkten in der Achslinie der Wirbelsäule in die fünf Chakren (vom zweiten bis sechsten) ein. Diese Trichter drehen sich im Uhrzeigersinn in Bezug auf den Rumpf, d. h., die Energie windet sich von vorn und von hinten gegeneinander und speist dabei die energetischen Zentren des Menschen. In das erste Chakra gelangt die Energie aus der Erde ebenso über einen konusförmigen Trichter mit der Drehachse längs der Wirbelsäule, und das siebente Chakra bedeutet die Beendigung des vertikalen Kraftflusses.

In jeden Trichter gelangt die Energie in Form von wirbelförmigen Strömen, deren Zahl sich von 4 (das erste Chakra) auf 972 (das siebente Chakra) ändert. Die Wirbelströme bilden entsprechende Vibrationsfrequenzen und stimmen sich auf diese mit Hilfe physikalischer Übungen und (oder) Atemübungen ein, oder man kann das Eintreten der Energie in den menschlichen Körper über das Biofeld gedanklich regulieren.

Jedes Chakra ist mit einem entsprechenden energetischen Körper des Biofeldes verbunden, deren Maße über die Grenzen des physischen Körpers hinausreichen. Dabei gehen die Grenzen des Biofeldes, das durch jede der folgenden Chakren gespeist wird, vom physischen Körper weiter zurück als die Grenzen des Biofeldes, das vom vorhergehenden Chakra gebildet wird. Die Energie des Biofeldes des höheren Niveaus durchdringt die Energie des Biofeldes des niedrigeren Niveaus, d. h., die Energie des Biofeldes des ersten Chakras durchdringt den physischen Körper des Menschen und umhüllt ihn leicht (1,5 – 2,5 cm), die Energie des zweiten Chakras geht noch um 3 – 4 cm zurück und durchdringt das Biofeld des ersten Chakras und den physischen Körper des Menschen usw. Die Energie des siebenten Chakras breitet sich vom physischen Körper des Menschen auf die größte Entfernung aus und durchdringt dabei die Energie der Biofelder aller sechs vorausgegangenen Chakren. Auf diese Weise ist der Mensch gleichsam von einem siebenschichtigen Kokon eingehüllt, und

die Konturen seines Biofeldes erinnern an die Konturen der Holzspielpuppe Matrjoschka.
Bei normalem Funktionieren des Biofeldes, wenn sich die wirbelförmigen Trichter drehen und die Energie frei in die Zentren der energetischen Chakren eindringt, arbeiten alle Organe und Systeme der Organe des Menschen normal, und die Entwicklung des Menschen verläuft sowohl im physischen Verständnis durch die drei unteren Chakren als auch im geistigen Verständnis durch die drei oberen Chakren. Das vierte Chakra gibt Energie für die Entwicklung des Menschen im astralen Verständnis.
Das normale Arbeiten der Chakren und das Eingehen der Energie haben wichtige Bedeutung. Denn je mehr Energie sich im Menschen befindet, desto gesünder ist er. Eine Störung der Balance oder eine Blockierung des Energieflusses ist eine Ursache für Krankheiten.
In der altorientalischen Medizin besteht das energetische System des Menschen nicht nur aus Chakren, sondern auch aus Kanälen (Meridianen), die an die Oberfläche des Körpers durch Akupunkturpunkte treten. Die Heilung mittels Nadelstichen ist über die ganze Welt verbreitet und ihre Effektivität bestätigt die Existenz der energetischen Kanäle – Meridiane - und der Akupunkturpunkte. In den Akupunkturpunkten und im Verlauf der Meridiane wird eine bedeutende Senkung des elektrischen Widerstandes der Haut beobachtet. Die energetischen Kanäle haben übrigens nichts gemeinsam mit der Lage der Nervenstämme, Arterien und Venen.
Übrigens nutze ich ständig die Akupunkturpunkte der Blutgefäße, des zentralen und peripheren Nervensystems zur Behandlung sehr schwerer Krankheiten, indem ich das nach seinen Möglichkeiten einmalige System A3 anwende, das, zuverlässigen Quellen zufolge, in Russland nur ein äußerst begrenzter Kreis von Personen beherrscht, die alle ein und denselben Lehrer hatten, der sie individuell unterrichtete.

Koreanische Forscher entdeckten mit Hilfe eines Elektronenmikroskops die Existenz feinster Röhrchen – Hohlleiter, „Nadi“, im Organismus des Menschen, die ein gesondertes System bilden, das mit dem System der Meridiane zusammenfällt und dort, wo sich die Akupunkturpunkte befinden, Verdickungen hat. Den Körper des Menschen durchziehen etwa 700 Millionen Nadi, die zu drei wichtigen Kanälen zusammenlaufen, die längs der Wirbelsäule verlaufen, wobei der zentrale Kanal (Sushumna) der wichtigste ist und genau dort liegt, wo auch das Rückenmark ist.
Innerhalb des Sushumna ist noch ein Kanal gelegen – das Vadjrajana, und in ihm ein dritter – das Chitrini.
Auf seiner ganzen Länge durchdringt das Sushumna mit den in ihm gelegenen zwei anderen Kanälen gleichsam die Zentren der sieben Hauptchakren. Im Gebiet des sechsten Chakras (Ajna) vereinigen sich mit dem Sushumna zwei Röhrchen – Hohlleiter (Nadi) – Pingala rechts und Ida links. Diese beiden Hohlleiter beginnen im Hirn im siebenten Chakra (Sahasrara) und enden im ersten Chakra (Muladhara).

DIE HAUPTMERKMALE DER CHAKREN

Bezeichnung der Chakren und ihrer Lage	**Vib-rati-ons-fre-quenz**	**Mantra**	**Note**	**Farbe**	**1. Kontrollierte Systeme und Organe 2. Verantwortlichkeit für das Auftauchen in der Psyche 3. Gewährleistung der Funktionen**	**Störungen bei der Pathologie in der Arbeit der Chakren**
1	2	3	4	5	6	7
1. Muladhara Zwischen Steißbein u. Schambein	4	LANG	Do	Rot	1. Geruchssinn, Ausscheidungs- u. Geschlechtssysteme 2. Positive und negative Auswirkungen auf die Psyche 3. Psychische Stabilität u. Sicherheit	Depression und blinde Angst
2. Svadhistana – 3 cm, unter-halb des Nabels	6	WANG	Re	Orange	1. Urogenitalsystem, Dick- u. Dünndarm 2. Sexualität 3. Fruchtbarkeit	Innerer Dyskomfort, sexuelle Neurosen
3. Manipura – 2 cm oberhalb des Nabels, (Sonnenge-flecht)	10	RANG	Mi	Gelb	1. Magen, Leber, Gallenblase 2. Soziale Auswirkungen 3. Funktionen des vegetativen Nervensystems	Lokaler Dyskomfort des Bereichs des Sonnenge-flechts, Gefühl der Unruhe
4. Anahata	12	JANG	Fa	Grün	1. Herz, Kreislaufsystem 2. Höhere moralische Aspekte 3. Positiver emotionaler Hintergrund	Depressive Reaktionen, Pathologie des Herz- und Gefäßsystems
5. Vishudda, Halsvertiefung am Halsansatz (Niveau des 7. Halswirbels)	16	CHANG	So	Blau	1. Bronchial- und Stimmapparat, Lungen, Kehle, Speiseröhre, Schilddrüse und Nebenschilddrüsen 2. Kreative und soziale Auswirkungen, Intuition 3. Fähigkeit zum ästhetischen Verständnis u. kreative Fähigkeiten	Lokaler Dyskomfort d. Bereichs des vorderen Teils des Halses, erhöhte emotionale Labilität
6. Ajna – 1 cm über der Nasenwurzel	96	AUNG	LA	Dun-kel-blau	1. Unterer Teil des Hirns, linkes Auge, Ohren, Nase 2. Intellekt 3. Denken und Willensäußerungen	Funktionelle Störungen d. zentralen Nervensystems, verschiedene psychische Krankheiten
7. Sahasrara, Scheitel des Kopfes, Zentrum des Schädelgewöl-bes	972	AUM	Ti	Violett	1. Oberer Teil des Hirns, rechtes Auge 2. Höhere psychische Funktionen 3. Höhere geistige und intuitive Äußerungen	Einfachheit der Wahrnehmung sozialer Äußerun-gen

Die Trichter der Chakren, die hinten entlang des Rückgrats verlaufen (auf der Rückenseite), sind mit den Funktionen der rechten Hirnhälfte verbunden und reagieren auf Emotionen. Solche Trichter heißen janjische Chakren. Trichter, die vorn angeordnet sind (auf der Brustseite), heißen injische Chakren, sie sind mit der linken Hirnhälfte verbunden und für das logische Denken verantwortlich. Kürzlich hörte ich im Radio, dass ein Forscher aus Kasan (leider hatte ich den Anfang der Sendung verpasst) entdeckt hat, dass über den Entwicklungsgrad der Hirnhälften die Länge der Ohrmuschel Zeugnis ablegt. Wenn bei einem Menschen die Länge der Ohrmuschel des linken Ohres die Länge der Ohrmuschel des rechten Ohres übertrifft, so überwiegt bei ihm das logische Denken und umgekehrt. Eine solche wichtige Beobachtung lässt schon in früher Kindheit des Menschen ein Urteil über die kreativen Vorausbestimmungen des Menschen zu – ein längeres linkes Ohr heißt, dass das Kind, sagen wir, Mathematiker, Physiker, Mechaniker usw. wird, ein längeres rechtes Ohr – Dichter, Künstler, Bildhauer, Komponist…

Die Bioenergie, die der Mensch aus der Umwelt über die Chakren sowie mit der Luft, dem Wasser, der Nahrung und den Sonnenstrahlen erhält, konzentriert sich in den Chakren im passiven, „schlafenden" Zustand. Die Röhrchen – Hohlleiter (Nadi) transportieren die kosmische Energie über die Chakren in die Hauptkanäle (Sushumna, Pingala und Ida) und zu jedem Punkt des Körpers.
Zum Abstreifen der Blockierung in den energetischen Chakren und Kanälen werden die unterschiedlichsten Verfahren angewendet, deren Ziel die Verstärkung der Bewegung der Bioenergie in den drei energetischen Hauptkanälen ist. Die Energie bewegt sich im Sushumna vom ersten Chakra (Muladhara) nach oben in das Sahasrara und kommt nach unten durch Ida und Pingala in das Muladhara zurück. Bei der Bewegung nach oben durchdringt der energetische Impuls alle Chakren und aktiviert die in ihnen vorhandene Bioenergie. Die rhythmische Bewegung der Energie nach oben und nach unten drückt sie in das siebente Chakra (Sahasrara) und führt ihm energetische Ladung in enormer Stärke zu. Ein solcher Klumpen Energie kann durch Verstärkung des Willens des Menschen auf die Erlangung dieses oder jenes Ergebnisses entsprechend dem gesetzten Ziel gerichtet sein.

Yoga und andere ihm nahe Systeme verleihen den verschiedenen Wegen zum Empfang von Bioenergie (Prana) mittels Regulierung der Atmung und der richtigen Atmung, die Pranajam genannt werden, große Bedeutung.
Beim Atmen durch die Nase, wie es das Chatcha-Yoga verlangt, gelangt das Prana über die Schleimhaut der Nase in das Pingala, in das Ida durch das linke Nasenloch. Durch das Pingala fließt ein positiver Energiestrom. Er wird mit dem Laut „cha" bezeichnet und symbolisiert die Sonne, den Gott Shiwa, den männlichen Anfang. Der Leiter der negativen Energie, der Kanal Ida, der durch den Laut „tcha" bezeichnet wird, symbolisiert den Mond, die Göttin Schatka, den weiblichen Anfang. Beide Energieströme akkumulieren sich in ihm, wenn sie in das Muladhara gelangen, in Form einer schlafenden, zusammengerollten Schlange, der Kundalina oder Schatka,

der potentiellen Energie des negativen weiblichen Pols, wie sich zur selben Zeit auch der positive männliche Pol im Sahasrara, innerhalb des Hirns, befindet.
Beim rhythmischen Atmen wird das Prana aktiviert und gelangt nach oben durch das Sushumna in das Sahasrara, dabei das energetische Potential in den von ihm durchdrungenen Chakren vergrößernd.
Im Ergebnis des Aufsaugens und der Aufnahme von komischer Energie, Luft und Nahrung bildet sich im lebendigen Organismus eine innere Bioenergie, die in jeweils 24 Stunden die 12 Paare der klassischen Meridiane durchläuft, wobei die Paare konsequent gewechselt werden: zwei injische, danach zwei janjische usw. Die maximale Ladung wird im Moment des Durchgangs der Energie erreicht, die minimale nach 12 Stunden, d. h., wenn die Energie diametral durch den gegenüberliegenden Meridian verläuft.
Neben dem physischen Körper hat der Mensch noch sieben energetische Körper, die den physischen Körper durchdringen. Die energetischen Körper stehen in einer bestimmten Entfernung vom physischen Körper und bilden dabei die Aura des Biofeldes.
Der physische Körper ist die Grundlage der physischen Existenz des Menschen. Er ist sichtbar und mit unseren Sinnesorganen wahrnehmbar, hat ein farbloses Leuchten, das infolge der Strahlung der kosmischen Energie entsteht, die vom Organismus aufgenommen und in den Bestand seiner Gewebe und Zellen einbezogen worden ist.
Die Strahlung des physischen Körpers wird von der Hand erfasst, und sie lässt eine Beurteilung des Gesundheitszustandes des Körpers zu. Direkt auf dem physischen Körper, auf seiner Haut, wird die „Zeichnung" einer Krankheit der inneren Organe als Veränderung einzelner Hautabschnitte, als unterschiedliche Verdickungen, als Schuppung, kleine Geschwüre usw. widergespiegelt.
Der ätherische Körper, d. h. der energetische Körper, ist eine genaue Kopie des physischen Körpers, er wiederholt seine Silhouette und geht dabei ein wenig über seine Grenzen hinaus (nicht mehr als 5 cm). Dieser Körper besteht aus einer feineren Materie als der physische Körper und hat dieselbe Struktur wie der physische Körper, in sich eingeschlossen die Organe und Teile des physischen Körpers. Der ätherische Körper ist das Bindeglied zwischen dem physischen und astralen Körper. Seine Farbe verändert sich von Hellblau bis Grau. Bei einem sensiblen Menschen hat sie eine bläuliche Schattierung, bei einem athletisch gebauten, physisch kräftigen Menschen überwiegen im ätherischen Körper die grauen Töne deutlich.
Der astrale Körper hat eine feinere energetische Struktur als der ätherische Körper, nach seiner Form ist er ebenfalls eine genaue Kopie des physischen Körpers. Der astrale Körper ist eine energetische Matrize des physischen Körpers, und gemeinsam mit dem ätherischen Körper unterstützt er die Vielfalt der Funktionen des menschlichen Organismus. Der astrale Körper durchdringt den physischen und ätherischen Körper und umkreist sie in Form einer Aura, sich dabei um einige Dutzend Zentimeter über die Grenzen des physischen Körpers hinaus ausbreitend. Der astrale Körper kann seine autonome Selbstständigkeit entwickeln, wobei er sich vom physischen Körper entfernt und unabhängig von ihm wandert, was ein Grund für das Entstehen von Gespenstern und Phantomen ist, die ein bioenergetisches Modell sowohl eines

Menschen als auch eines Tieres oder eines anderen Subjekts oder einer Erscheinung sind. Solche Modelle können durch den Menschen mit erhöhter Sensibilität unabhängig von der Entfernung zum Subjekt oder während (in der Vergangenheit, Gegenwart oder Zukunft) des Auftauchens dieser oder jener Erscheinung wahrgenommen werden.

Die Selbstständigkeit des astralen Körpers tritt in der Hauptsache während des Schlafes des Menschen hervor. So wie der Mensch als physisches Wesen der Erde gehört, so gehört sein astraler Körper dem All, in dem außer der Erde auch andere Körper existieren. Während des Wachseins des Menschen nehmen sein physischer und ätherischer Köper in sich den astralen Körper auf und machen sich ihn zueigen, weil während dieses Zustandes der Mensch durch seine Sinnesorgane die Umwelt wahrnimmt. Wenn er in den Schlaf sinkt, bleibt zusammen mit seinem physischen Körper auch der ätherische, welcher der Schöpfer, der Baumeister des physischen ist. Der ätherische Körper kann aber seine Funktionen nur dann erfüllen, wenn ihn dazu der astrale Körper anregt, der die Prototypen enthält, durch die der ätherische Körper dem physischen Körper seine Gestalt verleiht. Während des Wachseins richtet der Mensch seine Gefühle auf sich und die Umwelt, was eine Störung für jene Gestalten bedeutet, die den ätherischen Körper anregen, den physischen Körper zu erhalten und ihm die Prototypen des astralen Körpers zu übergeben. Mit anderen Worten gesagt, kann sich während des Wachseins des Menschen der ätherische Körper nicht vollständig ausbilden, was sich besonders in der Müdigkeit bemerkbar macht. Während des Schlafes behindern keinerlei äußere Eindrücke die Arbeit des astralen Körpers, weil im Schlaf die bewussten Gefühle des Menschen gelöscht sind: Leiden und Vergnügen, Gram und Freude, die Fähigkeit, einen bewussten Willen an den Tag zu legen usw. Und wenn in der Wachphase der astrale Körper seine Arbeit nur zum Teil vollbringt, weil er sich innerhalb des physischen Körpers befindet, so arbeitet er während des Schlafes, wenn er den physischen und ätherischen Körper verlässt, an ihnen von außen. Und so wie dem physischen Körper Nahrungsmittel aus der physischen Welt zugeführt werden, schöpft der astrale Körper seine Gestalten aus der Umwelt, wenn ihn der Mensch nicht daran hindert, d. h. wenn er schläft, im Ergebnis dessen gibt der astrale Körper dem Menschen die Harmonie der Beziehungen mit dem All zurück.
Für einen astralen Körper ist das Leuchten in bläulich-grauer Farbe charakteristisch.

Der mentale Körper ist der Körper des Denkens. Er geht über die Grenzen des astralen Körpers hinaus. Er verhüllt und durchdringt alle vorausgehenden Körper und besteht aus feineren Substanzen, die mit mentalen (Denk-) Prozessen verbunden sind. Der mentale Körper hat eine ovale Form und bildet eine grelle Funken sprühende, leuchtende Aura, in der man die Gedankenformen als Zusammenballung verschiedener Helligkeit und Konfiguration sehen kann. Die Gedankenformen widerspiegeln in sich ebenso Emotionen, die in verschiedenen Farben dargestellt sind.
Die vier betrachteten Körper des Menschen – ein physischer und drei energetische – gehören zu den niedrigsten Körpern. Viele Menschen sehen die Aura dieser Körper (ein Teil des Biofeldes, das über die Grenzen des physischen Körpers hinausgeht),

und Extrasensories des hohen Niveaus sind fähig, die Aura vollständig und in Farbe zu sehen.

Wenn die drei ersten energetischen Körper (ätherischer, astraler und mentaler) sich mit Energie aus der physischen Welt versorgen (Erde, Wasser, Feuer) und ihre Zentren im energetischen Körper des Menschen mit den ersten drei Chakren (Muladhara, Svadhistana, Manipura) zusammenfallen, so gehören die energetischen Körper, die mit den drei oberen Chakren verbunden sind (Vishudda, Ajna und Sahasrara), zu den Energien der geistigen Welt. Der vierte energetische Körper, der mit dem Chakra Anahata verbunden ist, ist eine Art Apparat der Umwandlung, durch die die Energie aus der einen Welt in eine andere fließt, aus der geistigen in die physische und umgekehrt. Die geistige Energie muss durch das Anahata (das auch Herzchakra – Chakra der Seele genannt wird) hindurchgehen, um in physische Energien umgewandelt zu werden, und die physischen Energien, die mit diesen drei unteren Chakren (mit den drei unteren energetischen Körpern) verbunden sind, müssen durch die Seele (das Herz) hindurchgehen, um zu geistigen Körpern zu werden.

Der karmische Körper ist der Körper der Seele, der die Gründe aller Handlungen des Menschen in sich und unabhängig von äußeren Gründen enthält. Der karmische Körper schließt das Gedächtnis an alle früheren Handlungen des Menschen und das ein, was sich ererbtes Gedächtnis – Gedächtnis an frühere Leben – nennt.
Der karmische Körper erhält durch das Anahata Energie aus der unteren Schicht der Atmosphäre, der Troposphäre.
Der intuitive Körper ist ein bioenergetischer Körper, der in sich höchste unbewusste Prozesse konzentriert. Er ist der Körper des Überbewusstseins, er steht höher als der Intellekt und gibt dem Menschen die Inspiration.
Durch das fünfte Chakra Vishudda gelangt in den intuitiven Körper Energie aus der Stratosphäre.
Der Himmelskörper ist ein bioenergetischer Körper, dessen Zentrum das sechste Chakra Ajna ist, das dritte Auge, die Epiphyse des Hirns. Dieser Körper durchdringt die fünf vorausgehenden energetischen Körper und übt entsprechend Einfluss auf die Normalisierung aller Austauschprozesse im Organismus des Menschen aus.
Durch das Ajna nimmt der Himmelskörper Energie der Mesosphäre auf.
Der Körper des Geistes oder der keterische (vom kabbalistischen Terminus „keter“, der mit „Krone“, „Kranz“ zu übersetzen ist und höchste Vernunft, Heiliger Geist Gottes bedeutet) Körper ist der Integrator der Entwicklung aller vorausgehenden Körper (der sechs energetischen und des physischen) des Menschen. Diesen Körper nennt man auch noch Körper des Absoluten. Die Energie dieses Körpers besteht aus der Gesamtheit der Energien aller anderen Körper sowie dieses Körpers. Erheben wir unser Bewusstsein bis zum Absoluten, erkennen wir unsere Einheit mit der Höchsten Kosmischen Vernunft, mit Gott. Notwendige Bedingung der normalen Entwicklung dieses energetischen Körpers im Menschen ist die Koordination in der Arbeit und die Entwicklung aller anderen Körper, denn ohne dieses hat dieser Körper keine Möglichkeit, Informationen aus dem Kosmos zu schöpfen.

Das eben ist unser Biofeld, wenn es, wie man sagt, sauber, d. h., völlig normal ist, wenn auch die Energie in es von dorther einfließt, woher es geboten ist, wenn wir von dieser Energie gesättigt sind, wenn wir keine Krankheiten haben und auch mit der Stimmung bei uns alles in der Norm ist. Wenn es aber so ist, wie es Wyssotzkij beschreibt:

In den Schlaf kommen mir gelbe Feuer,
Und ich röchle im Schlaf:
„Wart's ab, wart's ab –
Der Morgen ist klüger als der Abend!"
Aber der Morgen zeigt sich nicht so,
Es fehlt die Fröhlichkeit,
Entweder du rauchst auf leeren Magen
Oder trinkst dir einen an.

In den Kneipen grüner Stoff,
Weiße Servietten, -
Ein Paradies für Bettler und Possenreißer,
Ich fühle mich wie ein Vogel im Käfig.

In der Kirche Gestank und Halbdunkel,
Die Beamten rauchen Weihrauch...
Nein, auch in der Kirche ist nicht alles so,
Nichts ist so, wie es sein soll!

Ich steige eilig auf den Berg,
Damit nichts passiert, -
Auf dem Berg steht eine Erle,
Und unten am Berg ein Kirschbaum.

Wie gern würde ich einen Efeukranz winden –
Mir wäre das eine Freude,
Ich würde noch etwas ...
Nichts ist so, wie es sein soll!

Ich laufe durch das Feld den Fluss entlang:
Lichter – Finsternis, kein Gott!
Im reinen Feld – Kornblumen,
Ein ferner Weg.
Längs des Wegs – dichter Wald
Mit den Hexen Baba-Jagá,
Und am Ende dieses Weges –
Ein Schafott mit Beilen.

Irgendwo ackern Pferde im Takt,
Unwillig und leicht.
Längs des Weges ist nichts so,
Und am Ende – umso mehr.

Weder Kirche noch Kneipe
Nichts ist heilig!
Nein, Kinder, nichts ist so!
Nichts ist so, Kinder ...

Ist es wirklich so, dass nicht alles so ist, Kinder? Und im Schlaf ist es nicht so, im Wachsein keinen Deut besser. Ich ziehe jetzt nicht in Betracht, wenn man uns, Gott bewahre, behext, verflucht oder Verderbnis geschickt hat. Darüber habe ich ziemlich ausführlich in meinen früher erschienen Büchern Auskunft gegeben. Dabei kannst du dir, wie du es auch drehen und wenden magst, kaum selbst helfen. Da muss man eine „alte Frau“ oder einen „alten Großvater“ oder sonst jemanden, der sich auskennt, suchen, damit diese aus dem Unglück heraushelfen. Hierbei kann man ohne alle Wunderdoktoren auskommen, so zu sagen, instinktiv, intuitiv, denen wir plötzlich unser Vertrauen schenken. Du sitzt z. B. in einem Büro und tust verschlafen deinen Dienst. Die Schwermut ‘blüht’. Zu machen ist da wohl nichts, die Kraft reicht nicht aus. Soll man sich irgendwo unter Menschen herumtreiben, sich aufwärmen. Geld zahlt man aber nicht für das Herumtreiben, sondern für das Absitzen der Zeit im Dienstsessel. Übrigens ist Schwermut von grüner Farbe, deshalb schmerzt die Seele, und sie, unsere Seele, gehört zum Chakra der grünen Farbe. Wenn schon von grüner Farbe, dann werden wir auch niemals krank. Und wenn es dort eine „Verunreinigung“ oder andere „Pflaster“ von gar nicht grünem Licht gibt, dann gibt es Ungemach: Entweder es drückt auf der Brust - du kannst nicht durchatmen, oder das Hirn schmerzt vor Schlägen links wie rechts, oder es drückt auf den Bauch, bald um den Nabel herum, bald im Darm, bald schmerzt und zerrt es in der Leistengegend.

Und was ist das für ein „Es“, das bald dort, bald da martert? Bei den Doktoren warst du, sie finden nichts, und einer der großen Ärzte, so ein widerlicher, hat dich sogar einen Simulanten genannt! Zum Extrasensory bist du gelaufen. Der sagt, ein Vampir ist es. Übrigens steht es auch mit der Gesundheit der Frau nicht zum Besten. Sie ist auch zur Wunderdoktorin gelaufen, und die hat ihr erklärt, dass auf ihr keine Verderbnis liegt, es gibt einen Hausvampir, das ist eine Anspielung auf mich. Dieser Schwachsinn ist nicht zu begreifen – warum geht es uns beiden jämmerlich, besonders dann, wenn ich auf Arbeit bin, geht es mir schlecht, und zu Hause entspanne ich mich, meine Frau „grün wird“. Wovon ist ihr nur schlecht, wenn ich ohne sie nicht leben kann? Sogar andere beneiden uns, weil ich in meiner ganzen Freizeit gern neben ihr bin, bei allem helfe. Und auf Arbeit bin ich nicht immer krank. Manchmal kommt ein „interessanter“ Mensch, du ziehst ihn in ein Gespräch, gleich wird es leichter auf der Seele, und im Körper hört es auf zu schmerzen. Ähnliche Meinungen über mein bei weitem nicht leichtes und nicht ganz begreifliches Leben können nicht selten fast jeden überwältigen.

Und nicht nur Meinungen, sondern auch Zweifel daran, ob wir in bezug auf Verwandte, Freunde, Bekannte und uns zufällig begegnende Menschen richtig handeln. Und wenn wir plötzlich anfangen nachzudenken oder zu zweifeln, d. h., wer braucht das? Die Antwort ist natürlich eine bejahende, unsere Gedanken über uns und unsere Beziehungen zu anderen entstehen nicht im freien Feld. Die Wurzeln, aus denen unser „Philosophieren“ erwächst, reichen häufig in die Vergangenheit zurück, dabei verste-

hen wir unter dieser Vergangenheit auch die vorausgegangenen Leben unserer Seele, reichen in das Leben unserer Eltern, Großmütter und Großväter und Ur-ururgroßmütter und –großväter zurück. Und natürlich befinden sich diese Wurzeln auch in uns selbst, in unserem heutigen Biofeld und in unserem Körper. Genetik? Auch die Genetik. Aber nicht nur. Und vielleicht ist es das, was man unter dem heute modernen Wort „Karma“, das bereits in Vergessenheit geraten ist, versteht? Woher kommt überhaupt dieses Wort und warum ist das Wort vielen von uns nicht gleichgültig? Ich habe auch schlicht und einfach versucht zu analysieren, was sich in der Tiefe, im Raum, der sich hinter diesem kurzen „Aushängeschild“ mit dem Namen „Karma“ verbirgt. Ich besaß schon die Kühnheit, das, was ich in der Tiefe der Karma-Vorkommen nach den bekannten Literaturquellen der Karmawissenschaftler ausgegraben habe, derjenigen, die früher gelebt haben und heute leben, sowie die eigenen „Phantasien“ zur Entwicklung dieses Problems, die bei mir auf der Basis praktischer Beobachtungen und praktischer Überprüfungen entstanden waren, auf den Seiten meiner früher veröffentlichten Arbeiten darzulegen. Und jetzt, da meine Forschungen auf dem Gebiet des energetischen Vampirismus mich zur Schlussfolgerungen führten, dass dem Vampirismus dennoch karmische Wurzeln zugrunde liegen, fühle ich mich verpflichtet, meinen Leser nicht zu anderen Quellen zu schicken, sondern wenigstens ein bisschen Licht auf das Karma für die früher nicht Eingeweihten zu werfen, um auch gemeinsam mit ihnen zu unserem ersehnten Ziel zu gelangen, wie man einen Vampir besiegt, d. h., sowohl sich als auch seinen Nächsten helfen zu vergessen, dass solch ein Problem in ihrem Leben tatsächlich existiert, damit Sie, liebe Leser, mit diesem karmaenergetischen Vampirismus keine Probleme haben.
Es war vor langer Zeit, als im Frühjahr 1978 der damals wenig bekannte Journalist Alexander Wassiljew mich zu einem in dieser Zeit aktuellen ökonomischen Problem interviewte. Meine Ansicht zu diesem aktuellen Thema übernahm dieser Vielschreiber in seine Veröffentlichung, in seinen „Monolog mit den Kommentaren“ unter dem Titel „Werden die Mittelmäßigen die Ersten…“, der im ‘Moskauer Komsomelez’ vom 23. Mai 1978 erschienen ist. Damals dachte ich nicht, ahnte es nicht, dass sich nach Jahren, nach einem zeitlichen Abstand von fast zwei Jahrzehnten unsere Interessen erneut berühren, als in dieser politisierenden, nach meiner Ansicht recht objektiven Zeitung, die „heiße Fakten“ liebt, am 5. Oktober 1995 unter der Rubrik „Dort hinter dem Horizont“ ohne alles Schmunzeln des Moskowiter Komsomolzen bestimmte Meinungen zu unserem Thema, verehrter Leser, veröffentlicht wurden. Es war mir sehr angenehm, dass, wie man sagt, „die Freunde sich wieder begegnet sind“, wenn auch der „Moskauer Komsomolez“ nicht direkt von karmischen Vampiren spricht, aber dem Wesen nach …. Eigentlich habe ich den Vampirismus auch nicht unter diesem karmischen Gesichtswinkel gesehen, obwohl vor der erwähnten Veröffentlichung der Zeitung im März 1995 meine Broschüre „Der Vampirismus im Schlaf und im Wachsein“ und ein Jahr später das Buch „Energetische Vampire. Methodik des Erkennens und des Schutzes“ erschienen waren. Aber wahrscheinlich war die Stunde geschlagen… Ja, die Stunde war geschlagen, um, wenn auch den Blickwinkel nicht zu ändern, so ihn doch deutlich zu erweitern, wenn auch nicht aus kosmischer

Höhe, sondern von einer karmischen Plattform aus. Und jetzt hören wir, was dazu unser „Komsomolez“ spricht.

Artjom Chudjakow, behauptet, Bezug nehmend auf die Astrologen, dass sich in unserer Zeit die „sich in Tiefen befindlichen Besonderheiten der menschlichen Natur besonders stark hervortreten“, obwohl das Problem des energetischen Vampirismus mit dem Erscheinen der Menschheit entstanden ist, und die Neigung zu Vampirismus und Spendenbereitschaft mit Hilfe eines persönlichen Horoskops bestimmt werden kann. In Übereinstimmung mit dem Horoskop für verschiedene Tierkreiszeichen sind die verschiedenen Verfahren des Vampirismus charakteristisch, aber gemeinsames „Prinzip“ ist die Wahl des Opfers, das bis zur Weißglut getrieben wird, wobei darauf die Explosion der Emotionen erfolgt, die für den Parasiten die Energiequelle darstellt.
Der Autor schreibt, dass für die Zwillinge die Arbeit in öffentlichen Verkehrsmitteln charakteristisch ist; wenn ein Vampir dieses Tierkreiszeichens sich ein Opfer auserwählt hat, sucht er es zu berühren, auf die Füße zu treten; das darauf folgende Geschimpfe ist Balsam für die Wunden des Vampirs.
Den Zwillingsvampiren sind die Widder ähnlich, für die es eine gewöhnliche Sache ist, dem Opfer frech zu kommen und in Händel hineinzuziehen. Hier ist der physische Kontakt wichtig.
Und die Jungfrau mit ihrer typischen Haarspalterei „gibt“ es allen mit ihren Nörgeleien, wie z. B. wegen einer zu faden Suppe oder zu stark gebratenen Fleisches, wobei sie mit diesem Verfahren danach trachtet, Energie von ihrem Opfer zu bekommen.
Der Schütze ist ein Pedant, der Ergötzen daran findet, belehrend zu sein und Moral zu predigen, indem er z. B. an seinem Opfer für eine Verspätung oder für irgendwelche anderen „Vergehen“ herumnörgelt.
Löwen ziehen es vor, ihre Opfer durch Autorität niederzuhalten, sie wollen die Führer in Gesellschaften sein und sich alle anderen unterordnen.
Steinböcke sind in dieser Hinsicht den Löwen ähnlich, aber sie stiften die Gesellschaft zur Ausführung einer negativen Handlung an, dabei erfahren sie Befriedigung sowohl davon als auch von den entsprechenden Folgen.
Vampire, die unter dem Zeichen des Ausgleichs, der Waage, geboren wurden, provozieren in Wirklichkeit, wenn sie sich den Anschein geben, die Feinde zu versöhnen, weil sie, ähnlich anderen Vampiren, sich von negativer Energie ernähren. Dem Vampir ist es angenehm, wenn es für andere schmerzhaft ist.
Krebse, die in der Familie Parasiten sind und für die Verwandten zu Tyrannen werden, können außerhalb ihres Heimes ein ‘fideles Haus’ und Seele der Gesellschaft sein.
Und eine völlig unschmeichelhafte Bewertung gibt Andrej Chudjakow meinem Sternzeichen, dem Skorpion, der die Vampire, die unter diesem Sternzeichen geboren sind, zu den ganz raffinierten zählt. Der Skorpion ruft bei seinen Opfern mit seinen ständigen Klagen und Vorwürfen Schuldgefühle hervor und pumpt dabei aus ihnen Lebenskraft. Für solche Vampire ist eine masochistische Neigung charakteristisch. Wenn sie um sich herum keinen geeigneten Spender haben, fängt der Skorpion an, sich selber aufzufressen.

Natürlich können die in der Veröffentlichung angeführten Beurteilungen in diesem oder jenem Grade den verschiedenen Sternzeichen und auch anderen Zeichen eigen sein, weil nicht nur einer der „Väter" des Kindes – das Tierkreiszeichen -, sondern auch die genetische Erbschaft, die Bedingungen der Erziehung in der Familie, in der Schule, in anderen öffentlichen Institutionen ihren Stempel im Bewusstsein und Unterbewusstsein eines konkreten Menschen hinterlassen. So ist eben bei der Analyse der Vampire eine beliebige Meinung, möge es auch eine verallgemeinernde sein, durchaus nicht die einzig richtige, weil sogar Lenin den Marxismus nicht als ein Dogma, sondern als eine Anleitung zum Handeln bezeichnet hat. Insofern können für uns die Publikationen in einer solch „autoritären" Zeitung wie dem „Moskauer Komsomolez" nicht Dogma sein. Es erhebt auch der Autor dieser Zeilen nicht den Anspruch auf die Rolle eines Dogmatikers, denn er gibt seinem Leser nur Informationen zum Nachdenken auf der Grundlage der persönlichen Erfahrung der praktischen Arbeit und Forschungstätigkeit. Und in demselben Maße kann ich mich nicht für die absolute Autorität eines solchen „Klassikers" des energetischen Vampirs halten, wie es der Autor ist, der unter dem Pseudonym Astrogor auftritt und sich im Nachwort einer jeden Ausgabe seiner Bücher darüber hinaus Sohn der Sonne nennt. Natürlich sieht Alexander Alexandrowitsch von seinen astrologischen Höhen deutlicher, wer wessen Sohn oder Tochter ist.

Ich möchte nochmals betonen, dass ich aus meiner Höhe, das ist nicht einmal die Vogelperspektive, sowohl in mir als auch in den mich Umgebenden „insgesamt" nur Gottes Knechte sehen kann. Mögen die mich Umgebenden meinetwegen nicht beleidigt sein, die damit nicht einverstanden sind, dass ich in ihnen Sklaven der im Kosmos allerhöchsten Kraft sehe, die uns geschaffen hat und uns beschützt. Und ich füge für diejenigen hinzu, für die das Wort „Sklave" nicht annehmbar ist, dass eine der größten Sprachen, unsere Muttersprache Russisch – unter einem Sklaven nicht nur einen Menschen versteht, der aller Rechte beraubt ist, sondern auch einen solchen, der seinen Willen und seine Handlungen etwas gänzlich anderem unterworfen hat. So denke ich, dass es sich für die Sklaven Gottes nicht lohnt, gar die „Söhne Gottes" oder eines anderen Planeten zu beneiden, wenn sie sich dem Dienst der Höchsten Vernunft, Gott, geweiht haben. Ich denke, dass mein Leser frei ist von fast allem Größenwahn. Ich wollte aber nicht wegen dieser Frage meinen Einspruch gegenüber dem Sohne der Sonne zum Ausdruck bringen.

Der „Moskauer Komsomolez" vergaß in seiner Publikation aus irgendeinem Grunde die unter dem Sternzeichen des Wassermanns, der Fische und des Stiers Geborenen. Vielleicht empfiehlt es sich, sich mit dieser Frage an den Astrogor zu wenden?

Bei der Suche nach einer Antwort auf diese Frage, stieß ich auf eine recht interessante Behauptung unseres Sohnes der Sonne:

„In meinen Forschungen und Beobachtungen habe ich festgestellt, dass Vampire keinen heißen Tee trinken können, sie verbrühen sich daran. Heißen Tee mögen lebensfrohe Menschen, die zu lieben verstehen. Je weniger Freude ein Mensch hat, desto mehr kühlt er den Tee ab. Viele haben ihre Aufmerksamkeit auf eine Replik von B. N. Jelzin im Fernsehen gerichtet, die er im Familienkreise von sich gab: „Warum habt ihr mir kalten Tee hingestellt, ihr wisst doch, dass ich nur heißen mag!" Ich habe ihn

noch besser als Mensch verstanden, und meine Achtung ihm gegenüber ist noch mehr gestiegen.
Festgestellt wurde auch, dass dort, wo man mit einem Menschenstrom arbeitet, man ständig Tee trinkt, jede 1,5 – 2 Stunden. Dieses Rettungsritual hilft, die Kräfte wiederherzustellen. Die Arbeitsleistung ist danach hoch, der Krankenstand der Mitarbeiter sinkt. Nach Vorträgen treten an mich ständig Menschen heran, die Menschen zu empfangen bzw. aufzunehmen haben, Patienten oder Kunden, Lehrer, und man sagt, dass wir, ohne es zu wissen, solches Teetrinken veranstalten. So vergeht der ganze Arbeitstag, aber nach einigen Besuchern möchten wir sofort heißen Tee, obgleich wir vor einer halben Stunde welchen getrunken haben. Interessant ist, dass Sekretärinnen ihren Chefs Tee auf das erste Verlangen bringen, wenn man uns aber beim Teetrinken antrifft, so hagelt das oft Unannehmlichkeiten.
Deshalb wende ich mich an alle Vorgesetzten und Direktoren. Wenn Sie gesunde Angestellte haben wollen, so versorgen Sie sie mit Teekochern und Samowaren, und geizen Sie nicht wegen der Zubereitungszeit. Als erste nehmen sie die Schläge auf sich, angefangen beim Wachmann und endend beim Sekretär. Und vergessen Sie nicht die Buchhalter, um das Geld dreht sich schließlich alles mit aller Energie. Und verändern Sie noch den Stil und die Methoden der Arbeit, damit es keinen Anlass für Vampire gibt, ein energetisches Vakuum zu schaffen.
Und wenn Sie zur Arbeit mit einer Thermoskanne gehen, so ist das Ihre Rettung."
Mein geehrter Leser! Wahrscheinlich bist du schockiert, weil ich mir ein so langes Zitieren einer solchen „Absurdität" erlaubt habe. Sicher, ich verstehe dich sehr gut, weil ich so gut wie du überzeugt bin, dass du, wenn du diesen Abschnitt aus den Offenbarungen des Vampklassikers und „Sohnes der Sonne" Astrogor liest, dich ordentlich verausgabt hast in punkto Selbstbeherrschung und eigener Energievorrat.
Während ich diese Zeilen Astrogors wiederhole, befand ich mich selbst in einem bestimmten Sinne in einer seelischen Kraftlosigkeit. Du wirst mir zustimmen, lieber Leser, dass es auch für dich unermesslich angenehmer war, als wir uns Wyssotzkij anschlossen, obwohl er sich weder Sohn der Sonne noch einen weit entfernten Verwandten eines anderen Himmelskörpers genannt hat. Wyssotzkij hat sich selbst keine „anmaßenden" Titel gegeben. Übrigens blinkt am Himmel auch ein Stern für dich, der von seinem Entdecker nach dem Namen unseres Landsmannes benannt wurde, obwohl er nicht der Sohn der Sonne, sondern immer noch ...
Ich würde mich auch nicht in den Streit mit Astrogor einlassen, wäre nicht meine prinzipielle Abneigung gegenüber der Beurteilung des energetischen Wesens des Menschen in Abhängigkeit von seinen Wechselbeziehungen mit heißem Tee. Wenn Astrogor und der heutige Präsident Russlands heißen Tee mögen, so mögen sie ihn zu ihrer Gesundheit trinken. Ich sehe darin nichts Schlechtes, obwohl, wie man bei uns zu scherzen pflegt, „der Tee kein Wodka ist – viel verträgst du nicht". Und Astrogor fing an, nach dem „Teesatz" das Oberhaupt des Staates noch besser zu verstehen und zu achten. Wenngleich auch hier unverständlich ist, warum man nicht nach den Taten, sondern nach der Liebe zu heißem Tee einen Menschen beurteilen kann. Ich denke, dass die Dinge beim Präsidenten in beruflicher Hinsicht, wie man so sagt, unter aller Kritik laufen, und hier kommt dieser „Sonnensprössling" mit seinen Anspielungen auf

Spirituosen. Mit dem Tee ist alles klar auch ohne Teeschlürfer und „Sonnen"-Schmarotzer. Von den heilkräftigen Eigenschaften des Tees haben wir, lieber Leser, schon gesprochen. Was aber die Wasserscheide zwischen einem Vampir und einem Spender nach dem Teeprinzip anbelangt, so hat der Vampklassiker hier, wie mir scheint, „mit seinen Forschungen und Beobachtungen" nicht ins Blaue getroffen, sondern ist an eine unbestimmte Stelle geraten, und ich denke, je größer die Menge an Bioenergie ist, über die ein Mensch verfügt, desto weniger Nahrung, desto mehr tonisierende Getränke nimmt er zu sich, darunter auch heißen Tee. Und wenn ein Mensch vampirisch veranlagt ist, so hilft ihm weder Tee noch Stärkeres, wie viele Laufereien mit Teekannen und Samowaren es auch sein mögen und wie oft das Teetrinken laut Astrogor auch stattfinden mag. Ist jetzt die Zeit, darüber zu sprechen, wenn wir nicht nur das Teetrinken fortsetzen, sondern Russland versaufen? Was die Vampire angeht, so werden sie mit Vergnügen nicht nur heißen Tee trinken, besonders wenn sie die Hinweise des „Sonnengesichtigen" Astrogor anhören, d. h. unentgeltlich, wenn man sie mit Tee-Extrakt und mit dem für die Zubereitung notwendigen Gefäß versorgt. Geb's ihnen Gott, dass sie davon lebensfroh werden und lieben können, wie unser von der Sonne adoptierte, fein beobachtende und tief im Born seines Wissens grabende - Verzeihung – Lehrer behauptet…

Ich, so scheint es mir, habe mich in meinem Streit mit der „sonnengleichen" Berühmtheit hinreißen lassen, und darüber fast vergessen, weshalb ich überhaupt in das Dickicht seiner Strahlen gekrochen bin. Ich erinnere mich, dass ich in der Publikation des „Moskauer Komsomolez" die charakteristischen Besonderheiten des Vampirismus des Wassermanns, der Fische und des Stiers suchte, die übergangen worden waren. Übrigens gehört der von Astrogor verstandene Präsident Russlands zu den unter dem Sternbild des Wassermanns Geborenen, nach der Behauptung des Ersteren jedoch trinkt er keinen kalten Tee, und die Frage beantwortet sich damit von selbst. Heureka! Nicht umsonst bin ich durch die Astrogorschen Setzlinge gekrochen, da ist das Kapitel, das mir durch solche Qualen aus dem früher zitierten Buch „Karmische Medizin. Energetische Vampire" zugefallen ist. Da ist es, das Kapitel, das von seinem Autor als „Astrologie über den Vampirismus" bezeichnet wurde. Es zeigt sich, dass ich mich umsonst gefreut habe – mein Hirn erwies sich als derart nicht anpassungsfähig für die Suche von etwas Geeignetem bei der Komplettierung des eigenen Wissens zu dieser Frage, dass ich mich für das dermaßen beschränkte Erfassen dieser feinen Weisheit der Gedanken dieses mir unbekannten Menschen geschämt habe. Wie sollte man sich hier nicht an eine der Belehrungen des hochwürdigen Serafim Sarowskijs erinnern: „Wenn der Mensch etwas Göttliches empfängt, freut sich das Herz; wenn es etwas Teuflisches ist, so gerät es in Verwirrung." Und daraus noch etwas für alle Fälle: „Was gibt es Besseres im Herzen als das, was wir ohne Notwendigkeit entdecken müssen: denn nur das Gesammelte bleibt vor sichtbaren und unsichtbaren Feinden in Sicherheit, wenn es als Schatz im Inneren des Herzens bewahrt wird. Öffne nicht für alle die Geheimnisse deines Herzens!"

So versperren wir, Brüder und Schwestern, vor dem Bösen unsere Herzen, und öffnen wir ihm und anderen nicht ohne Notwendigkeit das Beste, was in unseren Herzen ist.

Was die Besonderheiten des Vampirismus der unter den „übergangenen“ Sternzeichen Geborenen angeht, so lassen sie uns jeder eine „Hausaufgabe“ erledigen, d. h., jeder wird das Besondere ihres Verhaltens und ihrer Handlungen am Beispiel seiner Bekannten und der hervorragenden Staatsmänner aus Politik und Kultur beobachten und analysieren und gemeinsam das vom „Moskauer Komsomolez“ beleuchtete Verzeichnis der Tierkreiszeichen der Vampire vervollständigen.
Und jetzt, bevor wir zu unserem Karma zurückkehren, hören wir, was uns dieselbe Nummer des „Moskauer Komsomolzen“ belehrend mitzuteilen hat.
Im Abschnitt „Dort hinter dem Horizont“ heißt es, dass in der offiziellen Wissenschaft die Erscheinung des energetischen Vampirismus pathologische Störung des äußeren Austauschs heißt, wenn der Zustand des an einer solchen Störung Leidenden durch Schlaffheit, Schläfrigkeit, Darmbeschwerden ohne alle äußere Ursachen gekennzeichnet ist. Die beste Behandlung ist nach Meinung der Ärzte die Beseitigung der Ursachen, die aus den Kontakten nicht nur mit Energie saugenden Vampiren, sondern auch mit anderen biologischen Objekten oder Gegenständen herrühren können, mit denen der Mensch, der bei Vampiren Gefallen findet, auf diese oder jene Weise in Kontakt kommt.
Und weiter teilt der „Moskauer Komsomolze“ mit, dass viele feststellen, dass nach dem Hören irgendeiner Melodie sich Zerschlagenheit und Müdigkeit einstellen. Der Grund liegt darin, dass eine derartige Melodie für den Hörer zum energetischen Vampir geworden ist. Gewöhnlich saugen die Melodien aus energetisch ungeschützten Menschen Energie, diese Melodien sind von einem Vampir komponiert worden oder von einem Autor, der sich, während er sein Werk schuf, in schlechter Laune befand. Sehr wichtig ist dabei das energetische Niveau der das musikalische Werk aufführenden Musiker, darunter auch der Liedinterpreten. Auf uns können nicht nur absolute Vampire negativ einwirken, die praktisch alle und alles saugen, sondern auch solche Menschen, mit denen die physisch-biologischen Parameter der Biofelder nicht übereinstimmen, und zu uns emotional unpassende Menschen. Ich nehme z. B. organisch einige der bekannten und sehr populären Interpreten beiderlei Geschlechts nicht wahr, besonders des schreienden weiblichen Geschlechts. Man sagt, dass sich über Geschmack nicht streiten lässt, aber mir sind energetisch sehr nahe die Ausnahmen von den Interpreten des weiblichen Geschlechts: Ljudmila Sykina, Olga Woronez, Anna German, Edita Pjecha, Sofia Rotaru… Das sind die, die mir gleich eingefallen sind. Die Vibrationen der Stimmen dieser Interpretinnen wirken sehr wohltuend auf meinen energetischen Tonus. Übrigens mag ich nicht besonders diejenigen, die ein Lied oder eine Melodie spielen, sondern die, die sich ihnen wie die von mir genannten Sängerinnen hingeben. Männerstimmen werden von mir mit größerer Befriedigung aufgenommen als die Stimmen der überwiegenden Mehrheit der hysterischen Interpretinnen.
Günstigen oder ungünstigen Einfluss können Bilder, Bücher oder sogar Zeitungen ausüben. Mir fällt es z. B. nicht schwer zu bestimmen, von welchem Buch welche Energetik ausgeht, ohne seine Seiten geöffnet zu haben. Eine solche Information wird auch beim Aussprechen des Familiennamens eines unbekannten Autors oder beim Nennen eines unbekannten Buches gewonnen. Auf dieselbe Weise kann man nicht

nur Informationen bekommen, sondern auch auf einen Menschen einwirken, mindestens durch dritte „Hände“. Was ich dir hier ausführlich beschreibe, lieber Leser, das alles kannst du selbst, auch wenn du es nicht wissen solltest. Ich drucke diese Zeilen, und aus meinem Recorder ist wieder mein geliebter Wyssotzkij zu hören:

Nun, das Zittern in meinen Händen ist verschwunden,
Jetzt – nach oben!
Nun ist die Angst in den Abgrund gestürzt.
Für immer, für immer, -
Zum Stehenbleiben gibt es keinen Grund –
Ich gehe, kriechend...
Und in der Welt gibt es keine solchen Höhen,
Die nicht zu nehmen wären!

Unter den unbegehbaren Wegen
Ist ein Weg der meine!
Unter den nicht genommenen Grenzen
Liegt eine hinter mir!
Und die Namen derer, die sich hier niederlegten,
Der Schnee taut ...
Unter den nicht gegangenen Wegen
Ist einer der meine.

Vom blauen Glitzern des Eises
Ist der ganze Hang überzogen,
Und das Geheimnis der Spuren
Bewahrt der Granit ...
Und ich schaue in meinen Traum
Über den Köpfen,
Und hoch und heilig glaube ich an die Reinheit
Des Schnees und der Worte!

Und mag auch eine lange Zeit verstreichen –
Ich vergesse nicht,
Dass ich in mir die Zweifel
Besiegen konnte.
An diesem Tage flüsterte mir das Wasser zu:
Viele Erfolg – immer!
Und der Tag ... was war das für ein Tag damals?
Ach ja, Mittwoch! ..

Negative Eigenschaften haben Fotos von kranken Menschen, von Behinderten sowie von Vampiren und Menschen, die unter dem Syndrom der chronischen Müdigkeit, unter Verderbnis und Behexung leiden. Dasselbe bezieht sich auch auf Fotos von Geisteskranken, Verbrechern und anderen Menschenhassern.

Wir sprachen bereits von Bäumen und anderen Vertretern der Pflanzenwelt. Unter den einheimischen Pflanzen besitzen einige Arten des Farns, des Gummibaums und des Kaktus vampirische Eigenschaften.

Es ist seit langem bekannt, dass die Espe die Fähigkeit hat, Kopfschmerz zu beseitigen und verschiedene Geschwülste dank ihrer vampirischen Eigenschaften zu lindern? Bei langen Kontakten kann dieser Baum eine solche Wirkung hervorrufen wie energetische Vampire. Pappeln saugen aus der Umwelt aktiv negative Energie auf, und zur selben Zeit leiden Menschen, bei deren Haus Pappeln wachsen, häufig unter Kopfschmerzen und unter onkologischen Krankheiten.

Der Leser weiß, dass die Eiche ein Generator für wohltuende Energie ist. Deshalb wirken sich Möbel und Parkettböden aus Eiche positiv auf Menschen aus, die in solchen Räumen wohnen.

In derselben Nummer des „Moskauer Komsomolez“ heißt es, dass man alle Vampire bedingt in so genannte Sonnen- und Mondvampire einteilen kann. Sonnenvampire sind energetische Vampire, die offen und frech handeln. Sie verfügen über die Fähigkeit, augenblicklich aus ihrem Opfer Energie zu saugen, und sie zehren sie dabei völlig aus. Bei Kontakten mit solchen Vampiren tritt eine jähe Druckveränderung ein, es entstehen bzw. verstärken sich Herz- und Kreislauferkrankungen, ebenso können sich „plötzlich“ Infarkte oder Schlaganfälle einstellen. Sonnenvampire provozieren einen Menschen zu Konflikten, Skandalen und Streitigkeiten. Sie sind Aggressoren und trachten danach, ihr Opfer moralisch zu unterdrücken, einzuschüchtern oder zu demütigen. Wenn ein solcher Vampir ein führendes Amt bekleidet, so zerrüttet er ohne Gewissensbisse die Nerven und Gesundheit der Mitarbeiter. Aus den früher angeführten Beispielen würde ich zum Typ des Sonnenvampirs Jurij Petrowitsch Skoworoda und Sergej Iwanowitsch Nikolajew zurechnen. Übrigens sind beide unter dem „Feuer“-Sternzeichen des Löwen geboren.

Im Gegensatz zu den Sonnenvampiren handeln Mondvampire still und im Verborgenen. Sie sind Langweiler, sie greinen und weinen gern über ihre Probleme und Krankheiten. Tritt jemand mit ihnen in Kontakt, gehen sie demjenigen auf die Nerven und veranlassen ihn, ärgerlich und wütend zu sein. Mit ihrem Betragen bringen sie andere aus dem Gleichgewicht. Maria Filippowna Podarzewa ist nach meiner Meinung ein Vertreter für einen solchen Vampir. Sie arbeitet als Dozentin an einer der ältesten Moskauer Hochschulen. Sie sagt, dass sie die Studenten vergöttert, die, nach ihren Worten, auch sie mögen. Es ist möglich, dass sie, von ihren Schülern ein Scherflein einsammelnd, keinen starken vampirischen Einfluss auf ihre Studenten ausübt, aber im Umgang tête-à-tête kann man Podarzewa keinesfalls ein Geschenk nennen. Eine leise, einschmeichelnde Stimme, traurig-besorgte Augen, ständiges Jammern und Gespräche über Krankheiten und Misserfolge ihrer Familie, ihrer Bekannten und Verwandten. Ihr Mann hat sich schon vor langer Zeit in einen hoffnungslosen Trunkenbold verwandelt und wandert wochen- und monatelang umher, oder er ist bei seinen Saufkumpanen entschwunden. Die Kinder, die mit einer Vielzahl der verschiedensten Krankheiten belastet sind, haben es auch darauf abgesehen, vom häuslichen Herd wegzulaufen. Bekanntlich ist im Russischen eine der Bedeutungen des Wortes „Herd“ ‘Ort, Stelle’, wovon sich etwas ausbreitet, der Mittelpunkt von etwas. Es ist nicht schwer zu erraten, was verbreitet oder konzentriert wird in einem solchen „häuslichen Herd“. Besonders der älteste Nestling der Podarzewa Nikolai findet im Nest mit der Vampnachbarin in Person der Maria Filippowna für sich keinen Platz. Immer häufiger tragen die Füße des siebzehnjährigen Jünglings soweit das Auge reicht. Und wohin die Augen in unserer Zeit sehen, weiß jeder aus eigener Erfahrung. Und wie sich die Hausfrau zu Hause auch Mühe gibt, alle unter ihren Fittichen zu wärmen, so spenden ihre Flügel doch eine Wärme. Dennoch bemüht sich immer noch die Filippowa (ich weiß sicher, dass sie sich Mühe gibt), ihr Familienleben zu normalisieren, aber es will ihr nicht gelingen, es klappt einfach nicht. Und selbst ich, der nicht ganz hoffnungslos in seinem energetischen Gehalt ist, muss nach einer Begegnung mit der Pädagogin der höchsten Qualifikation Podarzewa eine zusätzliche energetische Ladung aufnehmen, und auf der Seele kratzen buchstäblich Katzen, ich bin innerlich erregt, obwohl ich von keiner Arbeit, weder von geistiger noch körperlicher, ermüdet bin. Ähnliche Beispiele kann man in großer Zahl anführen.

Ich habe seit langen Jahren einen Freund im Amte – Sidor Alexandrowitsch Portjankin. Er ist ein kluger Mann, angenehm in jeder Hinsicht, darüber hinaus auch ordentlich, ein Arbeitstier – andere beneiden ihn. Aber entweder fehlt es ihm an Willen, oder irgendetwas ist ihm im Wege, denn in sich selbst den mondähnlichen Vampir zu besiegen vermag er nicht. Vielleicht sollten wir, anstatt ihn als regelrechten Mondvampir zu charakterisieren, hören, was Wyssotzkij dazu Passendes zu sagen hat:

Warum nicht alles so ist? Scheinbar ist alles so wie immer:
Derselbe Himmel – wieder der blaue,
Derselbe Wald, dieselbe Luft und dasselbe Wasser ...
Nur - er ist aus dem Gefecht nicht zurückgekehrt.

Ich kann jetzt nicht verstehen, wer von uns nicht Recht hatte
In unserem Streitgespräch ohne Schlaf und Ruhe,
Und erst heute merke ich, dass er mir fehlt,
Als er nicht aus dem Gefecht zurückgekehrt ist.

Er schwieg zu unpassender Zeit und sang nicht im Takt mit,
Immer sprach er von anderem,
Er gab mir im Schlaf keine Ruhe, mit dem Sonnenaufgang stand er auf, -
Und gestern kehrte er nicht aus dem Gefecht zurück.

Dass es jetzt leer ist, davon ist nun keine Rede:
Plötzlich stellte ich fest – wir waren zwei..
Für mich ist es so, als ob der Wind das Feuer ausgeblasen hätte,
Als er nicht aus dem Gefecht zurückkehrte.

Heute hat sich der Frühling geradezu aus der Gefangenschaft losgerissen.
Irrtümlich habe ich ihn angesprochen:
„Freund, lass' was zu rauchen da!" – die Antwort aber ist Stille...
Gestern ist er nicht aus dem Gefecht zurückgekehrt.

Unsere Toten lassen uns nicht im Elend,
Unsere Gefallenen – wie Wachposten...
Der Himmel spiegelt sich im Wald wider, wie im Wasser, -
Und die Bäume stehen blau.

Platz hatten wir in der Erdhütte genug,
Auch die Zeit ging dahin – für zwei.
Jetzt ist alles für einen, nur scheint mir,
Ich bin nicht aus dem Gefecht zurückgekehrt.

„Immer sprach er von anderem“ – das passt auf meinen Sidor Portjankin, aber lasse es nicht zu, Gott, dass ich einen solchen Menschen als Freund verliere. Er ist eben ein in fast jeder Beziehung bemerkenswerter Mensch. Gern würde ich das Wort ‘fast’ streichen, wenn es mir nicht in der Seele weh täte und ein bisschen übel wäre, wenn ich mit diesem phlegmatischen Menschen spreche.

Ich bin immer in Eile, und er lallt etwas die ganze Zeit, etwas für mich völlig Uninteressantes, das keinen Pfifferling wert ist. Er aber lässt sich hören: „Igor Wassiljewitsch, haben Sie Zeit“? Oder: „Sind Sie gerade beschäftigt?“ Ich würde ja gern so antworten: „Natürlich, ich habe nichts zu tun, ich starre die Decke an und warte, bis Sie mich anrufen.“ Aber nein, ich nehme mich zusammen und antworte: „Ich höre Ihnen aufmerksam zu, Sidor Alexandrowitsch.“ Und er setzt seine Attacke fort: „Darf ich Ihnen drei Fragen stellen?“ Ich, fast möchte ich ihn sonst wohin schicken (wenn er sie doch bald stellen würde!), sage: „Wenn ich kann, will ich mich unbedingt bemühen, Ihnen meine Meinung zu sagen.“ Er setzt erfolgreich seine bereits eingeleitete Attacke fort: „Ich denke, dass Sie mir antworten können – Sie mit Ihrem Verstand…“ Ich lasse ihn nicht seinen Redeschwall beenden und schaue mit Empörung auf die Uhr, versuche, seine einführenden Komplimente an meine Adresse zu unterbrechen, er aber fährt fort, dem Inhalt meines Gehirnskastens eine positive Beurteilung zu geben. „Lassen Sie mich zu Ende sprechen – ich spreche aus der Seele, reinen Herzens…“ – setzt der überaus liebenswürdige Sidor Alexandrowitsch entgegen. Und gerade deswegen, dass er ein guter Mensch ist, kann ich ihn nicht dorthin schicken, wo der Pfeffer wächst.

Und im Allgemeinen pflegen seine „drei Fragen“ selten primitiv zu sein, und auf meine Antworten reagiert er mit ehrlicher Einfalt zustimmend: „Ja, das habe ich mir auch so gedacht.“ Gedacht haben mag er wohl, daran hege ich keinen Zweifel. Gezweifelt habe ich auch nicht am Ziel seines Anrufs – er verspürte energetischen Hunger. Und trotz alledem wiederhole ich unermüdlich, dass unser Sidor Alexandrowitsch Portjankin ein sehr liebenswerter Mensch ist.

Eine Dame, die für mich in jeder Hinsicht angenehm ist, ist meine langjährige Bekannte Mira Alexejewna Rasswetowa. Vor der Vermählung trug sie den Familiennamen Munowa, was, wenn man der Lehre des früher zitierten Astrogor folgt, im Russischen Lunowa bedeutet, das heißt Mond, im Englischen ‘moon’. Wenn der unter dem vollen Namen D-ko Alexander Alexandrowitsch Geborene zum „Sohn Gottes“ Astrogor wird, so kann man Mira Munowa, d. h. Lunowa völlig zu Recht eine Tochter des Mondes nennen. Unsere Mirotschka, obwohl sie in ihren schönen Augen den Abglanz des Mondlichts hat, leidet keineswegs unter Größenwahn. Im Gegenteil – unsere Mira Alexejewna ist die Bescheidenheit selbst. Vor mehr als fünf Jahren hatten wir gemeinsam eine Schifffahrt auf dem MS „Anna Karenina“ von Sankt Petersburg in die deutsche Stadt Kiel unternommen. Zufällig geriet ihr Ausweis in meine Hände. Und es stellte sich heraus, dass sie lt. ihrem Ausweis gar keine Mira war, sondern vielmehr eine Miroslawa. „Warum“, frage ich sie, „haben Sie, um alles in der Welt, einen so schönen Vornamen gegen so etwas wie einen Spitznamen eingetauscht?“ „Seit meiner Kindheit ist es so üblich gewesen“, antwortete sie. „Nun, sagen Sie, brauche ich den Zusatz Slawa /deutsch: Ruhm, der Übers./ zum Namen? Und wenn es damit im Leben nicht klappt?“ Ich fing an zu zweifeln, dass Munowa-Rasswetowa (russ. ‘rassvet’ = dt. Morgendämmerung, der Übers.) der Start zu Weltenruhm nicht gelingen sollte – eine sehr dankbare und über alle Maßen sympathische Miroslawa (lt. Geburtsurkunde) Alexejewna. Ich werde nicht alle ihre Taten, die der größten Hochachtung würdig sind, hier aufzählen, es geht doch hier um Vampire, unabhängig davon, ob sie „Tochter“ des Mondes oder „Sohn“ der Sonne sind. Leider ist unsere Rasswetowa auch nicht frei von der vampirischen Epidemie. Und es ist nicht nur der kalte Glanz in ihren grau-braunen Augen. Wenn ich mich in gedanklicher Hinsicht nicht wiederholen soll, so sind Mira Alexejewna Rasswetowa und Sidor Alexandrowitsch Portjankin von „ein und demselben Blut“. Ich weiß nicht, ob sie im Takt mitsingen, wie bei Wyssotzkij, oder ob sie schweigen, zur unrechten Zeit schweigen, aber ständig reden sie von etwas anderem, was bei ihren Gesprächspartnern ein kaum bezähmbares Gefühl der Gereiztheit hervorruft. Im Übrigen sind es bemerkenswerte Menschen, die das Letzte hergeben, wenn sie dafür auch eine gehörige Portion energetisches Blut nehmen.

Nach dem Erscheinen der ersten Ausgaben meiner „Vampire“ wurden einige meiner Leser, die sich in meinen Helden sich direkt oder indirekt erkannt hatten, lebendig wie ein Ameisenhaufen oder ein Wespennest – der Autor wird fast Bösewicht oder Schmähredner genannt. Du, lieber Leser, wirst mir zustimmen, dass das Thema des Vampirismus nicht nur die Frucht der kranken Einbildung eines Irren ist. Das ist nicht einmal ein bloßes Theoretisieren, das ist die praktische Realität unseres Lebens, und wozu sollte ich, wenn ich von Vampiren spreche, Beispiele von völlig entgegengesetzten Menschen anführen? Darüber hinaus sind meine Helden, obwohl sie aus dem Leben gegriffen sind, grundsätzlich mit Pseudonymen benannt worden, die nicht einmal einem begrenzten Kreis ihrer Vertrauten bekannt sein dürften, und wenn dennoch jemand etwas ahnen sollte, so ist das eben eine Vermutung, aber keinesfalls des Rätsels Lösung. Die Namen meiner Helden können von der Mehrheit meiner Leser negativ aufgenommen werden, obwohl ihre Geschichten auf wahrheitsgemäßer Grundlage ihres Lebens beschrieben sind. Ich bin überzeugt, dass die Mehrheit der Bewohner der Erdkugel kaum Familiennamen getroffen hat, die Tschernuschkin, Portjankin, Podarzewa u. a. ähnlich sind. Man darf auch nicht die Wahrheit verdrehen oder einen reinen Menschen verleumden oder belügen.

Ein Mensch, der von seiner Wahrheit überzeugt ist, folgt immer der Volksweisheit: „Wenn auch die Hunde bellen, die Karawane zieht weiter“. Und wollen wir wirklich auf jeden „Pieps“ reagieren? Dann wird uns für unsere Aufgaben weder Zeit noch Kraft bleiben. Erinnern wir uns, dass sogar die „Katzen Wasska“ Schuld haben und jene… Oder wie es bei Iwan Andrejewitsch Krylow heißt:

Und du, o wie, welche Schande!
Jetzt werden alle Nachbarn sagen:
„Der Kater Wasska ist ein Spitzbube! Kater Wasska ist ein Dieb!
Und Wasska, so sagt man, darf man nicht in die Küche
Und nicht auf den Hof lassen,
Wie auch einen Wolf niemand in den Schafstall lässt:
Er ist Verderbnis, Pest, er ist ein Geschwür am hiesigen Ort!"

(Wasska aber hört und frisst).

Tatsächlich, die Kater „Wasska", die fett geworden sind und ihr Volk bestohlen haben, mit anderem Namen heißen sie in Wirklichkeit Vampire, und ich weiß nicht, ob sie hören, aber sie fressen immer noch. Und sie fressen viel, alle diese Kater Wasska, und das alles ist spottbillig zu haben. Allen ist auch ohne Großväterchen Krylow klar, dass man von jedem dieser heutigen „Kater" sagen kann: „Er ist die Verderbnis, er ist die Pest, er ist ein Geschwür am hiesigen Ort." Dabei erinnere ich mich auch noch an eine andere Fabel von Iwan Andrejewitsch:

Ein Schwein unter einer Jahrhunderte alten Eiche
Fraß sich an Eicheln satt – bis zum Platzen;
Nach dem Fressen legte es sich unter dem Baum schlafen;
Danach, sich den Schlaf aus den Augen reibend, stand es auf
Und begann mit dem Rüssel der Eiche Wurzeln aufzuwühlen.
„Das macht den Baum kaputt",
Rief ihm von der Eiche eine Krähe zu.
„Wenn du die Wurzeln bloßlegst, kann der Baum verdorren."
„Mag er verdorren", sagt das Schwein,
„Mich stört das keineswegs;
Wenig Nutzen sehe ich in ihm;

Wenn er auch ein Jahrhundert nicht da ist, ich bedaure nichts,
Wenn doch nur die Eicheln da sind: denn von ihnen werd' ich fett."
„Du bist undankbar!" sprach nun zu ihm die Eiche,
„Wenn du mal deinen Rüssel nach oben hebst,
Dann kannst du sehen,
Dass diese Eicheln auf mir wachsen."

Die Unwissenheit in ihrer Verblendung
Schmäht Wissenschaft und Lehre,
Und ohne es zu fühlen,
Genießt er aller wissenschaftlichen Mühen Früchte.

Nun, wie sieht's aus, Leser? Direkt für uns schrieb unser großer Fabeldichter – die Schweinerüssel der gegenwärtigen Vampire haben die jahrhundertealte Eiche aufgefressen, alles, was von ihnen nicht geschaffen worden ist. Das schrieb er vor ca. zwei Jahrhunderten (geboren wurde er am 2. Februar 1769, gestorben ist er am 9. November 1844), aber die Krylowschen „Schweine" haben bis in unsere Zeit überlebt.

Erbarme Dich, Herr, der Seele Deines verstorbenen Sklaven Iwan und aller rechtgläubiger Christen und vergib ihnen alle gewollten und ungewollten Sünden und schenke ihnen das Himmelreich.

Schaust du ein andermal auf diese Schweinevampire, dann siehst du, dass sie einen Mund wie ein Wolfsmaul haben und unser Schafvolk stapelweise zerfleischen. Ist es nicht so? Wer hat denn damals im Oktober 1993 auf unseren legal gewählten Obersten Sowjet Russlands zum Schuss angelegt? Und wer hat die zweijährige Demontage in Tschetschenien organisiert, wo nach vorsichtigen Schätzungen fast einhunderttausend Sklaven Gottes nicht nur russischen und tschetschenischen Blutes umgekommen sind? Und wie viele (um ein Vielfaches mehr) physisch und moralisch verkrüppelte Leben und Familien gibt es?
Kürzlich hatte ich die Gelegenheit, den elfjährigen Jungen Hassan aus Grozny zu sehen. Er wird auf der Station für allgemeine Hämatologie des Kinderkrankenhauses der Republik, das sich in Moskau auf dem Leninprospekt befindet, behandelt. Er kam hierher nach einer Verwundung, die er in seiner Heimatstadt erlitten hatte. Die Ärzte sagen, dass er länger als zwei Jahre im Krankenhaus bleiben muss. Bei Hassan ist seine Wärme und Licht ausstrahlende Mutter Fatima. Fatima hat noch drei Kinder in Grozny und einen behinderten Mann in einem Moskauer Krankenhaus. Das sind nur bescheidene Beispiele aus einem Ozean von Unglück und Blut.

Errette, Herr, und erbarme Dich Deiner Sklaven Fatima, Hassan und aller rechtgläubiger Christen, Muselmanen sowie Deiner Sklaven anderer Glaubensbekenntnisse und vergib ihnen ihre gewollten und ungewollten Sünden und schenke ihnen Gesundheit, seelische und körperliche.

Aber, wie man so sagt, er ist Hans Dampf in allen Gassen. Er hat es geschafft - zusammen mit einer Meute von Schakalen – „Stimme zu oder du verlierst" – mit der „Intelligenz" verschiedener Schattierungen und verschiedenen Geschmacks.
Ich habe unter Geschmack nicht ihren einheitlichen Geschmack im Sinn, der verallgemeinert an der Menge der fressbaren „grünen" Währung gemessen wird. Ich weiß es nicht und es interessiert mich auch nicht, wie viele Waggons solchen „Grüns" unsere jungen Schakale gefressen haben, aber dennoch hat eine mit einigem Übergewicht versehene Mehrheit von den abzustimmen Entschlossenen abgestimmt, obwohl allen klar war, dass die Mehrheit aus dieser Mehrheit glatt verloren hat. Sie hat deswegen verloren, weil unsere Wölfe wissen, dass sie im Schafstall arbeiten. Bei Krylow ist das aber ganz anders:

Nachts gedachte der Wolf in den Schafstall einzudringen,
Geriet aber in den Hundestall.
Plötzlich erhob sich der ganze Hundehof.
Den grauen Raufbold so nahe witternd,
Stürmten die Hunde in den Stall und preschen los zum Kampf;
Die Hundewärter schreien: „O weh, los ihr Burschen, ein Dieb!"
Und im Augenblick die Tore fest verschlossen;
In einem Nu wurde der Hundestall zur Hölle.
Sie laufen: der eine mit dem Knüttel,

Der andere mit dem Gewehr.
„Licht!" schreien sie, „Licht!" Man kam mit Licht.
Mein Wolf sitzt, mit dem Hinterteil in die Ecke gedrückt,
Mit den Zähnen schnappend, das Fell gesträubt,
Mit den Augen, schien es, wollte er alle auffressen;
Aber, als er sah, dass er nicht vor der Herde steht,
Und dass es schließlich dazu kommt,
Dass er bezahlen muss für die Schafe –
Verlegt er sich, mein Schlauberger, aufs Reden,
Und er begann so: „Freunde! Wozu der ganze Lärm?
Ich bin von Alters her euer Schwieger und Gevatter,
Frieden schließen will ich mit euch, ganz und gar nicht
Zum Streit bin ich gekommen;
Vergessen wir, was war, machen wir Frieden!
Und künftig lass' ich die hiesigen Herden in Ruhe,
Und ich selber werde mich ihretwegen gern mit anderen raufen,
Und mit Wolfsschwur bekräftige ich,
Dass ich..." – „Hör mal, Nachbar",
Unterbrach ihn der Hetzjäger,
„Du bist grau, und ich, der Freund, bin silbergrau,
Und eure Wolfsnatur kenn' ich schon lange:
Und darum ist es meine Sitte:
Mit Wölfen ist kein Frieden zu schließen,
Es sei denn, man zieht ihnen das Fell ab."
Und hier sogleich fiel über den Wolf das ganze Rudel her.

Ich zweifle nicht daran, dass bei Licht und bei Dunkelheit der Gegenwart unsere Wölfe und Wölfchen ein anderes Los, als das vom Fabeldichter beschriebene, nicht erwartet, weil sie, obgleich sie sich wie das Schwein unter der Eiche benehmen oder es dem Wolf im Hundestall gleichtun, keine Eichen sind, auch keine Hetzjäger oder Elefanten, denn sehr bald kommt die Zeit, wenn „das Große in der Ferne zu sehen ist" und wenn unsere gegenwärtige Geschichte zu beurteilen vermag, wer die Elefanten und wer die Möpse sind. Oder wie es bei Krylow heißt:

Durch die Straßen wurde ein Elefant geführt,
Ganz und gar zur Schaustellung –
Bekanntlich sind Elefanten bei uns ein Wunderding –
So dass hinter dem Elefanten eine Unmenge Gaffer lief.
Ein Mops, plötzlich war er da, lief ihm entgegen.
Der sieht den Elefanten, wirft sich auf ihn,
Und kläfft und jault, möchte ihn beißen,
Und lässt ich auf einen Kampf mit ihm ein.
„Hör mal, Nachbar, blamier dich nicht", sagt ihm ein Kläffer,
„Willst mit dem Elefanten Händel anfangen?
Schau, du bist schon heiser, er aber geht Vorwärts

Und dein Kläffen nimmt er nicht zur Kenntnis!"
„He, ach!" antwortet ihm der Mops,
„Das macht mir Mut;
Dass ich, gänzlich ohne Rauferei
Unter die großen Raufbolde gerate,
Lass ab, sagen die Hunde:
„Ei, Möpschen! vielleicht ist es stark,
Wenn es den Elefanten ankläfft."

„Nun", sagt mein Petersburger Freund Wladimir Iwanowitsch F., „schämst du dich denn gar nicht, jetzt von Krylow zu profitieren? Mal Wyssotzkij, mal andere, und jetzt Krylow".

Wladimir Iwanowitsch und die dir ähnlichen Kritiker, versteht ihr denn wirklich nicht, dass die Ausbeuter der Werke der Verstorbenen nicht nur deren Weisheit, sondern auch deren Kraft schöpfen? Ich beute sie tatsächlich aus, sowohl Wyssotzkij als auch Krylow und die anderen unserer großen Landsmänner, die nicht nur für sich lebten, sondern auch für uns. Und für mich und für die mir ähnlichen Ausbeuter sind sie alle ewig lebendig. Du aber, Wladimir Iwanowitsch, und die dir ähnlich sind, wolltet ihr, dass jemand von den Lebenden sich nach euch an euch erinnert und eure Werke nutzt, wenn sie, natürlich, nach euch erhalten bleiben? So beeilt euch, meine verehrten Kritiker, solches zu schaffen, dass euch die Menschen, wenn ihr nicht mehr seid, euch noch kennen. Wenigstens soweit kennen, wie der poetische Volkssänger der Bruderukraine Taras Schewtschenko als Vermächtnis hinterlassen hat, dass man ihn nicht vergisst:

In der großen Familie,
In der freien Familie, der neuen,
Vergesst mich nicht – erinnert euch
Mit einem guten stillen Wort.

Und noch einmal in Sachen Kritik. Einige meiner Leser, denke ich, im Grunde genommen sind es Vampire, haben mir ihre Meinung nach den ersten zwei Ausgaben meiner „Vampire" mitgeteilt: Ein Schmähredner ist der Autor, die Personen der Bücher sind nur negativ.

Ich aber antwortete ihnen: „Das Thema dieses Buches ist schmutzig, es handelt vom Negativen in den Beziehungen der Menschen. Nicht umsonst erkennt sogar die in vieler Hinsicht dogmatisch bornierte offizielle Medizin die Erscheinung des energetischen Vampirismus durch eine pathologische Störung äußerer Austauschprozesse an, und bekanntlich bedeutet das Wort 'pathologisch' nichts anderes als 'krankhaft-anormal', 'von der Norm abweichend'. Und ich schreibe in meinen „Vampiren" von krankhaft-anormalen Verletzern der äußeren Austauschprozesse, von eben diesen energetischen, vielleicht auch karmaenergetischen (darüber aber später) Vampiren. Meine Vampire verletzen die Gesetze der Natur, die uns von der Höchsten Vernunft, von Gott, gegeben wurden. Und sind die besonders aggressiven Verletzer, die systematisch Anschläge auf die Gesundheit und das normale Leben anderer Menschen verüben, wirklich parteiische Menschen? Ja, sie lassen sich auf manche List ein, um

das „Ihre“ zu erlangen, nämlich die Bioenergie jener, die sich in ihrer Nähe aufhalten. Übrigens müssten besonders aufmerksame Leser festgestellt haben, dass positive Personen bei mir auch untersucht werden, aber natürlich nicht aus der Sphäre der Vampire. Um nicht zu den bereits beschriebenen positiven Helden zurückkehren zu müssen, ergänze ich ihre Gesellschaft noch um einige.
Bei einer Bushaltestelle neben der Metrostation „Prospekt Wernadskij“ hat ein Lebensmittelkiosk geöffnet. Ich weiß nicht, wie es um die anderen Kioske bestellt ist, aber in diesem Kiosk auf dem Prospekt Wernadskij erregte eine Verkäuferin meine Aufmerksamkeit, die alle Tage der Woche hintereinander sogar von acht Uhr bis Mitternacht arbeitete. Einige Monate der Beobachtung zügelten meine Bescheidenheit und veranlassten die Neugier herauszukriechen. „Werden Sie nicht müde?“ fragte ich die Verkäuferin, sie war ein südlicher Typ, und ich riss mich zusammen, um meine Dreistigkeit hinter einem mitfühlenden Ton zu verbergen. Mein Spiel blieb nicht ohne Erfolg, denn die junge Frau bemerkte in meiner Stimme die meinem Charakter eigene Falschheit nicht und vor Verlegenheit errötend (offenbar hat meine Kaukasierin sich noch nicht völlig an die unzeremonielle Anrede von Personen gewöhnt, die durch ihre Tracht versuchen, die Zugehörigkeit zum anderen Geschlecht zu unterstreichen), antwortete sie: „Aber wo soll man sonst hin.“ Dali Lamtatidse war ein Flüchtling aus einer Siedlung des Kreises Galski in Abchasien. Um ihre Familie und die alten Eltern zu ernähren, war sie gezwungen, zur Arbeit und zum Geldverdienen in die älteste Residenzstadt zu kommen. Aus ihrer kurzen Erzählung mutet ihr früheres Leben im Kaukasus vor dem Zerfall der UdSSR wie ein süßer Traum an. Dali wollte keine Bettlerin werden, und es glückte ihr, ihren Lebensunterhalt zu verdienen, indem sie sechzehn Stunden am Tage arbeitet. Für alles Übrige der per Gesetz von den Zerstörern des einheitlichen Staates verkündeten „Reformen“ bleibt ihr kaum mehr, als die Sklaven aus der Geschichte des Altertums oder die Bauern in der Leibeigenschaft hatten. Und von denen wie Dali, die in dem großen Staate, der früher einmal groß war, nicht vor Hunger sterben wollten, gab es Dutzende Millionen. oben Waren sie Vampire oder leichtgläubige Menschen, die an den Köder der Politikaster geraten waren, denen Macht und persönlicher Reichtum über alles ging?
Oder war es so, wie Wyssotzkij sagt:

Wer ist wer, wer war wer? –
Wir wissen es niemals.
Den Verstand verloren haben die Genetiker von den Genen und Chromosomen.
Vielleicht war dieser räudige Kater
früher ein Halunke,
Und dieser liebe Mensch
war früher ein guter Hund.

Natürlich ist es gar nicht so schlecht, wenn ein früherer Halunke nur ein räudiger Kater wird. Wenn aber nicht Kater, sondern räudiger Politiker der Obrigkeiten? Es geht jetzt aber nicht um sie.
„Die Welt ist nicht ohne gute Menschen“, das ist allen seit langem bekannt. Gute Menschen sind aber immer Spender. Zu dieser einfachen jahrhundertealten Schluss-

folgerung gelangen wahrscheinlich viele derjenigen, die in das Lebensmittelgeschäft der GmbH „Fraktal“ auf der Winnizastraße Nr. 2 hineinschauen. Und das liegt nicht nur daran, dass das Angebot an allen möglichen Lebensmitteln auf den Ladentischen des Geschäfts in nichts der Vielfalt der Erzeugnisse der größten Supermärkte Moskaus nachsteht. Auch ‘liegt der Hund nicht dort begraben’, dass das Geschäft ununterbrochen vierundzwanzig Stunden am Tage geöffnet ist. Heutzutage kann man damit keine Bewunderung mehr erregen. Warum aber werden die Türen unseres Geschäfts tags und nachts nicht geschlossen? Was aber zieht wie ein starker Magnet die Einwohner nicht nur des Moskauer Stadtbezirks Ramenki, darunter auch mich, einen eingefleischten Gegner, an, diese Handelszentren aufzusuchen? Das „Schatzkästlein“ bei unserem kleinen Supermarkt ergibt sich durch einfache Rechenoperationen: Addition, Subtraktion und Multiplikation. Wenn man, sagen wir, die Kosten vergleichbarer Einkäufe, die man in einem anderen (nicht in unserem) Geschäft an einem Tage erworben hat, addiert und von ihr die Kosten der entsprechenden Einkäufe nach den Preisen von „Fraktal“ abzieht, so erhält man eine recht hübsche Summe. Und wenn man diese Summe umlegt auf die Anzahl der eigenen Einkaufstage z. B. eines Monats oder Jahres, so kann einem von dieser hübschen Summe der reinen Ersparnis im Familienbudget schwindlig werden“. Und natürlich wird einem schwindlig, wenn man in das Geschäft auf der Winniza-Straße kommt, wo die Preise für Essbares um das Anderthalbfache niedriger sind als anderswo, d. h. nicht nur in dieser Gegend, sondern auch über die Grenzen dieser teuren Hauptstadt des ganzen Russland hinaus, deren Reputation wegen des durchaus nicht niedrigen Niveaus der Weltpreise hoch geschätzt wird. Unter den Bedingungen unserer Zeit würde ich die Meisterschaft der Handelsexperten von „Fraktal“ ein ökonomisches Wunder nennen, eine Art neuer ökonomischer Politik, in der solche Meister ihres Handwerks zu tun haben wie der Direktor der GmbH Gennadij Alexandrowitsch Bobkow und sein Sohn Ilja Gennadjewitsch (Geschäftsführer) sowie die Hauptbuchhalterin des Geschäfts Ljudmila Jurjewna Minalewa. Und die von solchem Wunder begeisterten Einwohner Moskaus rufe ich auf, sich an den Präsidenten Russlands mit einer Bittschrift zu wenden, die Leiter von „Fraktal“ mit dem Titel „Helden Russlands“ auszuzeichnen. Das haben sie sich verdient.

Lena Doronina aus der Siedlung Grizow des Tulaer Gebiets ist durchaus keine Politikerin. Sie ist eine vierzehn Jahre alte Schülerin. Aber sie hat schon an sich spüren müssen, was Vampirismus bedeutet. Nein, nein, nicht sie ist ein energetischer Vampir. Lena ist ein Spender reinsten Wassers, sowohl nach ihrer Energetik als auch nach ihrer Lebensweise. Das Gefühl der Pflicht und der Verantwortung liegt bei diesem Kind bereits im Blut – von Kindheit an ist sind ihr Kopf und ihre Hände nicht mit Zerstreuungen beschäftigt, sondern damit, wie sie anderen helfen kann. Vielleicht wäre es nicht nötig, darüber ein Wort zu verlieren, wenn sie nicht als „Letzte“ in der karmischen Schlange anstünde, um von allen möglichen energetischen Sünden abgewaschen zu werden. Schwer ist es für Lenotschka, aber, wie der Dichter Wladimir Wyssotzkij singt:

Aus dem schlimmsten Schlamassel herausfindend,
Aber mit dem Wind steht es schlecht, und im Stauraum ein Leck,-
Der Kapitän jedoch schickt uns das gewöhnliche Zeichen:
Noch ist nicht Abend, noch ist nicht Abend.

Und Lena ist nicht allein – jetzt fährt sie auf einem allgemeinen Schiff mit ihren Gleichgesinnten. Und darum:

Aber nein, sie schicken ihn nicht auf den Grund –
Der Ozean wird helfen, wenn er das Schiff zur Seite dreht –
Denn der Ozean ist mit uns eins.
Und Recht hatte der Kapitän. Noch ist nicht Abend.

Jetzt geht es noch um einen anderen Menschen. Dieser Mensch heißt Olga Iwanowna Walujewa. Mehr als dreißig Jahre arbeitete Olga Iwanowna nach Absolvierung der Medizinischen Hochschule in Heilanstalten, die im Volksmunde Klappsmühlen genannt werden. Man nennt sie auch noch Tollhäuser, und was noch mehr poetisch klingt Psychiatrische. Wen man dort behandelt und zum Krüppel macht, weiß, wie man so sagt, nur Gott allein. Dieses Thema haben wir schon berührt, und zwar unter einem einseitigen Blickwinkel, im Kapitel „Jagd auf Hexen“. Aber Walujewa ist in diese Jagd nicht hineingeraten, denn sie mag sein, wer sie will, aber „Jäger“ darf man sie nicht nennen. Olga Iwanowna hat einfach alles unternommen, damit die von ihr betreuten Psychos gesund würden. Sie arbeitete lange, hartnäckig, auf der Basis der Wissenschaft, die Betreuten des Krankenhauses Kaschtschenko, oder, wie man es nennt, „Kanatschikowa Datscha“[6] waren auch ihre Patienten. Von welcher Sorte aber diese Datscha war, darüber lassen wir Wyssotzkij in seinem „Brief an die Redaktion der Fernsehsendung 'Offensichtliches – Unwahrscheinliches' aus dem Irrenhaus, von der Kanatschikowa Datscha“ zu Wort kommen:

Liebe Sendung!
Am Sonnabend, es war fast zum Weinen,
Strömte die ganze Kanatschikowa Datscha
Zum Fernseher –
Anstatt zu essen, sich zu waschen,
Sich spritzen zu lassen und zu sich vergessen
Am Bildschirm versammelte sich
Das ganze irre Krankenhaus.

Es spricht, sich die Hände verrenkend,
Ein Schönredner und dummer Schwätzer
Über die Kraftlosigkeit der Wissenschaft
Vor dem Geheimnis des Bermuda-Dreiecks –
Alle Hirne hat er zermartert,
Alle Windungen verflochten –
Und die Kanatschnikower Oberen

---

[6] Russ. datscha = dt. Sommerhaus, d. Übersetzer

Drücken uns noch eine zweite Spritze rein.
Verehrter Redakteur!
Vielleicht sollten Sie lieber vom Reaktor...?
Vom geliebten Mondtraktor...?
Schluss damit! schon ein Jahr hintereinander:
Bald mit Tellern schreckt man uns –
Sozusagen, Schurken fliegen;
Bald heulen bei uns die Hunde,
Bald sprechen die Ruinen!

Wir haben uns bei einer Sache Fertigkeiten erworben:
Wir zerschlagen Teller das ganze Jahr –
Wir haben von ihnen Hund gegessen, -
Wenn uns der Koch nicht belogen hat.
Und Unmengen von Medikamenten –
Ins Toilettenbecken damit, wer nicht dumm ist.
So ist das Leben! Und plötzlich Bermuda!
Schluss damit! Ein für allemal!

Wir machen keinen Skandal –
Wir vermissen einen Führer:
Richtig Tolle gibt es wenig –
Wie auch keine Führer.
Aber für Intrigen und Gefasel
Gibt's bei uns Netze und Schleppnetze –
Die bösen Ränke der Feinde
Werden unsere Messen nicht schänden!
Das sind ihre dünnen Teufel,
Trüben das Wasser des Teiches,
Churchill hat sich alles ausgedacht
Im Jahre achtzehn!
Wir haben über Explosionen, über Feuersbrünste
Eine Note der TASS komponiert...
Hier kommen die Sanis gelaufen –
Und stecken uns in die Zwangsjacke.

Wer besonders vorlaut war,
Den banden sie ans Fußteil des Betts –
Es schlug sich im Schaum der Paranoiker
Wie der Hexer auf dem Hexentanz:
„Entfaltet die Handtücher,
Ungläubige, Fanatiker!
Es quält uns das Herz,
Und es ist uns trübe in der Seele!"

Vierzig Seelen heulen abwechseln –
Ereifern sich bis zur Weißglut –

So sehr regen sie die
Dreieckigen Sachen auf!
Fast alle sind um den Verstand gekommen –
Sogar die, die irre waren. –
Und dann hat der Chefarzt Margulis
Das Fernsehen verboten.

Da ist er, der Drache, im Fenster schimmert er –
Hinter dem Rücken versteckt er eine Steckdose –
Gab irgendwem ein Zeichen – was heißen soll,
Der Feldscher reißt die Leitungsdrähte heraus.
Uns bleibt nur die Spritze –
Und der Fall auf den Grund des Brunnens,
Und ein Abgrund ist am Brunnenboden
Wie im Bermuda-Dreieck, für immer.

Nun, und morgen fragt man die Kinder,
Wenn sie uns vom Morgen an besuchen:
„Papa, was haben diese Kandidaten
der Medizin gesagt?“
Wir eröffnen unseren Kindern
Die Wahrheit – ihnen ist nicht alles egal:
„Das Wunderbare ist nebenan –
Aber es ist verboten!“

Da der Zahnarzt, der Heimarbeiter, Rudik –
Er hat einen Empfänger „Grundig“,
Des Nachts dreht er an ihm –
Er empfängt, Kontra, die BRD.
Er war da Kaufmann für Trödel –
Und bewegte sich mit Verstand, -
Zu uns kam er in beängstigender Erregung
Mit einem Nummerchen am Fuß.

Kam gelaufen, äußerst erregt, -
Erschütterte uns mit der Meldung,
Dass unser Wissenschaftsschiff
Im Dreieck versunken ist:
Verschwand, hatte Brennstoff verbraucht,
War ganz und gar in Stücke zerfallen,
Zwei von unseren irren Brüdern
Haben die Fischer aufgelesen.

Wer überlebt die Katastrophe,
Verweilt nun im Pessimismus, -
Gestern brachte man sie im Glasprisma
Zu uns ins Krankenhaus –
Einer von ihnen, ein Mechaniker,

Erzählte, nachdem er von den Wärterinnen weggelaufen,
Dass das Bermuda-Vieleck –
Der offene Nabel der Erde ist.

„Was war dort los? Wie hast du dich gerettet?“ –
Jeder bohrte und war aufdringlich, -
Der Mechaniker aber zitterte nur
Und bettelte um Kippen,
Bald weinte, bald lachte er,
Bald sträubte er sich wie ein Igel,
Verspottete uns –
Ein Verrückter – was soll's!

Da wirbelt er empor der ehemalige Alkoholiker,
Lästerer und Aufrührer:
„Das Dreieck muss man austrinken!
Für drei reicht's! Gib schon her!“
Er redet sich in Rage:
„Das Dreieck wird leergetrunken!
Sei es ein Parallelepiped,
Sei es ein Kreis, eine lausige Laus!“

Schmerzhaft schlagen gegen unsere Seelen
Die „Stimmen“ für tausende Meilen, -
Umsonst drehen wir der „Stimme Amerikas“ nicht den Hals zu,
Umsonst erwürgen wir nicht „Israel“.
Mit ihrem ganzen feindlichen Wesen
Zerrütten und schädigen sie –
Geben uns zu essen und zu trinken mit dem ganzen Quatsch vom geheimnisvollen Quadrat.

Lektoren aus der Sendung!
An die, die so oder anders
Von Misserfolgen sprechen
Und das Volk nerven!
Uns nehmen Sie, die Verurteilten, -
Das Dreieck, verwandelt Sie, die Wissenschaftler
In Verrückte,
Uns aber – umgekehrt.

Mag das eine verrückte Idee sein, -
Klären Sie sie nicht in der ersten Aufwallung.
Antworten Sie uns bald
Über die Dokumentation des Chefarztes!
Mit Hochachtung... Datum. Unterschrift.
Antworten Sie uns, sonst,
Wenn Sie nichts hören lassen,
Schreiben wir ... an „Sportlotto“!

Gerade so begann der Weg von Olga Iwanowna Walujewa – mit einem Praktikum in eben dieser „Kanatschikowa Datscha", den uns Wladimir Wyssotzkij so keck unsterblich gemacht hat. Ihren kreativen und praktischen Weg begann die Studentin Olga unter der Leitung großer Leuchten der Moskauer Schule der Psychiatrie, von denen ihr damaliger langjähriger „Häuptling" Andrej Wladimirowitsch Sneshnewskij besonders „erstrahlte", der wunderbarste Diagnostiker besonders für „psychische Krankheiten", deren Wurzeln in den politischen Ansichten des „Kranken" lagen. Aber davon haben wir bereits gesprochen. Olga Iwanowna erwies sich als eine ausgezeichnete Schülerin Sneshnewskijs auf dem Gebiet des Stellens von Diagnosen, aber sie erlernte nicht den politischen Spürsinn bei der Fragestellung „wer ist wer?". Natürlich begriffen die über ihr stehenden Kollegen schnell, dass die Walujewa bei der Diagnostizierung von Krankheiten in Abhängigkeit von der politischen Orientierung eines „Kranken" ein völliges – verzeihen Sie! – Greenhorn war. Aber es heißt ja, dass auch das Schlechte seine guten Seiten habe, denn ein „apolitischer" Psychiater hat die Möglichkeit, sich gründlicher mit seinen beruflichen Problemen zu befassen. Natürlich kann man auch die Psychiater verstehen, die zum Strafsystem des in der Welt ersten Staates der „Arbeiter und Bauern" gehörten, denn dieses System arbeitete buchstäblich im Schweiße seines Angesichts für die Sicherung nicht nur des Wachstums des materiellen und kulturellen Niveaus seines Volkes, sondern auch des eigenen. Deshalb musste man Menschen, die entsprechend ihren politischen Ansichten der Mühen der Behörden verschiedener Ebenen teilhaftig wurden, „stutzen „, weil die allerhöchste politische und staatliche Führung des Landes im Namen der hellen Zukunft des Sowjetvolkes und der gesamten progressiven Menschheit zu allem bereit war, sogar dazu, freiwillig für Jahrzehnte in den Untergrund zu gehen. Damit meine Worte nicht den Beigeschmack von Verleumderischem haben, führe ich hier ein Beispiel an.

Ende der achtziger, Anfang der neunziger Jahre unseres ruhmreichen Jahrhunderts waren unsere politischen Gegner schockiert. Der gesamte propagandistische Apparat unserer Klassenfeinde, der in die UdSSR hineinfunkte, hatten nichts zu tun, weil unsere „Demokraten" und die „demokratische" Presse beim Ausgraben „wertloser" Ladenhüter des eigenen - Verzeihung! – Drecks allzu viel Eifer an den Tag gelegt hatten, so dass sich der üble Geruch von der Arbeit solcher Unratausgräber über den gesamten Planeten ausbreitete, auf dem wir auch hier als Avantgardisten galten. Einige der so genannten Verleumder begannen Arbeit in unserer einheimischen Presse zu suchen. Warum auch nicht? Jener sattsam bekannte Mark Dejtsch, der eine ganze Menge des Inhalts seines Darmes bei dem Versuch, Wyssotzkij auf den Seiten des Blättchens „Wetschernij klub" zu verleumden, aufgegessen hatte, hat sich jetzt im „Moskauer Komsomolez" eingerichtet. Nun, ich werde meinem lieben Leser nicht die Stimmung mit Namen verderben, die dem Dämon Dejtsch ähneln. Darum geht es nicht.

In einer der Ausgaben des Jahres einundneunzig veröffentlichte die respektable Wochenzeitschrift „Argumente und Fakten", die ihr eigenes Gesicht gewahrt hatte, die Antwort auf die Frage von E. Kumatsch aus Kiew: „Mein Nachbar, ein ehemaliger Mitarbeiter des KGB, sagt, dass damals diese Behörde eine ganze unterirdische Stadt

unter Moskau angelegt hätte, wo sich im Falle tödlicher Gefahr die Staats- und Parteiführung des Landes versteckt hätte. Was ist darüber bekannt?“ Und hier nun das, was nicht nur „Argumente und Fakten“, sondern uns allen bekannt geworden ist:
„Entsprechend den Angaben des Ministeriums für Verteidigung der USA existiert tatsächlich in einer Entfernung von zwei Kilometern in Richtung Süd-West von der Moskauer Staatlichen Universität im Moskauer Stadtbezirk Ramenki ein unterirdisches Objekt von großen Ausmaßen, zu dem eine besondere Linie der Metro führt, die auf dem Territorium des Kremls beginnt. Nach den Berichten eines Offiziers des KGB, der am Bau dieses Objektes beteiligt war, befindet sich diese unterirdische Stadt in einigen Ebenen in einer Tiefe von 70 bis 120 Metern, die Fläche einer jeden Ebene beträgt mehr als 2 km². Berechnet wurde die Stadt für 120000 Bewohner. Ihr Bau wurde in der zweiten Hälfte der 60er Jahre begonnen und in der ersten Hälfte der 70er beendet. Die Stadt wurde nach dem letzten Stand der Technik jener Zeit ausgerüstet, ein großer Teil der Wohnräume zählt zu Zimmern der Hotelklasse „de Lux“, es gibt Kinos, Wäschereien und andere Dienstleistungen, Lebensmittel- und Bekleidungslager, die eine autonome, recht vollwertige Existenz für 25-30 Jahre gewährleisten. Nach den Worten desselben Offiziers des KGB, sollten im Falle eines Atomschlages auf Moskau in der unterirdischen Stadt die Führung des Landes, der Apparat des ZK der KPdSU und die höchste Staffel der zentralen Behörden mit ihren Familien Unterschlupf finden. Man erzählt sich, dass L. Breshnew, der diese Stadt nach ihrer Fertigstellung besichtigt hatte, in unbeschreibliche Begeisterung geraten war.“
Kannst du dir vorstellen, lieber Leser, wie hoch das Gefühl der eigenen Verantwortung der Partei- und Staatsführung für uns alle war? Die Bevölkerung würde umkommen oder handlungsunfähig bleiben bei einem Angriff mit Atombomben, diese aber müssten für uns alle, sagen wir, für ganze 4 – 6 Fünfjahrespläne unter der Erde hocken bleiben. Tatsächlich musste man solche fleckenlosen, für ihre Vorherbestimmung verantwortlichen Führer von allen möglichen Andersdenkenden abgrenzen, weil nicht nur im Disput die Wahrheit geboren wird. Und da unsere Olga Iwanowna nicht an der Ausdehnung der Streitigkeiten mit Hilfe der Irrenhäuser teilnehmen wollte, erhielt sie auch von der Leitung keine besonderen Auszeichnungen. Und lohnte es sich denn wie ein Ackergaul zu arbeiten, wenn für die eigene Arbeit nichts herausspringt und auch vor den anderen keine Anerkennung zu hören ist? Jeder macht, wie er will, denn „die Gewohnheit ist uns von oben gegeben“. Geht es nur um die Gewohnheit? Eben diese Olga Iwanowna arbeitete nach Gewohnheit, ohne sich umzuschauen, ohne auszuspähen, was sie dafür einst haben wird, und erhielt eine Auszeichnung von oben, um die sie sogar eine solche Kapazität in der Diagnostik, wie der verstorbene Akademiker der Psychiatrie Sneshnewskij, beneiden kann. Ich weiß nicht, woher der politische Psychiater Andrej Wladimirowitsch für seine Betreuten die Diagnose genommen hat, aber Olga Iwanowna erhielt von den Höchsten Kräften für ihre apolitische Psychiatrie die Gabe der Hellsichtigkeit. Kannst du dir vorstellen, Leser, was das bedeutet, die Welt mit seinen eigenen Augen zu sehen? Und wenn man sehen kann, was nicht nur diejenigen nicht sehen können, die weiter als ihre Nasenspitze nichts sehen?! Einige zweifeln vielleicht, ob z. B. die Hellsichtigkeit der Walujewa ein Geschenk von oben ist. Und wenn es etwas anderes ist, z. B. das Kar-

ma? Leser, glaube nicht, dass ich versuche, dich vom Gespräch über das Karma, das, kaum begonnen, schon wieder abgebrochen wird, abzulenken, Alles, was über unsere Seiten läuft, hat direkte Beziehung zum Karma, und wir werden darüber ganz konkret reden, aber zuvor noch ein Beispiel.

Wir sagten schon, dass Werke der Kunst, darunter auch Bilder, günstige oder ungünstige Auswirkungen auf die Energetik eines Menschen, auf seinen physischen und moralischen Zustand haben können. Leider gehörte es zu meinem Schicksal, dass ich im Verlaufe meines ganzen Lebens mit der Kunst nur wenig in Berührung kam, dabei im Zustand einer „magischen" Geschäftigkeit verweilend, aus der es kaum ein Entrinnen gab. Und deshalb prägen sich diese Stunden und Augenblicke ein, wenn in deinen Alltagskram gleichsam ein heller Lichtstrahl in eine, wie es scheint, undurchdringliche Finsternis eindringt, dich eine Neuheit von Empfindungen ergreift und zum wiederholten Male dir beweist, dass nicht nur das All mit allen seinen Erscheinungen, sondern auch dein eigenes Leben unerschöpflich ist, dass sie bis zum Ende nicht zu erkennen sein werden. Für mich z. B. war das Wort „Impressionismus" bis zum 12. Januar 1997 ein leeres Wort, vielleicht war dieses Wort nach den Kindheitserinnerungen gar ein Schimpfwort. Da war der sozialistische Realismus – das ist etwas anderes. Das ist etwas Notwendiges. Wer aber braucht „dieses" und wozu, sich den Kopf darüber zerbrechen musste man nicht. Alles Übrige war irgendetwas wie „Kontra" in der Kunst, das dem Volke gehören musste. Und mit allen möglichen „Kontras" befassten sich in unserem Lande informierte Quellen, darunter auch mit „kühlem Kopf, heißem Herzen und sauberen Händen". Was sollte man drum herum reden, die Spionageabwehr entdeckte und liquidierte das „Kontra". Infolge meiner Erziehung waren solche mich verzaubernden Wörter wie Aufklärung und Spionageabwehr nicht erreichbar, sie waren die Grenze meiner kindlichen Träumereien. Aber das Kontra – brrr…

Sogar heute, wenn ich mich an meine früheren Empfindungen erinnere, unterdrückt ein die Seele vereisender Ekel meine optimistische Grundstimmung. Kannst du dir vorstellen, Leser, welcher panische Schrecken mich nach dem 12. Januar meines „Stier"jahres ergriff, als ich plötzlich gerade in mir nicht den Aufklärer und Gegenaufklärer entdeckte - den Traum meiner Kindheit -, sondern eben dieses „Kontra". Das vollzog sich für mich völlig unerwartet, dazu noch auf Umwegen – durch die Heimat der Helden meiner Kindheit Iossif Wissarionowitsch Stalin (Sosso Dshugaschwili) und Georgij Saakadse. Des verstorbenen grusinischen Malers Reno Turkij Witwe Esma Gomelauri lud mich ins Gästehaus der Botschaft Grusiniens zum Gedankenaustausch über meine Bücher ein, indem sie die Neugierde damit weckte, dass sie mich und ihren Mann irgendwie als Brüder im Geiste betrachtete. Mir kam das ziemlich merkwürdig vor, weil, ich muss wiederum gestehen, ich zur Malerei keinerlei Beziehung habe und, ohne mich in ihr auszukennen, ich auch nicht begreifen konnte, wieso ich Bruder, um so mehr noch Bruder im Geiste, des wie es schien, großen Künstlers aus dem Kaukasus sein sollte. Oh weh, ich bin gleich durch einen dreifachen Schlag beschämt worden – als Mensch, der um sich herum nicht das Schöne sieht, dass er in Seelenverwandtschaft mit einem Genie steht (das muss natürlich in aller Welt ausposaunt werden), und schließlich als Mensch, der sich in jeder Hinsicht für äußerst wachsam hält, es aber nicht vermag, in seiner Seele, in seinem Herzen einen solchen furchtbaren – nach meinem Verständnis – Feind zu entdecken, wie es die Hydra des gesamten revolutionären „Kontras" darstellt. Als überaus listige Frau , die mir diesen dreifachen Schlag versetzt hatte, erwies sich die bis dato unbekannte Esma Surenowna. Nachdem Esma das Ergötzen in Bezug auf meine wenig aussagekräftigen Werke zur Bioenergetik ausgesprochen hatte (wem gefällt es nicht, wenn das, was in deinen Händen entsteht, nicht nur genutzt, sondern auch gelobt wird?), vollführte sie in mir denselben konterrevolutionären Umbruch, der mir auch bewies, dass meine Wachsamkeit in Bezug auf das eigene „Ich", gelinde gesagt, den schlimmsten Tadel der Tschekisten verdient hat…

Da liegen sie nun vor mir – die Alben mit den Reproduktionen der Bilder von Reno Turkij! Da liegt sie vor mir – die Welt des mich anregenden Impressionismus, in dessen Sternbild einer der hellsten Sterne erstrahlt – die Seele und die von ihr mit den Händen des grusinischen Meisters gemalten Meisterwerke – Porträts und Landschaften der Natur und der Lebensräume des Menschen und der Tierwelt. Und all das in der Umrahmung der ins Innere eindringenden kosmischen Energie der Schöpfungen des Allerhöchsten. Und nicht nur verschiedene Schattierungen des Biofeldes und seiner Aura werden mit dem zum Sehen befähigten Auge eines jeden gesehen, der mit diesen Meisterwerken in Berührung kommt, und noch mehr verzaubernd werden die Vibrationen der seelischen und geistigen Wärme und der Melodie einer die Seele beruhigenden und erhebenden Musik gespürt, die, um es mit den Worten Gogols zu sagen, wie eine „unbekannte Kraft", „dich zu sich auf den Flügel ziehen, und du fliegst von selbst, und alles fliegt… und alles von Gott Geschaffene eilt dahin...".

Als ein Mensch, der sich in der Kunst nicht auskennt, ist es für mich schwierig, alles wiederzugeben, was ich aus den Bildern von Reno Turkij entnommen habe, aber ich fühle, dass ich es dennoch fertig gebracht habe, viel zu profitieren. Dazu ist zu sagen, dass alle, die sich für Bioenergetik interessieren, die Bilder des Malers für das Studium der Struktur des Biofeldes und der Aura nutzen könnten. Vor mir ist das Bild Turkijs „Weit entfernt von der Heimat. Der Tod Alechins". Alechin ist grün, Wölken von Grün drum herum. Was ist das? Nichts anderes als eine den Körper einhüllende und sich in unmittelbarer Nähe von ihm befindende Seele eines genialen Schachspielers. Der Mensch ist physisch gestorben, aber seine Seele ist ewig lebendig. Und hier ist das „Porträt Muman Lebanidses". Wie man so sagt, „er ist unverwüstlich". Hier sind nicht nur die Farben der Seele des Porträtierten, sondern auch andere Farben und Schattierungen des Regenbogens, die vom Biofeld des lebendigen Menschen abgestrahlt werden. Was für eine energetische Skala der Farben bei dem als lebendigen dargestellten, zu damaliger Zeit aber bereits verstorbenen Helden des „Porträts Jakob Zurtaweli"! Und alle anderen Bilder, die nicht nur in physischer Farbzusammenstellung, sondern auch in der schwer zu beschreibenden Skala der biokosmischen Strahlung dargestellt sind! Damit beende ich die Beschreibung meiner wenig sachkundigen Wahrnehmungen des Schaffens von Reno Turkij und bekenne mein eigenes Unwissen. Was die Selbstgeißelung als „Kontra" anbelangt, so muss festgestellt werden, dass der Impressionismus seit langem auch in der Kultur meines Vaterlandes anerkannt war, denn noch vor einem Vierteljahrhundert widmete die Große Sowjetische

Enzyklopädie dieser Richtung in der Kunst einen ganzen Artikel, in dem die Anspielungen darauf durchschimmern, dass noch etwas anderes neben der blanken Wahrnehmung durch die bekannten Sinnesorgane der grob materiellen Welt existiert. Wie anders als durch die Anerkennung eines sechsten Sinnes kann man z. B. die folgende Entdeckung der Autoren des Artikels „Impressionismus" in der Großen Sowjetischen Enzyklopädie bewerten:

„Der Impressionismus" macht das echte, moderne Leben in seiner Natürlichkeit, im ganzen Reichtum und im Funkeln seiner Farben ästhetisch bedeutsam, die sichtbare Welt dabei in der ihr eigenen ständigen Veränderlichkeit prägend und die Einheit des Menschen und seiner Umwelt wiederherstellend. Indem die Impressionisten den gleichsam mit einem Blick erfassten vergänglichen Moment des ununterbrochenen Lebensflusses akzentuieren, verzichten sie auf das Erzählen, auf die Fabel. In ihren Landschaftsbildern, Porträts, in Kompositionen mit mehreren Figuren streben die Maler die Unvoreingenommenheit, die Kraft und die Frische des „ersten Eindrucks" zu wahren, der es ermöglicht, im Gesehenen das einmalig Charakteristische zu erfassen, ohne sich in einzelnen Details zu verlieren. Indem der Impressionismus die Welt als ewig sich verändernde optische Erscheinung darstellt, trachtet er nicht danach, ihre beständigen, in die Tiefe gehenden Eigenschaften zu betonen. Das Erkennen der Welt gründet sich hauptsächlich auf einer ausgefeilten Beobachtungsgabe, auf visueller Erfahrung des Malers, der zur Erlangung künstlerischer Überzeugungskraft des Werkes auch die Gesetze und der natürlichen optischen Wahrnehmung nutzt. Der Prozess dieser Wahrnehmung, seine Dynamik spiegeln sich in der Struktur des Werkes wider, die ihrerseits aktiv den Prozess der Wahrnehmung des Bildes durch den Betrachter lenkt."

Aus dem Zitierten ist ersichtlich, dass hier nichts nach sozialistischem Realismus riecht, weil nach meiner Ansicht weder ein „gleichsam zufälliger Blick", noch „der erste Eindruck, der es ermöglicht zu erfassen…" noch „eine ausgefeilte Beobachtungsgabe" sich in keiner Weise im „Prokrustesbett" des sozialistischen Realismus niederlassen.

Übrigens… Es geht schon interessant im Leben zu, wenn ungeschriebene Gesetze uns gleichsam zu zufälligen Begegnungen und Handlungen führen, die auf uns gar nicht zufällig, sondern despotisch gesetzmäßigen Einfluss ausüben, wenn du mit eigenen Augen nicht nur zu fühlen, sondern auch zu begreifen anfängst, dass du dich in einer ganz anderen Dimension befindest, in einer Dimension unserer Gefühle und Begriffe. Das ist es, wenn man über dieselben energetischen Vampire spricht, was manchmal in eine Sackgasse führt, wenn du anfängst zu begreifen, ob Menschen zu Vampiren werden als Vampire geboren werden, ob auf die Zugehörigkeit des Menschen zum „Clan" der Vampire dieses und jenes Einfluss hat…

Vielleicht liegt im Verständnis und im Inhalt der bioenergetischen Natur des Vampirismus irgendetwas verborgen, in eben diesem Karma? Ja, was hat es denn auf sich mit diesem Karma, wenn in letzter Zeit so viel von ihm die Rede ist und auf den Absatz der Literatur, die es lobpreisen, die wunderschönen Werke der von allen anerkannten Schriftsteller nur neidisch sein können?

Es ist schon, wie man sagt, ein schreckliches Stück, dieses Karma – vor ihm kann man nicht weglaufen und man kann sich auch nicht verstecken, denn in jedem von uns sitzt das uns eigene Karma. Aber hat schon einmal jemand sein oder ein fremdes Karma zu Gesicht bekommen? Und was bedeutet eigentlich dieses Wort?
In der Übersetzung aus dem Sanskrit bedeutet „Karma" Handlung, Tat, Ergebnis von Handlungen. Im praktischen Sinne ist Karma die Gesamtheit der von einem lebendigen Wesen ausgeführten Handlungen und ihrer Folgen, die auf seine weitere Existenz Einfluss haben. Für die Mehrheit der Menschen ist Karma eine unsichtbare Kraft, deren innerer Mechanismus der Handlungen unbegreiflich ist, obwohl sie nicht nur günstige oder ungünstige Bedingungen der Existenz (Gesundheit – Krankheit, Reichtum – Armut, Erfolg – Misserfolg, Glück – Unglück usw.), das Geschlecht, die Lebenserwartung, den sozialen Status u. a. definiert, sondern auch den Fortschritt oder Rückschritt hinsichtlich der Befreiung des Menschen vom dogmatischen Denken, vom Erkennen der Naturkräfte, der Gesetze des Weltalls und ihres Platzes in ihm.
Unter dem Karma versteht man auch die Vergeltung, die dem Menschen für die von ihm begangenen Taten zuteil wird. Das Karma vernichtet sich nicht selbst, aber seine Strafen können nicht aufgehoben werden. Man kann sie nur erleichtern, abarbeiten, indem man für seine Schuld, die durch schlechte Handlungen hervorgerufen worden sind, Buße tut. Da das Karma die Gesamtheit der Handlungen und Folgen der Taten. der bösen als auch der guten, eines Menschen ist und der Mensch selbst die Ursachen schafft, die die Harmonie im Weltall stören, trägt er in sich jenes Karma, das er verdient.
Wenn man sein Karma abarbeitet, d. h. gute Taten vollbringt, kann man in gewisser Weise seine Schuld sühnen, das Karma erleichtern und verbessern. Wenn der Mensch es nicht bei Lebzeiten schafft, dann geht das nicht bearbeitete Karma in den wiedergeborenen Menschen über, in dem sich die Seele mit dem entsprechenden Karma verkörpert, d. h. das Karma wird gemeinsam mit der Seele vererbt. Die Vererbung des Karmas kann ebenfalls über verwandtschaftliche Kanäle vonstattengehen, d. h. von den Eltern auf die Kinder und Enkel.
Es ist bekannt, dass auf das menschliche Leben drei Komponenten einwirken, die das Karma ent- oder belasten: Gedanken, Wünsche, Handlungen.
Nicht ein einziger menschlicher Gedanke geht nutzlos verloren, denn wegen seiner großen Beweglichkeit und Präzision der Vibrationen ist es nicht nur kreative oder zerstörerische Kraft geistiger Prozesse und ihres Domizils – des Gehirns, es kontrolliert nicht nur unsere Wünsche und Handlungen oder geht nachsichtig mit ihnen um, sondern es beeinflusst auch den Zustand und die Entwicklung des Menschen und seiner Gesundheit.
Die Gedanken eines Menschen sind gleichzeitig auch der Chefarchitekt und Baumeister des Karmas. Außerdem werden die Gedanken verschiedener Menschen von einem auf den anderen übertragen, sogar ohne sie hörbar auszudrücken oder auf irgendeine andere Weise, wie durch Mimik, Gestik, Handlungen etc. Dabei werden zwischen verschiedenen Menschen unsichtbare Nähte ihrer Wechselbeziehungen geschaffen, die Freundschaft, Liebe, Gleichgültigkeit, Feindschaft oder Hass hervorbringen. Und all das passiert, so scheint es, ohne ersichtliche Ursachen. Materieller Träger und

Übergeber der Gedanken ist natürlich das Biofeld eines Menschen. Und nicht „das Sein bestimmt das Bewusstsein“, nicht die Umwelt bestimmt die Würde oder die Mängel unseres Verstandes, sondern wir selbst streben unter dem Einfluss der Gesetze des Karmas gerade in diese Sphäre, die unseren Neigungen entspricht, weil unsere Gedanken unser geistiges und moralisches Potenzial schaffen, unseren Charakter, unsere Wünsche und unsere Handlungen. Und dank dem Einfluss der Gedanken des einen Menschen auf einen anderen und der zwischen ihnen bestehenden Rückkopplung entstehen solche karmischen „Bande“ und Kontakte, durch die sie über die folgenden Verwirklichungen ihrer Seelen verbunden sein werden.
Wer von uns hat noch nie Menschen getroffen, die sich von frühester Kindheit an von den anderen Menschen, in deren Familie sie geboren wurden, unterschieden. Nicht selten werden solche Menschen zu „weißen Krähen“, nicht nur in ihrer Familie, sondern auch in der Gesellschaft, in der sie leben.
Der deutsche Schriftsteller und Gelehrte Georg Lichtenberg schreibt, dass „im Charakter eines jeden Menschen etwas vorhanden ist, was nicht zu zerbrechen ist; das ist das Skelett des Charakters“. Wenn nach dem „Gesetz“ von Lichtenberg der Charakter eines Menschen nicht zu zerbrechen ist, so kann man Charaktere beurteilen und Charaktere sogar verurteilen, und ganz und gar nicht erfolglos. Alles hängt dabei von einer konkreten Antwort auf die Frage des Gribojedowschen Tschazkij ab: „Und wer ist der Richter?“
Zu verschiedenen Zeiten hatten verschiedene Charaktere verschiedene Richter, die ihre „betreuten“ Charaktere auf verschiedene Weise verurteilten. Zu allen Zeiten aber verurteilte man jene äußerst streng, die sich infolge ihrer Charaktere als „weiße Krähe“ in den Scharen der gewöhnlichen, sich durch nichts Bemerkenswertes unterscheidenden „grauen Krähen“ erwiesen hatten. Und wenn sich die gewöhnlichen, unauffälligen und gemäßigt vampirischen „Grauen“ zu ihren Albino-Mitbrüdern mehr oder minder tolerant verhielten, so stand das scharfe, immer wachsame Auge der „schwarzen Krähen“ immer auf Beobachtungsposten, dabei ihre betreuten „Weißen“ im Rahmen der Korridore führend, die von der Obrigkeit aufgebaut worden sind. Als vor nicht allzu langer Zeit „von oben“ die Schleusen einer demokratisierenden Rechtssucherei geöffnet worden waren, wurde deutlich, welch riesige Anzahl von „weißen Krähen“ nur in unserem Lande von den „schwarzen Krähen“ zerhackt worden ist, nicht selten unter stürmischem, lang anhaltendem Applaus der „grauen Krähen“.
Und wenn verschiedene Menschen über einen starken Willen verfügen, sind sie fähig, die Entwicklungsrichtung ihres Karmas zu ändern, wenn sie in eine andere, ihnen nähere Sphäre überwechseln. In eine für uns unpassende Sphäre kommen Menschen deswegen, weil in der vorangegangenen Verwirklichung ihrer Seele diese nicht von dem gereinigt war, in dessen Körper sie sich befand, und wer mit seinen Sünden und Handlungen sich mit Menschen nicht dieser Sphäre verband, in der er geboren worden war.
Die zweite Komponente der Kraft, die unser Karma schafft, besteht aus unseren Wünschen und Leidenschaften. Die Wünsche zu diesen oder jenen Menschen, Gegenständen oder Erscheinungen unserer Umwelt hin, sie schaffen dabei in uns Leidenschaften und bestimmen das weitere Schicksal unserer Seele nach dem physischen Tod. Die

inneren Bestrebungen des Menschen hin zur Beherrschung oder zur Realisierung von etwas ziehen ihn in jene Sphäre, in der die Wünsche befriedigt werden könnten, obwohl der Mensch selbst nicht immer versteht, worin das Wesen seiner Wünsche besteht, wenn es ihn dorthin trägt, wo es schön ist, weil wir dort nicht sind:

In die Kälte, in die Kälte
Rufen uns andere Städte
Von den angestammten Plätzen,
Sei es Minsk oder Brest –
In die Kälte, in die Kälte...

Nicht von ungefähr, nicht von ungefähr
Winken uns von den heimatlichen Pappeln
Die rauen Orte –
Als ob's dort lustiger wäre, -
Nicht von ungefähr, nicht von ungefähr...

Zu Hause können wir nicht warm werden –
Es fehlt uns immer an neuen Begegnungen und neuen Freunden, -
Als ob mit uns das Leid wäre,
Als ob es mit ihnen wärmer wäre...

Wie gut wir uns auch
Manchmal fühlen mögen-
Wir kehren zurück in die Häuser.
Wo ist denn unser Stern?
Vielleicht hier, vielleicht dort...

W. Wyssotzkij

Der Wunsch des Menschen bestimmt den Platz der neuen Verwirklichung seiner Seele. Wenn die Wünsche nicht rein sind, so finden sie für die Umgestaltung der Seele einen für die Realisierung der Leidenschaften geeigneten Körper. Und die Seele verkörpert sich im Menschen, der in einer Familie geboren wurde, die ihm eine seinen Wünschen entsprechende physische Hülle geben kann.
Ähnlich den Gedanken, werden die Wünsche von einem Menschen auf andere übertragen. Und da die Wünsche auf einen Menschen stärker einwirken als die Gedanken, so vereinigt und entzweit die karmische Verbindung, die aus Wünschen besteht, die unterschiedlichen Menschen stärker als die Gedanken. Die Wünsche vereinen die Menschen durch die Bande der Liebe oder des Hasses, sie schaffen Freunde und Feinde. Dabei geschieht es nicht selten, dass die Waagschalen zwischen Gut und Böse sich auf dieser oder jener Seite unter dem Einfluss energetischer Vibrationen einer Aufwallung von Güte oder Bösem eines anderen Menschen senken. Wünsche wirken auf uns, und bringen einen energetischen Körper von Leidenschaften hervor, die auf die Entwicklung des physischen Körpers in der nächsten in ihm stattfindenden Verkörperung der Seele Einfluss nehmen. Und, wie bereits gesagt, bestimmen die Wünsche den Geburtsort von Menschen, mit denen unsere Seele in Zukunft Umgang haben wird.

Die dritte Komponente der Kraft, die unser Karma schafft, sind unsere Handlungen. Der Einfluss von Handlungen auf den Menschen und seine unsterbliche Seele sind weitaus geringer als der Einfluss der Gedanken und Wünsche. Handlungen üben ihren Einfluss auf das Wesen des Menschen indirekt, über neue Gedanken und neue Wünsche, die sie hervorbringen, aus. Auf die Seele des Menschen haben Verstand, Herz und Wille des Menschen, seine Wünsche unvergleichlich größeren Einfluss, aber nicht ihre äußere Bekundung. Mehrmals sich wiederholende Handlungen erzeugen Gewohnheiten, die gleichzeitig mit dem Tod des physischen Körpers verschwinden, obwohl es nicht immer so sein muss. Wenn die Folgen unseres Handelns auf die uns umgebenden Menschen einwirkt, sie zur Freude oder zum Leid veranlasst, so verbinden uns in einem solchen Falle die Handlungen, ähnlich den Gedanken und Wünschen, mit jenen Menschen, auf deren Schicksal sie Einfluss haben. Wenn in der Vergangenheit ein Mensch Leid für die ihn umgebenden Menschen gebracht hat, so wird er selbst in Zukunft nicht weniger Leid erfahren müssen. Und umgekehrt, wenn wir positive Emotionen um uns herum fördern, bei anderen mit unserem Handeln Freude schaffen, so wird das Leben unserer Seele künftig glücklicher und gedeihlicher sein. In diesem Falle hängen die Folgen des Handelns nicht von deren Motivierung ab. Und das ist nicht erst in ferner Zukunft nachprüfbar, sondern sofort. Wer hat nicht an sich im gegenwärtigen Leben den Einfluss der eigenen Handlungen auf die eigene Stimmung und sogar auf die Gesundheit gespürt? Man möchte glauben, dass es nicht nötig ist, sich zu diesem Anlass weiter auszulassen, weil das klar, offenkundig und einfach ist. Wenn ein Mensch Handlungen ausführt, die ihm Wohl oder Leiden bringen, ohne die Interessen anderer Menschen zu berühren, so findet das in seiner unsterblichen Seele keine Widerspiegelung. Im Übrigen geschieht das so, wie es in Bezug auf die Gedanken und Wünsche gesagt worden ist. Ein indifferentes Motiv der Handlung bleibt für die Seele ohne Folgen, ein vornehmes Motiv dagegen bereichert sie, ein böses verzögert ihre Entwicklung und lässt sie leiden. Wenn ein Mensch nicht weiß, wie er handeln soll, muss er alle Motive analysieren, die auf die Entschlussfassung Einfluss haben, und von allen Motiven das großherzigste wählen. Und wenn dabei ein Fehler passieren sollte, werden die möglichen Folgen eines solchen Fehlers leichter übertragen als die Folgen eines Fehlers, der als Resultat von Handlungen, die auf egoistischen Interessen beruhen, begangen worden ist.

Das Karma wird im Menschen mittels der Bioenergie materiell realisiert und hat ebenso wie die Bioenergie seine Farbe, die in die Farbskala des Regenbogens zerlegt wird. Zwei Kontrastfarben – das Weiß (Wohl, Güte, Licht) und das Schwarz (Negatives, Böses, Finsternis) werden in die sieben Grundfarben zerlegt. Die ersten sechs Komponenten des weißen und schwarzen Lichts fallen völlig zusammen: Rot, Orange, Gelb, Grün, Hellblau und Dunkelblau.

Die letzte Grundfarbe, die wir bei der Zerlegung des weißen Lichts erhalten, ist Violett, und bei der Zerlegung des schwarzen Lichts erhalten wir Braun. Der Unterschied liegt nur in einer Farbe von sieben, und in der Gesamtheit erhält man zwei diametral entgegengesetzte Farben – Weiß (Leben) und Schwarz (Tod). Bekanntlich ist Violett die Farbe der Energie des siebenten Chakras, das den Menschen mit Gott verbindet. Bei einer Färbveränderung dieses Chakras zu Braun befindet sich der Mensch unter

der Einwirkung der schwarzen Energie, der Energie des Teufels. Entstand nicht deswegen auch der Ausdruck „braune Pest“?
Das Karma wird geschaffen oder erarbeitet, es wird erhellt oder geschwärzt hauptsächlich durch die Gedanken des Menschen. Bei der Vereinigung heller Gedanken erfolgt eine Vervielfachung der Güte und des Lichtes, bei einer Vereinigung schwarzer Gedanken werden Böses und Finsternis verstärkt. Ein Mensch mit lichten Gedanken und guten Taten ist imstande, ein ererbtes Karma abarbeiten, es zu erleichtern, sein Leben zum Besseren zu verändern. Ein Träger schwarzer Gedanken kommt um, und er richtet seine Nächsten zugrunde, vor allem die Erben seiner Seele und seines Körpers.
Ob wir wissen, dass das Karma existiert, oder nicht, hat für das Wesen der Frage keinerlei Relevanz. Das Karma existierte und wird ewig vorhanden sein, und der Mensch, der weiß, was Karma ist, kann auf völlig ernsthafte Weise auf seine Seele, auf sein Leben, das Schicksal seiner Nächsten und sogar auf die Gesellschaft, in der er lebt, und auf das Leben der gesamten Menschheit Einfluss nehmen. Ich denke, dass es besonderer Beweise zur Bestätigung dessen nicht bedarf. Denn nicht nur das Auftauchen dieser oder jener Persönlichkeit, in welchem Punkte der Erde das auch immer sein mag, ist das Ergebnis des gesamten bisherigen Verlaufs der Geschichte der Menschheit, und eine Persönlichkeit erscheint deswegen, um auf diese oder jene Weise auf die Entwicklung der Menschheit Einfluss zu nehmen. Ist es nicht so? Eine Nachfrage zieht ein Angebot nach sich, das Angebot beeinflusst die Befriedigung der Nachfrage und umgekehrt. Ein anderes Beispiel. Bekanntlich drang das Christentum gewaltsam in Russland vor. Im Weiteren wirkten sich die allmähliche Abkehr der Priester vom Dienst an Gott und der Übergang zum Dienst an den Monarchen auf die Festigkeit des Glaubens an Gott bei der Mehrheit des Volkes aus. Das Ergebnis ließ nicht lange auf sich warten. Die Macht im Lande ergriffen Teufel im Gewande „flammender Revolutionäre“, und es kam, wie es kommen musste… unter den Freudenrufen und dem Gejohle der Mehrheit. Praktisch waren alle Teufel mehr oder weniger gezeichnet, aber das von ihnen schnarrend ausgesprochene „Revolution“ wirkte hypnotisch auf den Verzicht der geistigen Werte vonseiten des Volkes und auf die Selbstzerstörung. Und wenn die Mehrheit des Volkes einen starken Glauben an Gott gehabt und Seine Gebote eingehalten hätte, hätte dann Jahrzehnte dauernder Sabbat der finsteren Kräfte in Russland angehalten? Nicht zufällig haben alle nachfolgenden „treuen Anhänger Lenins“ die früheren Aufrufe vernichtet. Oder sich bestenfalls von ihnen losgesagt. Die letzte Plejade, aber nunmehr ehemaligen Leninanhänger, die sich von ihrem Führer losgesagt hat, setzt ihren Sabbat fort. Da erinnert man sich doch an dieses Wort: „Die Revolution hat einen Anfang, die Revolution hat kein Ende.“

Jetzt zur Diagnostik des Karmas. Meine Diagnostik ist recht einfach. Zuerst eine allgemeine Diagnostik des Patienten. Danach folgt die Bestimmung der Ursachen der Krankheit. Hierbei ist es notwendig, eine deutliche Antwort zu erhalten – entstand die Krankheit als Ergebnis des Karmas oder aus einem anderen Grunde. Auf der dritten Etappe der Diagnostik, falls die Krankheit karmischen Charakter tragen sollte, und das gehört auch zur Pathologie der Störungen des äußeren Austauschs (zum energetischen Vampirismus), sind vier Varianten als Krankheitsursache möglich:

- Das Karma ist belastet als Ergebnis unguter Gedanken und Taten des Menschen in seinem gegenwärtigen Leben; ein solches Karma nenne ich Karma des eigenen Bösen;
- die Krankheit entstand im Ergebnis der „Übergabe“ des Karmas von einem anderen Menschen mit belastetem Karma, da wir freiwillig oder unfreiwillig an seinen Taten teilgenommen haben, da er uns sympathisch ist und wir ihn unterstützt haben; ein solches Karma nenne ich Karma der eigenen Dummheit;
- das genetische Karma, das uns als Erbe von den Eltern hinterlassen worden ist;
- das Karma früherer Leben, das in den Menschen gemeinsam mit seiner Seele übergegangen ist.

Das Erste, was ich mache, ist, dass ich gedanklich ein Programm für das Studium des Karmas eines konkreten Menschen aufstelle: „Ich schaue das Karma.“ Wenn ich nach einer solchen Zielstellung im Bereich des vierten energetischen Zentrums - im Chakra Anachata - nichts feststellen kann, so ist mit dem Karma alles in Ordnung, d. h. mit der Seele des untersuchten Menschen gibt es hinsichtlich des Karmas keine Probleme. Wenn ich im Bereich des Anachata etwas Ähnliches wie ein Spinnennetz oder irgendwelche schwarze Fäden sehe, so ist für mich klar, das mein Patient ein belastetes Karma hat.

Im konkreten Falle, bei der Bestimmung der Ursachen des energetischen Vampirismus, setze ich mir eine zweite Fragestellung: „ Ist der Vampirismus des Menschen die Folge einer karmischen Belastung?“ Wenn dabei das Karma im Bereich des Anachata bleibt, so ist die Antwort auf die gestellt Frage eine bejahende, im entgegengesetzten Falle hat der Vampirismus keinerlei Bezug zu seiner karmischen Bedingtheit. Die Antwort auf diese Frage kann man ebenfalls mittels Nutzung eines der Verfahren der Bioenergolokation erhalten; darüber wird recht ausführlich in vielen Büchern verschiedener Autoren gesprochen, darunter auch in meiner Arbeit „Die Bioenergetik in der Heilung, oder Wunderheilung ohne Mystik“.

Die folgende Zielstellung lautet: „Ich suche die Ursache einer karmischen Krankheit, darunter auch des karmaenergetischen Vampirismus.“

Wenn nach einer solchen Fragestellung sich eine schwarze Spur im Bereich der rechten Hirnhälfte zieht, so ist die Krankheit die Folge des Karmas der eigenen Dummheit, im Bereich der linken Hirnhälfte des Karmas der eigenen Bösen.

Beim Karma der eigenen Dummheit zieht sich die Spur aus der rechten Hirnhälfte hinter die Grenzen des Menschen in Form einer Linie oder ihrer Verzweigung. Am Ende der Linie oder ihrer „Zweige“ kann man entsprechend einen oder mehrere Menschen erblicken. Das sind eben jene Menschen, in deren unanständige Handlungen unser Patient aus eigener Dummheit hineingeraten ist.

Eine analoge Diagnostik kann auch beim Karma des eigenen Bösen durchgeführt werden, wenn wir aus eigenem Willen zu Helfershelfern unanständiger Handlungen

anderer werden. Dabei ist aber das Objekt der Aufmerksamkeit die linke Hirnhälfte des Untersuchten und die aus ihm wachsen „Stiele“ oder Verzweigungen.
Wenn sich die Spur des Karmas in den Bereich eines Punktes oder des Sonnengeflechts (drittes Chakra, Manipura) zieht, so ist die Krankheit - im konkreten Falle Karmaenergovampirismus – die Folge eines genetischen Karmas mütterlicherseits, wenn sie sich in den Bereich der Geschlechtsorgane zieht (Chakra svadhistana), dann väterlicherseits.
Wenn die Spur des Karmas aus dem Chakra der Seele sofort über die Grenzen des physischen Körpers des Untersuchten in den umgebenden Raum hinaustritt, so ist das Karma nach meiner Diagnostik in einem früheren Leben „verdient“ und im Patienten zusammen mit seiner Seele reinkarniert worden.
Im Weiteren kann man eine genauere karmische Analyse des Untersuchten anführen, wenn man gemeinsam mit ihm durch sein Karma reist. Ausgangspunkt einer solchen Reise kann das Datum zum Zeitpunkt der Untersuchung sein. Eine solche Reise würde ich „zurück in das Karma“ nennen. Um mich nicht zu wiederholen, verweise ich meinen Leser, der durch das Karma als Reisebegleiter fungieren möchte, an meine früher veröffentlichten Arbeiten „Die Bioenergetik in der Heilung“ und „Syndrom der chronischen Müdigkeit, Verderbnis, Behexung“.
Uns, lieber Leser, bleibt nichts anderes übrig, als zu einer ziemlich traurigen Schlussfolgerung zu kommen, dass wir gemeinsam, wie übrigens auch unsere anderen Stammesgenossen (das ist zwar ein recht schwacher Trost), in dieser Welt in einem Spinnennetz von uns verstandener und unverstandener Handlungen, Gedanken und Wünsche leben, die ihrerseits mit sichtbaren und unsichtbaren Fäden mit allem verbunden sind, was im All geschaffen wird, worauf wir ebenfalls starken willentlichen oder unwillentlichen Einfluss ausüben, positiven oder negativen. Außerdem sind wir selbst wie auch unsere Nachkommen davon abhängig, was war, was ist und was sein wird. So dass wir, indem wir gleichsam anderen Böses antun, wir uns selbst und unseren Nächsten zum Feind werden. Denke sehr, sehr ernst darüber nach, mein wissbegieriger und nach Selbstvervollkommnung trachtender Freund! Verzeih mir, wenn der Ton dir belehrend vorkommt – wenn ich mich an dich wende, wende ich mich gleichzeitig auch an mir, der sich von anderen nicht unterscheidet, ob sie mir nun angenehm oder ziemlich unangenehm sind.
Und wenn mir ein Mensch nicht sehr angenehm ist, so weiß ich genau, dass sich darin auch ein Teilchen befindet, vielleicht sogar ein bisschen Unrat, das von mir auf ihn übergegangen ist, von mir im gegenwärtigen oder in einem früheren Leben. Und das macht gar nicht froh, sondern macht die Kehrseite einer solchen „Medaille“ froh – reinwaschen können wir uns nur gemeinsam, und je mehr Menschen wir in unsere Reinigung einbeziehen, desto mehr werden wir selbst reingewaschen. Wie sollte es auch anders sein – von Gutem geht Gutes aus, vom Licht – Licht, vom Reichtum – Reichtum… Und umgekehrt. Aber umgekehrt, d. h. verkehrt, dennoch geht es allen schlechter, allen, die auf einem Schiff fahren mit dem Namen ALL, das gelenkt wird von der Höchsten Vernunft seines Kapitäns, dessen Name der Menschheit seit jener Zeit bekannt ist, als ER sie auf dieses Schiff gesetzt hat, weil Sein Name GOTT ist.
Und gerade deswegen:

Ich verneige mich vor Dir, Höchste Vernunft,
Ich verneige mich vor Dir, Gott.
Ich bin Dein Sklave.

Heute, am 19. Januar 1997, der Feiertag der Taufe des Herrn. Und darum noch einmal:

Herr Jesus Christus, Sohn Gottes, wir beten zu Deiner Erhabenen Mutter, zum wahrhaftigen Gott, zu unseren und aller Heiligen, erbarmt Euch unser. Amen.

Und noch drei Gebete zu Ehren der Mutter Gottes unseres Herrn, unseres Jesus Christus, Gottes Sohn, der Reinen Jungfrau Maria:

Mutter Gottes, Jungfrau Maria, freue Dich, gesegnete Maria, der Herr sei mit Dir, gesegnet bist Du unter den Weibern und gesegnet ist die Frucht Deines Leibes, denn Du hast den Retter unserer Seelen geboren.

Würdig bist Du des Segens als Gottesmutter. Gebenedeite und wahrhaftige Mutter unseres Gottes. Reinstes und ruhmreichstes Himmelswesen – Du bist der unvergleichliche Serafim, Du hast das unsterbliche Wort Gottes geboren, wahrhaftige Gottesmutter, Dich preisen wir.

Du bist die auserwählte Herrscherin, die siegreiche, denn Du bist befreit von allem Bösen. Dankbar verneigen wir uns vor Dir, denn wir sind Deine Sklaven. Gottesmutter, Du bist die unbesiegbare Macht, befreie uns von allem Übel, und wir rufen Dir zu: Freue Dich, Jungfrau.

Jesus Christus ist nicht nur der Sohn der Jungfrau Maria, sondern des Gottvaters:

Vater unser im Himmel, Geheiligt werde Dein Name. Dein Reich komme.
Dein Wille geschehe, wie im Himmel, so auf Erden. Unser tägliches Brot gib uns heute. Und vergib uns unsere Schuld, wie auch wir vergeben unsern Schuldigern.
Und führe uns nicht in Versuchung, sondern erlöse uns von dem Bösen.
Denn Dein ist das Reich und die Kraft und die Herrlichkeit in Ewigkeit. Amen.

Und noch zwei Gebete an den Heiligen Geist, die unsere Verbindung zu Gott geistlich materialisieren:

Dem Beherrscher des Himmels, dem Tröster, der Seele der Wahrheit. Du bist überall und Du machst alles. Dem Hort des Wohls und dem Schöpfer des Lebens, komm und erfreue uns, und erlöse uns von allem Übel, und rette, Wohltäter, unsere Seelen!

Heiliger Gott, Heiliger Machtvoller, Heiliger Unsterblicher, erbarme Dich unser. (dreimal)

Und jetzt zwei Gebete an die gesamte Heilige Dreifaltigkeit:

Heilige Dreifaltigkeit, erbarme Dich unser! Herr, befreie uns von allen Sünden. Allmächtiger, vergib uns unsere Gesetzlosigkeit. Heiliger, komm und heile uns von allen Krankheiten, um Deines Namens willen.

Ruhm dem Vater und dem Sohne und dem Heiligen Geist, heute, morgen und in alle Ewigkeit. Amen.

Und vielleicht, anlässlich des Feiertages ist es angebracht, das Symbol des Glaubens zu wiederholen:

Wir glauben an den einen Gott, den Vater, den Allmächtigen, der alles geschaffen hat, Himmel und Erde, die sichtbare und die unsichtbare Welt.
Und an den einen Herrn Jesus Christus, Gottes eingeborenen Sohn, aus dem Vater geboren vor aller Zeit: Gott von Gott, Licht vom Licht, wahrer Gott vom wahren Gott, gezeugt, nicht geschaffen, eines Wesens mit dem Vater; durch ihn ist alles geschaffen. Für uns Menschen und zu unserm Heil ist er vom Himmel gekommen, hat Fleisch angenommen durch den Heiligen Geist von der Jungfrau Maria und ist Mensch geworden. Er wurde für uns gekreuzigt unter Pontius Pilatus, hat gelitten und ist begraben worden, ist am dritten Tage auferstanden nach der Schrift und aufgefahren in den Himmel.
Er sitzt zur Rechten des Vaters und wird wiederkommen in Herrlichkeit, zu richten die Lebenden und die Toten; seiner Herrschaft wird kein Ende sein.
Wir glauben an den Heiligen Geist, der Herr ist und lebendig macht, der aus dem Vater und dem Sohn hervorgeht, der aus dem Vater und dem Sohn angebetet und verherrlicht wird, der gesprochen hat durch die Propheten, und die eine, heilige, katholische und apostolische Kirche. Wir bekennen die eine Taufe zur Vergebung der Sünden. Wir erwarten die Auferstehung der Toten und das Leben der kommenden Welt.
Amen.

Ich komme übrigens zum Karma zurück, zur Reinkarnation der Seele und möchte betonen, dass jeder von uns nicht nur eine Rückkehr auf die Erde hat, Igor Talkow sang schon davon:

Ich träume davon, aus dem Kriege heimzukehren,
In dem ich geboren und aufgewachsen bin,
Auf den Ruinen unseres Landes
Unter Strömen aus Tränen.

Noch nicht der Erde übergeben ist der Tyrann,
Der unserem Land den Krieg erklärte,
Und ein Ende dieses Krieges
Ist nicht abzusehen.

Prophezeien will ich nicht,
Aber ich weiß genau, ich komme wieder,
Und wenn es erst in hundert Jahrhunderten ist,
Ins Land, nicht der Dummköpfe, sondern der Genies.
Und ich, gefallen im Kampf,
Werde auferstehen und singen
Am ersten Tag der Geburt des Landes,
Das aus dem Krieg heimgekehrt ist.

Und wenn der Kampfeslärm verstummt,
Bei einer Rast und nicht in der Gefechtsordnung
Werde ich dichten und singen
Vom Frieden und von der Liebe.
Erleichtert atmen die Feinde auf,
Und die Freunde sagen: „Müde ist er...“
Sie und andre irren:
Das ist eine Ruhepause.
Eine Rast.

Und morgen stürme ich wieder in den Kampf,
Aber ich weiß genau, dass ich heimkehre,
Und sei es erst nach hundert Jahrhunderten,
Ins Land, nicht der Dummköpfe, sondern der Genies.
Und ich, gefallen im Kampf,
Werde auferstehen und singen
Am ersten Tag der Geburt des Landes,
das aus dem Krieg heimgekehrt ist.

Wie soll man es wissen, kehrt Igor Talkow in hundert Jahrhunderten oder früher zu uns zurück. Vielleicht ist er schon heimgekommen, und wir erfahren jeden Augenblick, dass er noch ein bisschen wächst, und wir sehen ihn wieder – und Igor hat das wahrscheinlich noch nicht zu Ende gebracht, was er zu Ende bringen musste. So ist z. B. auch der amerikanische Präsident Kennedy, der genauso wie Talkow von einer Kugel umgebracht worden ist, im selben Augenblick wieder geboren worden... Hören wir darüber besser Andrej Sidorenko aus der Zeitschrift „Mir nowostej“ (die Nummer vom 6. Januar 1997), der seinen Artikel unter der Überschrift „Der Wilde – der Präsident“ veröffentlicht hat:
„Am 22. November 1963 um 2 Uhr östlicher Zeit wurde im Stamm Otobej-Ria in Neu-Guinea der Eingeborene Araanu geboren. Seine Geburt würde absolut unbemerkt für die gesamte Welt erfolgt sein, wenn es nicht gewisse Umstände gegeben hätte. Das Merkwürdige besteht darin, dass er genau in dem Moment geboren wurde, aus in den USA die Meldung vom Tode des Präsidenten J. F. Kennedy verbreitet wurde, und kurze Zeit später stellte sich heraus, dass dem des Lesens und Schreibens unkundigen Eingeborenen die geheimsten Fakten aus dem Leben des früh verstorbenen amerikanischen Präsidenten bekannt waren.
Wie der Psychiater aus den Niederlanden Dr. Klaus Demolen berichtet, war für die Untersuchung des Eingeborenen eine durchaus repräsentative Kommission, die aus Parapsychologen, Ärzten und Historikern bestand, gebildet worden, die ihre Arbeit in einem der Krankenhäuser der Stadt Mosting (Neu-Guinea) aufgenommen hatte.
Natürlich hätte man die Hypothese über die Wiedergeburt des Präsidenten Kennedy in Gestalt des Eingeborenen Araanu, was zum x-ten Male die Möglichkeit der Reinkarnation bestätigt hätte, nur mit Hilfe zahlreicher Fragen über das Leben und die politische Tätigkeit des amerikanischen Präsidenten, auf die Araanu absolut richtige Antworten hätte geben müssen, beweisen können. Zur Verwunderung der Kommission

geschah das: Der Eingeborene zeichnete nicht nur einen Plan über die Lage der Räume im Weißen Haus und erzählte eine Unmenge wenig bekannter Details aus der Kindheit Kennedys, sondern konnte auch den Text seiner Thesen über die herrschende Klasse in Britannien, die von ihm 1940 geschrieben worden sind, wiederholen. Der Kommission blieb nichts zu tun übrig, als die Tatsache der Wiedergeburt des Präsidenten J. F. Kennedy anzuerkennen.
Warum wählte er für sein erneutes Erscheinen auf der Welt einen so unkomfortablen Ort? Es wird daran liegen, dass wir keine Macht für unsere Wahl haben, und zur Vollkommenheit der Eindrücke stört es mitunter auch nicht, das Weiße Haus gegen die Hütte eines Wilden zu tauschen…"
Ich hatte schon früher Gelegenheit, von dieser Geschichte zu hören, das liegt wenigstens acht Jahre zurück. Zu verschiedener Zeit erreichten mich Gerüchte und andere ähnliche Berichte. Ich glaube völlig daran, denn auch in meinem Leben gab es viele Dinge, die, besonders wenn sie dem Mystischen ähnelten, durch Fakten bestätigt wurden, die von verschiedenen Informationsquellen ausgingen, zwischen denen, rein materiell betrachtet, kein Zusammenhang bestand. Und wenn es Gott gefällt, dann kann man einmal auf ein Gespräch über dieses Thema zurückkommen.
Jetzt, lieber Leser, kannst du selbst die eigenen Schlussfolgerungen ziehen, woher die in unserer Welt lebenden Vampire kommen. Dass dem energetischen Vampirismus Störungen im Funktionieren des Biofeldes zugrunde liegen, ist offenkundig. Offenkundig ist für uns jetzt auch eine andere Tatsache – die Menschen werden nicht nur zu energetischen Vampiren (nach dem Karma des eigenen Bösen oder der eigenen Dummheit), sondern sie werden auch als Vampire geboren (indem sie dabei in einen Menschen mit der in ihn reinkarnierten Seele übergegangen sind oder die Gene von den Eltern übernommen haben). Ebenso offenkundig ist auch, dass der energetische Vampirismus auf seinem „Bildschirm" nicht nur energetische Störungen, sondern auch karmische Verbindungen zeigt. Und deshalb halte ich für richtiger, solche Vampire nicht einfach energetische zu nennen, sondern als karmaenergetische Vampire zu bezeichnen, dabei berücksichtigend, dass dem Vampirismus auch energetische Störungen zugrunde liegen, die Gründe für solche Störungen muss man im Karma des Menschen suchen. In den Jahren meiner Kindheit hörte ich mehrmals den scherzhaften Ausruf: „Ich mag die Soldaten!" oder „Mama, ich liebe einen Flieger!" Ich befinde mich schon auf dem absteigenden Ast meiner Jahre, das Leben meines jetzigen physischen Körpers nimmt eifrig Fahrt auf, unaufhaltsam rollt es abwärts, und die Wahrscheinlichkeit, dass die Seele aus dem Körper in energetische Räume des Alls hinausfliegt, wird immer sichtbarer (und das ungeachtet dessen, dass wie früher eine meiner Losungen geblieben ist „das beste Lied ist noch nicht gesungen – das liegt noch vor uns!"), kann ich völlig überzeugt ausrufen: „Und ich liebe Vampire!"
Ja, tatsächlich, ich liebe nicht nur Soldaten und Piloten (meiner Meinung nach kann außer den Soldaten niemand so gut wissen, was Krieg bedeutet, und sich nach Frieden sehnen, und darum habe ich sogar bei den letzten Präsidentenwahlen für den heldenmütigen General Lebed gestimmt, ohne ihn zwar gehört zu haben, in der zweiten Runde habe ich seinen Aufruf nicht befolgt, für die von ihm vorgeschlagene Kandidatur eines Menschen zu stimmen, der, gelinde gesagt, Schuld hat hinsichtlich der ver-

trauensseligen Einfaltspinsel von Wählern, zu denen ich auch mich zähle, weil ich 1991 den damaligen „Helden des Tages“ wählte), aber ich liebe auch sehr die Vampire. Natürlich sind Vampire ihrem Wesen nach abscheulich und verschaffen ihrer Umgebung viele unangenehme Minuten, Stunden, Tage und andere, längere Perioden unseres Lebens. Nicht nur viele unbekannte, sondern auch berühmte Menschen leiden und sterben sogar vor ihrer Zeit von den festen Umarmungen der sie liebenden „Sauger“! Aber uns, den Mittelmäßigen, die auf ihren Schultern Waggons mit vielerlei Unrat transportieren (da ich mich zu den „grauen“ Mittelmäßigen zurechne, denke ich nicht, dass ich nicht aus Größenwahn sterben kann), fiel ein glückliches Los zu – zu unseren Lebzeiten so viel wie möglich solcher Last, die unseren Spürsinn und unsere Seelen nicht immer erfreut, herumzutragen. Und wenn die Großen sich überheben oder ziemlich früh kaputtgehen wegen der zu großen Last ihres großen Talents, so muss jemand das Schleppseil ziehen, damit die, die die bei allen sichtbar vorhandenen Talente aufgefressen haben, auch weiter leben, sich vermehren und Arbeit jenen geben, die freiwillig oder nach ihrem Karma ihr Glück in den Ergebnissen der eigenen Arbeit finden, indem sie nicht nur für sich, sondern auch „für diesen Burschen“, sei dieser „Bursche“ ein unverschämter Vampir oder derselbe Vampir, jedoch mit noch größeren Ambitionen. Und auf wem sollen sie denn, die Vampire, von den Bergen des eigenen Wohlergehens herabreiten, wenn nicht auf uns, die sich im Herzen des gesamten Lebens befinden, auf uns, den Mittelmäßigen? Nicht auf den schwächlichen Faulenzern und Bettlern, die mit von ein und demselben energetisch-vampirischen Schlage sind, kann man sein Glück unter der Sonne und dem Mond aufbauen. Wir, die Mittelmäßigen, die grauen und unscheinbaren Menschen, können auch ohne diese und ohne andere auskommen. Sie aber nicht! Mit ihnen ist das aber anders! Wyssotzkij hätte gesagt: „Schrecklich, das kalte Grausen packt mich!“ Oder wie er vor 30 Jahren gesagt hat:

In den dichten, schrecklichen Muromer Hegewäldern
Treibt sich aller Unrat in Menge herum und sät in den Vorüberfahrenden Angst:
Heult mit Geheul, wie deine Verstorbenen,
Du denkst, es gibt Nachtigallen –aber es sind Räuber.
Schrecklich, das kalte Grausen packt mich!

In den verwunschenen Wäldern wohnen Gespenster, -
Kitzeln bis zum Schluckauf und schleppen auf den Grund,
Ob du nun zu Fuß oder zu Pferde bist – nehmen dich mit Gewalt,
Und schon die Waldschrate – treiben sich im Wald umher.
Schrecklich, das kalte Grauen packt mich!

Und wenn ein Bauer, ein Kaufmann oder ein Soldat sich in den finster'n Wald verirrte hat, -
Wer weiß wozu: der eine vom vielen Trinken,
Der andere aus Dummheit in das Dickicht kroch,
Sind sie aus einem Grunde oder ohne Grund hineingeraten, -
Sie alle hat man auch gesehen – mit einem Male waren sie verschwunden.
Schrecklich, das kalte Grauen packt mich!

Aus der Fremde aus dem Wald, wo es die wahre Hölle ist,
Wo solche bösen Teufel – einander fast auffressen, -
Damit sie danach gemeinsam Böses schaffen können,
Kamen zusammen zum Erfahrungsaustausch.
Schrecklich, das kalte Grauen packt mich!

Der Chefräuber bereitete ihnen ein opulentes Mahl,
Und von ihnen kam der dreiköpfige Drache und sein Diener, der Vampir,
Sie tranken Sprit aus Knochenschädeln, aßen Brot,
Tanzten auf den Särgen, Gotteslästerer!
Schrecklich, das kalte Grauen packt mich!

Der Drache Gorynytsch flog hinauf auf einen Baum, nun – um ihn zum Schaukeln zu bringen:
„Rück die Mädchen 'raus, Räuber – man wird dir's zeigen!
Mögen für uns die Waldschrate tanzen und singen,
Wenn nicht, dann bei eurer Mutter lasse ich euch alle verfaulen!"
Schrecklich, das kalte Grauen packt mich!

Alle heulten auf wie die Bären:
„Ausgehalten haben wir – wie viele Jahre!
Hexen sind wir oder nicht Hexen, Patriotchen oder nicht?!
Das Weiße der Augen tritt heraus, so siehst du aus, Zecke –
Hol's der Teufel!
Und noch auf unsere Frauen erpicht sein!..."
Schrecklich, das kalte Grauen packt mich!

Der Räuber ist auch nicht nur mit Bast zusammengenäht, -
Grölte, pfiff, schrie:
„Fresse, du, fremdländischer Parasit!
Hau ab ohne Kampf, verschwinde!
Und pack dich mit deinem Vampir!"
Schrecklich, das kalte Grauen packt mich!

... Und jetzt erinnern sich die grauen Leute an ihre früheren Taten:
Das Unreine schlug sich Brust an Brust und rottete einander aus, -
Auf immer und ewig hat dieser Spuk aufgehört –
In den Wald geht der Mensch ganz ohne Furcht.
Und schrecklich ist gar nichts mehr!

Natürlich, alles Unreine, die Vampire eingeschlossen, kann sich miteinander nicht vertragen, lange wird es sich 'Brust an Brust' schlagen und einander ausrotten. Auf wem sollen sie denn fahren, aus wem alles, was möglich ist, saugen, wenn nicht aus den Arbeitsamen und Spendern? Und sie können sogar nicht einmal die beim arbeitenden Menschen gestohlenen Krümchen nicht bezahlen! Wie soll man sich hierbei nicht wieder an das Zirkus-Vaudeville-Lied „Stimme ab oder du verlierst!" erinnern? Wir kennen diese Vampirstückchen – mit allen Mitteln das Letzte herausziehen.

Und dennoch mag ich Vampire, ich mag sie schon einige Jahrzehnte, ich erinnere mich dabei sogar an meine Kindheit. Ist es denn schlecht, wenn man dich einspannt und im Galopp treibt, dass es scheint, als ob in dir etwas zerrisse, als ob dein Herz fast die letzten Schläge tut, wenn es in jungem Alter völlig stehen bleibt und du mit deinem nüchternen Verstand begreifst, dass natürlich alles du bist, genauer, irgendetwas aus dir erhebt sich den Brunnen hinauf irgendwohin? Und es ist so schön, dorthin zu fliegen, nach oben, in den unzerstörbaren Ozean des Lichts. Und oben, sich mit dem Ellenbogen auf dem obersten Rand des Brunnens abstützend, sehen dir irgendwelche merkwürdig guten Menschen zu, wie du dich ihnen näherst, alle in Weiß, in weißen Turbanen, mit weißen Bärten. Und deinen Flug zu ihnen begleitet eine ruhige, direkt göttliche Musik, in der die Töne von Schellentrommeln und Kirchenglocken wahrzunehmen sind. Und deine Nase verspürt den Duft von Wohlgerüchen, die du zuvor noch niemals kennen gelernt hast. Und sogar jetzt, wenn fast 40 Jahre seit dem Juli 1958 vergangen sind, als unsere fleißigen Mediziner, die eine Pneumonie mit Bauchtyphus verwechselten, bringen dich in einem Krankenzimmer mit Typhuskranken unter, heilen dich vom Typhus und kurieren dich aus... Ja, schön war dieser reale Flug der Seele aus dem Körper mit einem Herzen, das aufhörte zu schlagen. Und dass du sogar von oben einen Friedhof gesehen hast, der offenbar für den Fall eines unglücklichen Ausgang des Fluges für dich bestimmt war, und das klägliche Geheul irgendwelcher Hunde nach dir, der in die herrliche Welt des Lichts und der Töne davonfliegt, verwirren dich nicht. Stimmt es denn nicht froh, aus dem Krankenhaus dorthin zu fliegen, wo gar nicht alte Menschen von einer falschen Behandlung sterben, wenn man z. B. einem braven zweiundfünfzigjährigen bärtigen Veteranen des Krieges wilde Schmerzen verursacht, die zum Infarkt mit tödlichem Ausgang führen? Und der Mann hatte einen Anfall irgendeiner Lebererkrankung, obwohl man ihn auf „Vergiftung" behandelte, ihn mit gewaltigen Mengen einer Flüssigkeit durchspülte, so genannte physiologische Lösungsmittel inklusive. Was man nicht alles in unseren Krankenhäusern zu sehen bekommt. Man möchte nicht mal auf sich selbst schauen, wenn in dich ein Klumpen würgender Übelkeit hineingewälzt wird, und deine Haut anfängt, die Farbe zu verändern, von Blau über Grün zum Weiß. Ist es denn so wichtig, welche Färbung deine Haut annimmt und in welcher Reihenfolge, wenn du dich kurz darauf auf diesem Flug befindest, und die Dienst habende Schwester aufschreit: „Was ist mit Ihnen?" und mit Furcht und Schrecken in den Augen sich irgendwo unten, in dem grässlichen, so genannten Ersten Rotsowjetischen Infektionskrankenhaus befindet, unweit der Moskauer Metro-Station Sokolniki. Aber jemandem schien es, dass früh, früh im Himmel der aufzunehmen ist, der nicht das abgearbeitet hat, was er hätte bis zum Ende führen müssen. Ein mir sehr nahe stehender Mensch erzählte mir

das alles und kehrte in die Heimat zurück – das Herz schaltete sich ein, und darauf erfolgte die „Landung". Ich weiß nicht, wie man das alles bezeichnen soll, aber allem Anschein nach „verstummte" das Herz tatsächlich zeitweise bei meinem Freund. Sicherlich, viele verspürten den Zustand, als sich die Zeit gleichsam in die Länge zog, als man für gezählte Sekunden scheinbar ein riesiges Kaleidoskop von Visionen und Gefühlen durchlebte… Was die beim „Abflug" meines Freundes anwesende Krankenschwester angeht, so betrachtete sie ihn – nach seinen Worten – bald wie einen Mutanten, bald wie einen Werwolf. In jedem Falle war sie wohl *nicht richtig bei sich.* Ich denke, dass sie, als sie beim klinischen Tod eines Menschen zugegen war, der vor ihr mit weit aufgerissenen Augen vor ihr sitzt, in sich etwas gefühlt hat. Jedenfalls hat sie bei ihren späteren Diensten immer danach getrachtet, unseren Leidens-"Kosmonauten" zu meiden. Wer möchte schon, wenngleich mit einem kurzzeitigen, aber dennoch Verstorbenen, zusammentreffen? Aber zu jener Zeit hat mit einer solchen Freiheit des Wortes in Bezug auf derartige Erscheinungen noch niemand gesprochen, nicht mal zu hören war davon. Heute kann man in der Literatur fast alles finden, was früher herausgebracht wurde und in der Welt herausgebracht wird.
Und dennoch ist es ganz und gar nicht so schlecht, in die Vergangenheit einzutauchen, wenn sogar dieses Eintauchen im Einklang steht mit der „Dampf-Sauna"
bei Wyssotzkij:

Heize mir, liebe Wirtin, das Badehaus,
Ich mache mich glühend, ich entbrenne,
Auf der Schwitzbank, ganz am Rande,
Zweifel in mir zerstöre ich.

Ich werde schlapp bis zur Unanständigkeit,
Ein kalter Kübel – und alles ist vorbei,
Und das Tatoo der Zeiten des Personenkults
Erscheint blau auf der linken Brust.

Heize mir das Dampf-Badehaus -
Ich bin das weiße Licht nicht mehr gewöhnt.
Ich werde wahnsinnig, und mir, dem Wahnsinnigen,
Löst der heiße Dampf die Zunge.

Wie viel Glaube und Wald sind niedergestürzt,
Wie viel Leid musste man erfahren und wie viele Wege musste man gehen!
Auf der linken Brust ein Profil Stalins,
Auf der rechten Marinka en face.

Ach! Für meinen grenzenlosen Glauben
Wie viele Jahre war ich dafür im Paradies!
Tauschte für mein hoffnungsvolles Leben
Blühende Dummheit.

Heiz mir das Badehaus ein - weiß –
Ich bin das helle Licht nicht mehr gewöhnt
Ich werde wahnsinnig, und mir, dem Wahnsinnigen,
Löst der heiße Dampf die Zunge.

Ich erinnere mich wie am frühen Morgen
Ein Bruder konnte rufen: „Hilfe!“
Und mich führten zwei hübsche
Wärter aus Sibirien nach Sibirien.

Und dann, war's am Steinbruch, war's im Sumpf,
Tränen und Rohes hinunterschlingend,
Näher am Herzen stachen wir Profile,
Damit ER hört, wie die Herzen zerreißen.

Heiz mir das Badehaus ein - weiß –
Ich bin das helle Licht nicht mehr gewöhnt
Ich werde wahnsinnig, und mir, dem Wahnsinnigen,
Löst der heiße Dampf die Zunge.

Oh, es fröstelt mich vor der pedantischen Erzählung!
Der Dampf hat mir die Gedanken aus dem Verstand gejagt.
Aus dem Nebel der kalten Vergangenheit
Stürze ich mich in den heißen Nebel.

Die Gedanken fangen an, unter meinem Scheitel zu klopfen:
Hat es geklappt – ich bin von ihnen umsonst gebrandmarkt,
Und klatsche mit einem Birkenkränzchen
Gegen das Erbe der finsteren Zeiten.

Heiz mir das Badehaus ein - weiß –
Damit ich mich an das helle Licht gewöhne.
Ich werde wahnsinnig, und mir, dem Wahnsinnigen,
Löst der heiße Dampf die Zunge.

Der Held des „Dampf-Badehauses“ fand sein Verfahren, das eigene Karma abzuwaschen. Ich denke, dass das Badehaus mit dem heißen Nebel und den Birkenkränzchen ein wunderbares Mittel für die Wiederherstellung des eigenen Biofeldes sind. Wenn es aber kein Badehaus geben sollte, kann man sich dann auch auf andere Weise vom Vampirismus befreien? Ohne allen Zweifel. Der bioenergetische Vampirismus ist die Folge einer Zerstörung des bioenergetischen Austauschs zwischen Mensch und Weltall. Bei einer Blockierung der Chakren verstopfen sie sich infolge der angestauten Energie, die energetische Schlacken enthält, ihre Drehung wird ungleichmäßig oder verläuft entgegen dem Uhrzeigersinn, es entsteht eine Krankheit, das Biofeld wird stark verzerrt oder sogar zerstört, und der Mensch kann umkommen. Den Mangel an Energie versuchen solche Menschen, ohne über die Gründe ihres krankhaften Zustandes, ihrer Schwäche, ihrer Unzulänglichkeiten nachzudenken, auf leichtestem Wege aufzufüllen, indem sie Energie von anderen Menschen nehmen, die über eine stärkere Energie verfügen, und das sind die Spender. Wir haben schon darüber gesprochen, wie sich bioenergetische Vampire in der Gesellschaft und in der Familie verhalten. Einige Vampire treten in den engsten Kontakt mit ihren Spendern, suchen ihre Nähe, versuchen sie zu berühren (zärtliche Vampire), oder sie bringen den Menschen aus dem Zustand des nervlichen und psychischen Gleichgewichts, wenn die Erregung die Grenzen des Biofeldes des gereizten Menschen ausdehnt, und sie erreichen ihr Ziel, indem sie Energie durch die „Löcher" im Biofeld ihres Opfers schlucken. In der Regel geschieht das im Unterbewusstsein. Im weiteren gestaltet sich das Verhalten des Vampirs, sei es bewusst oder unbewusst, stereotyp – er trachtet danach, sich seinem Opfer zu nähern, um sich an seiner Energie satt zu trinken, danach entfernt er sich von ihm, verdaut die erhaltene Energie und geht wieder „auf Jagd". Das Verhalten eines Vampirs erinnert an das Verhalten parasitärer Insekten (Wanzen, Flöhe, Mücken oder an Egel) – Kontakt aufnehmen, saugen, ablassen, die „Speise" verdauen und sich von neuem ans Werk machen.

Meine heldenhaften Vampire benahmen sich nicht nur wegen der Unterschiede in der Psyche oder der Erziehung auf verschiedene Weise. Jeder von ihnen hat einfach in Abhängigkeit von den Lebensinteressen oder dem psychologischen Verlangen sowie von den Störungen im Organismus eigene Sorgen. Männer, die Probleme mit dem Sex haben, „trinken" Energie aus den entsprechenden Chakren gesunder Männer. Menschen, die an Krankheiten verschiedener Organe leiden, konsumieren Energie über die Chakren, die ein normales Funktionieren der entsprechenden Organe gewährleisten. Karrieristen, die nach einem Vorankommen in der Wissenschaft streben, suchen Kontakt zu klugen, kreativen Menschen, dabei eignen sie sich nicht nur die gewonnen Informationen an, sondern landen auch im Unterbewusstsein ihre entsprechenden Chakren auf.

Es gibt nichts Böses ohne Gutes. Indem die Vampire ihre Spender auszehren, fördern sie unfreiwillig die Entwicklung ihrer Energetik, damit jene, wenn sie die Verluste ausgeglichen haben, „für sich und für jenen Burschen" arbeiten. Jedoch ist der sozialpsychologische Aspekt des Vampirismus dennoch widerlich. Die Mehrheit der Menschen will bewusst nicht Vampir sein. Früher oder später wird der Vampirismus entdeckt, und wie wendig Vampire auch sein mögen, die Menschen mögen sie bei weitem weniger als die Spender, wenn sie auch nicht sehr erzogen, wunderlich, eigensinnig sind. Um nicht Vampir zu werden oder die Energetik von Menschen wiederherzustellen, die unter Vampiren gelitten haben, gibt es eine Vielzahl von Wegen. Untersuchen wir einige von ihnen.

Wie besiegt man einen Vampir

Wenn es Menschen gibt, für die, wie man so sagt, „nicht einmal der Teufel furchtbar ist“, so ist ein Vampir nur für schwache und ungebildete Menschen, für solche, die sich in nichts richtig auskennen, schrecklich. Solche Menschen wissen nur das, was ihrem Verstand zugänglich ist. Die Faulheit – das ist ihr Makel und auch ihre Schwelle, die zu überschreiten ihnen diese Faulheit und die Willenlosigkeit nicht gestatten. Natürlich, wenn man ein kluger, gebildeter und ordentlicher Vampir ist, so kann man schon einen fleißigen Spender finden, dessen Energie für tausend Vampire reicht. Ihm einen Teil der uninteressanten Sorgen abzunehmen und mit ihm zum Vergnügen zu leben. Wo aber kann man einen solchen Spender finden? Wir sprachen schon davon, dass es im Zeitalter des wissenschaftlich-technischen Fortschritts (bei seinen ökologischen Folgen) mit den Spendern immer schwieriger bestellt ist. Auch der sich übermäßig ausbreitende Verwaltungsapparat und alle möglichen gesellschaftlichen Organisationen und Parteien müssen auch gefüttert werden. Ich denke nicht, dass die Mehrheit der Schmarotzer verschiedener Gattung mit ihrer Parasitenrolle zufrieden ist. Uns hat Gott geschaffen. Lassen Sie uns begreifen, dass wir uns verirrt haben, begreifen wir, dass wir irregeleitete Kinder sind und zu unserem Gott, unserem Vater zurückkehren. Wer bis hierher gelesen hat und in seinen Händen keine Bibel oder kein Gebetbuch hält, möge mehrmals die insgesamt 3 Gebete, Schwüre, wiederholen:

Ich verneige mich vor Dir, Höchste Vernunft!
Ich verneige mich vor Dir, Gott!
Ich bin Dein Sklave.

Bemühen Sie sich beim Sprechen der Gebete, sich zu entspannen und sich auf den Sinn des laut oder leise Gesprochenen zu konzentrieren. Versuchen Sie es! Glauben Sie daran, Sklave Gottes. Insgesamt sind es nur 3 kurze Sätze, die dem Menschen eine riesige Kraft verleihen. Wer nicht in sich die Kraft des ersten Mals gespürt hat, glauben Sie mir, für den trägt die geduldige Beharrlichkeit in der nächsten Zeit Früchte.

Im Organismus eines energetischen Vampirs bilden sich bestimmte Pfropfen, die das Eindringen von Energie aus der Umwelt, dem Kosmos, erschweren. Bioenergie, die von einem „menschlichen“ Spender bearbeitet worden ist, ist dagegen bedeutend einfacher. Dabei kann sich der Vampir, wenn er anderen Schaden zufügt, sich selbst mit jeder, darunter auch mit einer nichtinfektiösen Krankheit anstecken, z. B. mit Osteochondrose, Gastritis, Hämorrhoiden usw. Apropos werden die minderwertigen Neubildungen von Mensch zu Mensch über die Bioenergie weitergegeben. So dass der Vampirismus auch für den Vampir gefährlich ist.

Bedeutend einfacher und gefahrloser kann man seine Energie mit Hilfe von Bäumen als Spender auffüllen. Sie verfügen über große Reserven an Bioenergie und über die Fähigkeit, sie rasch wiederherzustellen. Zu den stärksten Spendern unter den Bäumen gehören die Eiche, Nadelbäume (vor allem die Kiefer), die Akazie, der Ahorn, die Birke, die Eberesche. Ein starker Baum hat auf kurze Entfernung (mindestens 6 – 10 Meter) keine Nachbarn stehen. Bäume, die auf engem Raum beieinander stehen, verfügen über keine große Energie. Jeder Mensch kann praktisch die Stärke der Energie eines konkreten Baumes mit der Handfläche überprüfen. Wenn man die Handfläche in einer Entfernung von etwa 2 m in Richtung Baum hält, so kann man bei einem Baum mit großem Energievorrat eine erhöhte Dichte des Raumes, Wärme und Seitenstechen spüren.

Seit langer Zeit ist bekannt, dass Menschen, die unter einem bestimmten Stern geboren sind ihren entsprechenden Baum haben.

Für Menschen, die unter dem Zeichen geboren sind, sind das:

Steinbock	22. Dezember - 20. Januar	Kiefer
Wassermann	21. Januar – 19. Februar	Feige
Fische	20. Februar – 20. März	Ulme
Widder	21. März – 20. April	Pflaume
Stier	21. April – 20. Mai	Myrte
Zwillinge	21. Mai – 21. Juni	Lorbeer
Krebs	22. Juni – 22. Juli	Weide
Löwe	23. Juli – 23. August	Eiche
Jungfrau	24. August – 23. September	Apfel
Waage	24. September – 23. Oktober	Buche
Skorpion	24. Oktober – 22. November	Eberesche
Schütze	23. November – 21. Dezember	Palme

Natürlich kann man nicht in jeder Gegend seinen Baum finden. Deshalb kann man seine Energievorräte von jedem Baum, der Ihnen gefällt, erhalten, wenn Sie ihn in Gedanken um Spenderhilfe ersuchen. Wenn danach der Hilfesuchende keine unangenehmen Gefühle oder den Wunsch verspürt, wegzugehen, so kann man die Hilfe nutzen. Bekannt sind verschiedene Verfahren einer solchen Zuspeisung. Mir scheint die folgende die effektivste zu sein. Stellen Sie sich mit dem Rücken zum Baum, drücken Sie Hinterkopf, Wirbelsäule, Steißbein und Fersen leicht an ihn. Umfassen Sie den Baum mit den Handflächen. Entspannen Sie sich und stellen Sie sich vor, wie in jeden Punkt Ihres Körpers, der den Baum berührt, reine, silbrig-weiße Energie einfließt. Sobald Sie das fühlen, dass Ihr Körper völlig von ihr durchdrungen ist, danken Sie dem Baum für die Hilfe. Lassen Sie sich nicht besonders hinreißen. Für die Energieaufnahme vom Baum genügen drei Minuten. Der Überschuss kann zu einer Erhöhung des Blutdrucks mit den entsprechenden Folgen führen.

Neben den Spenderbäumen gibt es auch Vampirbäume, die Energieverbraucher sind. Diese kann man insbesondere zur Reinigung von energetischen Kanälen, zur Verringerung der Gereiztheit, von Entzündungsprozessen, zur Heilung von verschiedenen Krankheiten nutzen. Die stärksten Energieverbraucher sind Espe, Kastanie, Pappel. Für den Umgang mit einem Vampirbaum kann man dasselbe Verfahren anwenden wie beim Umgang mit einem Spenderbaum. Jedoch muss man sich dabei vorstellen, wie aus dem Körper in den Baum alles Schlechte entweicht, darunter auch Krankheiten. Nachdem man Erleichterung und zur selben Zeit auch eine Schwächung wegen des Energieverlustes verspürt hat, muss man dem Baum danken und seine Bioenergie bei einem Spenderbaum auftanken.

Eine Erhöhung des bioenergetischen Potenzials wird auch durch den Umgang mit Haustieren und Vögeln, durch Beschäftigung im Obst- und Gemüsegarten befördert.
Verbreitung erfuhr in der letzten Zeit in der in- und ausländischen Medizin eine neue Richtung, die Animalotherapie genannt wird, die ein System der Behandlung eines Kranken darstellt, wenn ihm neben den Medikamenten der Umgang mit Tieren verordnet wird. Darüber wird insbesondere in der Veröffentlichung der Expertin für Kinologie[7] Jekaterina Schlytschkowa „Das ungewöhnliche Biofeld eines Shar Pei" in der Wochenzeitschrift „Argumente und Fakten", (Nr. 43, 1996) unter der Rubrik „Hausärzte" gesprochen.
Der Medizin ist bekannt, dass der Kontakt mit einem Hund, einer Katze oder einem Vogel nicht selten das einzige Mittel ist, um einem kranken Menschen zu helfen.
Mehr als vier Jahrtausende leisten dem Menschen solche Wunderhunde wie der kurzhaarige Peruaner, Mexikaner oder der kleinste, der chinesische mit Schopf. Sie verringern Asthmaanfälle, normalisieren des Herzrhythmus und den Blutdruck, befreien von Allergien und einigen Hautkrankheiten. Beobachtungen haben gezeigt, dass diese Hunde sogar die Entwicklung onkologischer Krankheiten verzögern. Die Mediziner erklären das zum Teil mit der höheren Temperatur dieser Tiere – 40,5° C. Kein einziges Tier auf der Welt kann eine solche Temperatur, wie sie für die kleinen Hündchen normal ist, vorweisen.
Und noch eine Heilrasse – Shar Pei – ist in der alten chinesischen Medizin schon seit langem bekannt. Dieser „Freund des Menschen" ist bei seinem „alten Freund" mehr als zweitausend Jahre beliebt. Im medizinischen Sinne wird Shar Pei wegen seines ungewöhnlichen Biofeldes geschätzt. Die Mediziner empfehlen nervösen, aufbrausenden, unausgeglichenen Menschen, sich mit ihnen abzugeben, Menschen, bei denen der Blutdruck „springt" und die häufig Kopfschmerz haben. Hunde sind aber nicht die einzigen Hausärzte des Menschen. Katzen verschönern nicht nur die Einsamkeit, sie beruhigen auch und senken den arteriellen Druck. Das Reiten auf einem Pferd hilft Menschen mit psychischen Störungen. Wellensittiche verschaffen Herzschmerzen Erleichterung. Wir wissen bereits, dass eine schwache Bioenergie des Menschen eine Kontaktstörung hauptsächlich mit ihrem Ursprung, der Natur, dem kosmischen Raum ist. Die kosmische Energie ist die stärkste, aus ihren „Fäden" ist die gesamte lebendige und nichtlebendige Natur gewebt. In den Religionen verschiedener Völker nennt man sie auch Gottes Segen, Prana. Man kann Kontakt mit solcher Energie erreichen und die Vorräte seiner Energie auffüllen mit Hilfe der unten beschriebenen Körper- und Atemübungen.

Übung 1
Nach dem Aufwachen machen Sie je zwölf Verbeugungen in jede Himmelsrichtung, beginnend im Osten, im Uhrzeigersinn.

[7] Nach Auskunft der Großen Sowjetischen Enzyklopädie: Wissenschaft von den Hunden, Anm. d. Übers.

Übung 2
Versuchen Sie, sich im Stehen zu entspannen. Beginnen Sie Drehbewegungen mit der Hüfte im Uhrzeigersinn so, dass der obere Teil des Rumpfes unbewegt bleibt.

Übung 3
Der Körper ist entspannt, die Knie sind leicht gebeugt. Drücken Sie mit heftigen Bewegungen den Unterbauch nach vorn und ziehen sie ihn ebenso heftig ein. (Diese Bewegungen macht Michael Jackson ausgezeichnet.)

Übung 4
Lassen Sie den Bauch im Uhrzeigersinn kreisen, dabei die inneren Organe massierend. Drehen Sie dabei nicht Kopf, Schultern, Hüfte und Füße!

Übung 5
Versuchen Sie, die Arbeit des Körpers und die Gedanken zu vereinigen. Beginnen Sie sich zu schütteln, stehend, in entspannter Stellung. Stellen Sie sich dabei vor, wie aus Ihnen Ihre Krankheiten als dunkle Schatten „herausgeschleudert" werden.
In Gedanken zünden Sie diesen ganzen Schmutz an.

Übung 6
Machen Sie Kniebeugen!

Übung 7
Stellen Sie sich auf Ihre vier Gliedmaßen, stützen Sie sich dabei auf Knie und Ellenbogen ab, machen Sie Bewegungen mit dem Körper vor und zurück (nach unten, nach oben).

Übung 8
An einem Reck ziehen Sie sich mehrmals hoch, hängen Sie entspannt und schaukeln Sie.

Übung 9
Abdrücken vom Fußboden. Wünschenswert wäre ein Aufstützen in 3 Punkten: auf die Hände und auf eine Fußspitze, dabei das andere Bein auf das Stützbein legend. (Zum Zwecke der Verhinderung einer Sklerose „waschen Sie" die Hirngefäße „durch" mittels verstärktem Zu- und Abfluss des Blutes.)

Übung 10
Oberflächliche Atmung nach der Methode von Alexandra Nikolajewna Strelnikowa. Zuerst atmen sie schnell, so wie man nach einem schnellen Lauf atmet. Gleichzeitig mit dem häufigen Ein- und Ausatmen durch die Nase bilden Sie mit den Händen eine Faust und öffnen Sie wieder. Beim Einatmen ergreifen Sie mit den Handflächen Energie, lassen Sie sich durch sich hindurch, beim Ausatmen strecken Sie die Finger, als ob Sie Energie, die Sie eingefangen haben, abwerfen wollten. Solche Atem- und Greifübungen muss man achtmal machen. Danach wiederholen Sie das viermal, d. h. insgesamt 32mal. Dann wiederholen Sie alles Vorangegangene. Sie atmen insgesamt 96mal ein und aus und ebenso viele Male ergreifen Sie Energie mit den Fingern und Handflächen und werfen diese wieder ab. Bedingung: Atmen Sie kräftig ein und aus,

auch die Greifbewegungen sollen kräftig sein, zählen Sie dabei insgesamt bis acht. Je höher das Tempo ist, desto besser. Wenn das Atmen schwerfällt, machen Sie eine kleine Pause nach jedem achten Male. Sie können alles so, wie es nötig ist, machen, und bereits nach den ersten zweiunddreißig Mal Einatmen spüren Sie Wärme, und nach der dritten Wiederholung spüren Sie den Kraftzufluss. Sie müssen nicht die Übungen sofort in voller Länge absolvieren, wenn es Ihnen zu viel wird. Versuchen Sie aber jedes Mal, die Anzahl der „Acht" zu erhöhen. Worin besteht der Sinn des kräftigen Ein- und Ausatmens? Wenn Sie atmen, nehmen Sie feine Energie zu sich, die vom Biofeld angeeignet wird.

Übung 11

Stellen Sie sich in Gedanken vor, dass durch Ihre Wirbelsäule eine silberweiße Röhre verläuft. Der obere Rand der Röhre führt nach oben durch alle Schichten der Atmosphäre in den luftleeren Raum. Der untere Rand der Röhre verläuft über das Steißbein in die Erde, gelangt in ihr Zentrum, in das glutheiße Magma. In den oberen Rand der Röhre setzen wir langsam einen mächtigen konischen Trichter ein. In den Trichter fließt helle, saubere Energie, die in unserem irdischen physikalischen Verständnis keinerlei Masse enthält, d. h. in ihr fehlen Teilchen eines Stoffes oder Feldes. Diese Energie ist in biologischer Hinsicht die stärkste Energie eines Vakuums, Gottes Segen, das Prana. Derjenige, der sich mit seinem ganzen Wesen – mit Seele und Körper dieser Energie unterordnet und mit ihr die Hin- und Rückverbindung findet, der wird ohne Ende klug, stark und unsterblich.

Diese Übung ist der Beginn eines bewussten Weges. Wer über eine hohe Sensibilität verfügt (vielleicht auch über hellseherische Fähigkeiten), lässt durch sich diese Energie hindurch, und sieht vielleicht, wie von allen Seiten unseres Körpers schmutzige „Bächlein" in die „Röhre" hineinfließen. Das sind Ihre Sünden und Krankheiten. Das alles fließt nach unten weg in das glutheiße Magma der Erde, wo es verbrennt.

Die saubere Energie verfügt über keinerlei physikalische Dichte, sie unterliegt keinerlei physikalischen Prozessen. Sie verändert nicht ihr Aussehen, sie verschwindet nicht und sie entsteht auch nicht von neuem. Sie ist ewig und unsterblich. Denjenigen, der sich ihr anvertraut und sie anruft, reinigt sie. Wenn Sie diese Übung ausführen, können Sie anfangs eine Schwere im Kopf, im Schultergürtel, in anderen Organen verspüren, manchmal entstehen unangenehme oder krankhafte Empfindungen. Darin ist nichts Schlimmes zu sehen. Aus dem Organismus werden die energetischen Pfropfen hinausgetrieben, sie werden von einem Vakuum in die Röhre hineingezogen.

Ziel der genannten Verfahren und Übungen ist die Normalisierung der energetischen Chakren und die Wiederherstellung des Biofeldes. Man kann, wenn man systematisch an sich arbeitet und seinen Nächsten hilft, sich nicht nur vom Vampirismus befreien, sondern sich auch von vielen Krankheiten heilen, unter anderem kann man sich auch (bei ausreichender Beharrlichkeit) einer Behexung und Verderbnis entledigen.

Denjenigen, die die beschriebenen Übungen beherrschen und sich als Extrasensories fühlen, die in der Lage sind, mindestens ihr eigenes Biofeld zu fühlen, schlage ich eine stärkere und universelle Methode zur Erhöhung des eigenen bioenergetischen Potenzials und der Heilung von den unterschiedlichsten Krankheiten vor. Diese Methode wird von mir bei der Behandlung der Patienten angewendet (in den letzten vier Jahren mehr als zweitausend Menschen), außerdem erteile ich sie den Hörern meiner Kurse „Grundlagen der Bioenergietherapie".

Eine Erhöhung des bioenergetischen Potenzials des Menschen kann unmittelbar von ihm selbst oder vom Heiler erreicht werden. Das Wesen der Methode liegt in ihrer etappenweisen Ausführung, am besten stehend, aber unbedingt in entspanntem physischem Zustand und mit geöffneten Augen.

Etappe 1

Man konzentriert seine Aufmerksamkeit auf das erste Chakra. Der Heiler konzentriert auf allen Etappen die Aufmerksamkeit auf die Chakren des Patienten. Man muss sich im Zentrum des Chakras (letzter Wirbel des Steißbeins) eine kleine Kugel vorstellen, durch die über einen konusförmigen Trichter in vier Wirbelströmen aus der Erde Energie von roter Farbe einströmt. Der Trichter dreht sich im Uhrzeigersinn (wenn man nach unten schaut), die Kugel füllt sich auf, ihre Grenzen dehnen sich über den ganzen Körper aus und über seine Abmessungen hinaus, durchdringen und öffnen ihn. Die Kugel wird deformiert, sie verwandelt sich gemeinsam mit dem Körper in eine Art „Matrjoschka", ein Holzspielzeug, natürlich nur in den Konturen des Biofeldes. Bei der Ausführung einer solchen Bewegung wäre es nicht schlecht, laut oder nur für sich in singendem Tonfall nacheinander das Mantra „lang" und die Note „do" zu formulieren; laang-doo, laang-doo usw. Die Töne werden solange wahrgenommen, bis das Gefühl entsteht, dass der ganze Körper und seine Oberfläche sich in geringer Entfernung in einen dichten Klumpen roter Energie umwandeln, ohne irgendwelche schwarze oder graue Einsprengsel. Wie schwierig es auch sein mag, aber das Biofeld muss unbedingt von roter Farbe sein, und seine Umrisse (Konturen) müssen symmetrisch zur Vertikalachse stehen, die durch das Zentrum der Wirbelsäule verlaufen. Das ist ein sehr wesentliches Moment. Genau so wichtig muss die gedankliche (und für Hellsichtige die visuelle) Fixierung des Vorhandenseins einer dichten roten Farbe der energetischen „Matrjoschka" (oder des „Kokons") sein. Bei der Entdeckung irgendwelcher schwarzen oder grauen Einsprengsel, besonders in der Form von Egeln, Röhren oder kleinen Geflechten, richten Sie alle Anstrengungen auf ihr Hinausdrängen mit roter Farbe. Die hinausgedrängten Einsprengsel müssen unbedingt angezündet werden. Dabei kann ein ganz deutlicher Geruch von brandigem organischem Material entstehen, am häufigsten von Wolle oder etwas noch Unangenehmerem. Das ist keine Mystik. Einen solchen Geruch können auch Menschen wahrnehmen, die sich in der Nähe befinden und keine Ahnung davon haben, was Sie machen.

Etappe 2

Man konzentriert seine Aufmerksamkeit auf das zweite Chakra. Man stellt sich in Gedanken im Zentrum des Chakras, im Kreuzbereich der Wirbelsäule (3 cm tiefer als der Nabel), eine transparente Kugel vor, in die die Energie des Wassers von gelb-roter Farbe über zwei konusförmige Trichter - in sechs Wirbelströmen in jeden Trichter - einströmt. Jeder Trichter dreht sich auf solche Weise, dass sich die Wirbelströme einander entgegen winden. Die Achsen der Trichter müssen sich auf einer Linie befinden, die gegen die Vertikale der Wirbelsäule geneigt ist. Diese Linie geht durch

zwei Punkte hindurch: das Zentrum des Chakras in der Wirbelsäule und das Zentrum des Schambeins. Die Energie füllt das Zentrum des Chakras auf, das sich allmählich erweitert und sich dabei aus einer Kugel in einen Kokon oder in eine „Matrjoschka“ verwandelt, genau so wie bei der Arbeit mit dem ersten Chakra. Diese Energie füllt den Menschen auf und durchdringt ihn als physischen Körper wie auch den energetischen Körper des ersten Chakras. Der Umfang des energetischen Körpers des zweiten Chakras ist größer als der Umfang des Energiefeldes des ersten Chakras. Dabei findet keine Vermischung der Energien statt, da ihre Vibrationsfrequenzen unterschiedlich sind, ähnlich wie Wasser, das in die Erde eindringt und sich niemals mit ihr vermischt. Ist ein Körper elastisch und plastisch, so kann er immer zwischen den Teilchen eines lockeren Körper hindurchgehen.
Bei der Arbeit mit dem zweiten Chakra erhöht sich der Effekt, wenn man (leise oder laut) in singendem Tonfall und der Reihe nach das Mantra „wang“ und die Note „re“ ausspricht: waang-ree, waang-ree usw. Die Laute werden wie bei der Arbeit mit dem ersten Chakra solange reproduziert, bis ein Gefühl des Völligkeitsgrades des ganzen Körpers und des Raumes um ihn herum durch gelbrote Energie ohne alle dunkle Einsprengsel eintritt. Sonst wird die Arbeit fortgesetzt wie auf der ersten Etappe.
Die Arbeit mit den folgenden vier Chakren wird auf ähnliche Weise unter Berücksichtigung der folgenden Erklärungen durchgeführt.

Etappe 3
Bei der Arbeit mit dem dritten Chakra wird Energie von gelber Farbe aus dem Feuer oder von der Sonne genommen, das Mantra ist „rang“, die Note heißt „mi“. Die Anzahl der Wirbelströme in den Trichtern beträgt je 10.

Etappe 4
Die Energie von grüner Farbe des vierten Chakras wird aus der Troposphäre genommen, das Mantra ist „jang“, die Note heißt „fa“, es gibt 12 Wirbelströme in jedem Trichter.

Etappe 5
Die Energie der hellblauen Farbe des fünften Chakras wird aus der Stratosphäre genommen, das Mantra ist „chang“, die Note heißt „sol“, die Anzahl der Wirbelströme in jedem Trichter beträgt 16.

Etappe 6
Die Energie von dunkelblauer Farbe des sechsten Chakras wird aus der Mesosphäre genommen, das Mantra ist „aung“, die Note heißt „la“, es gibt 96 Wirbelströme in jedem konusförmigen Trichter.
Bei der Arbeit mit dem dritten, vierten und fünften Chakra drehen sich die Achsen der Trichter vorn und hinten gegeneinander zur Linie, die senkrecht auf der Achse der Wirbelsäule steht. Die Drehachsen der Trichter des sechsten Chakras sind auf der Linie gelegen, die durch zwei Punkte hindurchgeht: das Zentrum der Stirn (Projektion des dritten Auges) ein wenig höher als die Augenbrauen und Schnittpunkt der Achslinie der Wirbelsäule mit der unteren Grenze des Hinterhauptbeines des Schädels (an der Stelle des Übergangs in das weiche Gewebe des Halses).

Etappe 7
Die Arbeit mit dem siebenten Chakra der violetten Farbe (auf dem Scheitelpunkt) wird ähnlich wie die Arbeit mit dem ersten Chakra ausgeführt. Die Energie in das Chakra gelangt von Gott (von der Höchsten Kosmischen Vernunft) durch einen konusförmigen Trichter über 972 Wirbelstörme, das Mantra ist „aum“, die Note heißt „si“, die Drehachse des Trichters des siebenten Chakras verläuft im Uhrzeigersinn, wenn man von oben schaut.
Die Trichter des ersten und siebenten Chakras drehen sich gegeneinander. Ein Zusammenstoßen der Energieströme findet hier nicht statt, weil die hochfrequente und feinere Energie des siebenten Chakras nach unten verläuft und das Biofeld des Menschen gestaltet gleichsam durch eine Röhre von geringem Durchmesser, die sich innerhalb einer größeren Röhre befindet, durch die die Energie des ersten Chakras gelangt.
Bei der Arbeit mit den Chakren und dem Biofeld können verschiedene Begleiterscheinungen auftreten: Schwere im Kopf, im Körper und in den Extremitäten, rosafarbene Flecke auf den Handflächen, Schaukeln und Drehen des Körpers. Man sollte deswegen nicht erschrecken, weil eine Reinigung und ein Auffüllen des Körpers mit Energie stattfindet. Nach einigen Minuten, wenn alle Chakren normal *arbeiten* und die Energetik wiederhergestellt wird, entsteht ein Gefühl der Leichtigkeit und sogar der Schwerelosigkeit des Körpers. Dabei sind auch Hellsehen und die Entwicklung höchster physischer und psychischer Kräfte möglich.
Der Prozess der Reinigung der Seele und unserer Heilung von allen Krankheiten, darunter auch vom Vampirismus, hat begonnen. Und Sie wiederholen wiederum drei einfache Wendungen, Sie verstehen ihren Sinn und glauben völlig an sie:

Ich verneige mich vor Dir, Höchste Vernunft!
Ich verneige mich vor Dir, Gott!
Ich bin Dein Sklave.

Und weiter:

Ruhm dem Vater, dem Sohne und dem Heiligen Geist
Heute und immerdar, in alle Ewigkeit. Amen.

Und wenn die Diagnostik gezeigt hat, dass die Ursache für den Vampirismus im Karma liegt? Die Frage ist natürlich nicht einfach, weil man im Unterschied zu allen vorausgegangenen sicheren Übungen zur Selbstkorrektur, zur Reinigung des Karmas äußerst vorsichtig herangehen muss, um sich nicht zu schädigen. Im Übrigen ist das aber, wie man sagt, nicht so schlimm …, wie man kleckst und zeichnet, denn das Karma ist, wie man sich auch dagegen sträuben mag, letztlich auch von ihm, vom Teufel. Was ist los? Schleppt man ihn wirklich auf sich und in sich herum, das ganze jämmerliche Leben? Vielleicht riskieren wir es? Vielleicht nehmen wir allen Mut zusammen und versuchen, uns mit eigenen Händen zu reinigen? Bekanntlich bewältigt der Wanderer den Weg. Und wir bewältigen unseren Weg, der uns in die eigenen Sünden der Versuchung geführt hat, unseren Lebensweg. Fangen wir an.
Den ersten Abschnitt unseres nicht sehr schwierigen Weges oder seine erste Etappe beginnen wir mit einer kritischen Bewertung unseres Lebens, unserer Sünden und

schlechten Taten gegenüber anderen Menschen und uns selbst. Ehrlich unsere Missetaten bereuend, müssen wir jene um Verzeihung bitten, denen wir Unannehmlichkeiten bereitet haben. Wenn Menschen, vor denen wir schuldig geworden sind, schon nicht mehr am Leben sind, oder wir aus diesem oder jenem Grunde mit ihnen nicht mehr in Kontakt treten können, so kann man in Gedanken um Vergebung bitten, dazu ist es erforderlich, dass wir uns die Bilder dieser Menschen, besonders ihre Augen, die Stimme, die Mimik und Gesten vorstellen. Das Bitten um Vergebung muss ehrlich, überzeugt sein, für sich dabei die Möglichkeit der Wiederholung einer negativen Handlung, welche es auch immer sein mag, gegenüber Menschen ausschließend, die wir um Vergebung bitten, das gilt auch für andere Ziele. Weshalb rede ich denn davon, denn wahrscheinlich weiß jeder, dass nach dem Bitten um Verzeihung jedem leichter wird. Ist es denn nicht so?
Danach müssen wir genauso ehrlich jenen verzeihen, die uns gekränkt haben, wenngleich uns das am schwersten fällt. Die Bitte um Verzeihung, die an jene gerichtet ist, die wir gekränkt haben und die uns gekränkt haben, müssen wir mit dem Gebet „Herr, erbarme Dich“ oder „Erbarme Dich meiner, Herr“ begleiten. Das alles müssen wir solange wiederholen, bis wir fühlen, dass uns leichter geworden ist, dabei müssen wir ernsthaft an die Macht und die Güte Gottes glauben. Wir können auch andere Gebete sprechen, die wir im Psalter oder im Gebetsbuch finden. Einige dieser Gebete werde ich in meinen anderen Büchern anführen.
Objektive Signale dafür, dass wir alles richtig machen, können der Zwang zum Gähnen, manchmal auch Tränen und ein sich aus der Brust kommender Stoßseufzer der Erleichterung sein. Es empfiehlt sich, die erste Etappe der Selbstkorrektur oder der Selbstreinigung des Karmas ohne Eile und sehr ernsthaft durchzunehmen.

Die bereits früher genannte Übung 11 kann die zweite Etappe der Reinigung des Karmas sein. Ich nenne diese Übung „Gottes Segen“. Bei einer Selbstkorrektur des Karmas müssen wir diese Übung täglich innerhalb von 21 Tagen ausführen, dabei dürfen wir nicht unterbrechen; wenn wir spüren, dass es notwendig ist, machen wir auch die vorhergehende, die erste Etappe.
Nach Absolvierung der ersten zwei Etappen im Laufe der angegebenen dreiwöchigen Frist (ich betone das ausdrücklich) kann man zur Ausführung der dritten Etappe übergehen, die ich „Feuerwerk“ nenne. Die Reinigung des Karmas unter Nutzung dieser Übung erfolgt auf folgende Weise.
Beim Einatmen richten wir in Gedanken die in uns mit der Luft eingesogene Energie in das Pingala (durch das rechte Nasenloch) und in das Ida (durch das linke Nasenloch), dabei wird die Energie durchgeschüttelt bis zum ersten Chakra (*Muladchara*). Über die Kanäle Pingala und Ida erfuhren wir Bescheid aus dem früheren Abschnitt. Nach dem Einatmen nehmen wir gleichzeitig mit dem folgenden Ausatmen in Gedanken Energie über Sushumna und über die in ihm befindlichen Kanäle Vadshrancha und Chitrinja auf, ähnlich einem Raktenstart in das Sachasrara. Die Stärke der Energie, die aus dem Muladchara hinausfliegt in das Sachasrara, wächst mit jedem energetischen Impuls immer mehr an und erreicht dabei eine kolossale Größe.

Dabei wird die vom Muladchara ausgehende Energieladung, indem sie die Chakren aktiviert, zusätzlich auf Kosten der aus ihnen eintreffenden Energie verstärkt. Die Energieladung verteilt sich, nachdem sie im Sachasrara „explodiert“ ist, ähnlich einem Feuerwerk über das Biofeld des Menschen. Bei dem folgenden Einatmen wird sie vom Pingala und Ida aufgesogen und gelangt wiederum in das Muladchara. Auf diese Weise wiederholt sich der ganze Prozess immer wieder. Damit geht eine überaus starke Aktivierung der Arbeit des Biofeldes einher, das die Reinigung des menschlichen Organismus von allen möglichen Verunreinigungen verstärkt und sein Karma korrigiert. Ich betone wieder, dass das „Feuerwerk“ nur nach der Absolvierung der zwei vorausgehenden Etappen ausgeführt wird. Sonst sind schwere Folgen für die Gesundheit und das Leben des Menschen die Folge, denn, ohne seine Seele und seinen Köper auf den ersten zwei Etappen gereinigt zu haben, kann man das energetische „Spülicht“ nicht in sein Hirn schicken. Bekannt sind Fälle, dass einige der selbsternannten Messiasse anfangs mit energetischen „Pfropfen“ das Hirn blockiert und danach den Blockierten zombiert haben.

Die vorgeschlagene Methode der Selbstkorrektur des Karmas ist ziemlich einfach und für diejenigen völlig einleuchtend, die mit Beharrlichkeit und Geduld nach Selbstvervollkommnung im Namen eines vornehmen Ziels streben. Wenn Sie das wollen, dann beginnen Sie mit der Reinigung heute, jetzt, bewegen Sie sich dabei von der Schuld des heutigen Tages zurück zu Ihrer Geburt, und rufen Sie sich Ihre Sünden so genau wie möglich in Ihr Gedächtnis zurück.

von Zeitgenossen, berauschte sich Tiberius am Blut stärker als am Wein. Eine solche ungeheuerliche Lebensweise drückte auch der Gestalt des Kaisers ihren Stempel auf: Am Ende seiner Regierungszeit (er starb mit 79 Jahren) war er völlig entkräftet, alle seine Haare und seine Zähne waren ausgefallen. Zu seinen pathologischen Absonderlichkeiten kam noch eine hinzu – die Gier nach Unsterblichkeit, denn der Kaiser fürchtete nicht so sehr den Tod als vielmehr die schrecklichen Strafen, die er im jenseitigen Leben erwartete. Er glaubte, dass das ständige Trinken jungen Blutes ihn verjüngen könnte, deshalb verurteilte er eine Vielzahl von Kindern, Jünglingen und jungen Mädchen zum Tode. Aber die zu damaliger Zeit recht verbreitete Meinung war ein Irrtum. Ich denke, dass nicht nur der Verzehr menschlichen Blutes, sondern überhaupt der Verzehr von Tieren ein Ausdruck nicht nur des Vampirismus, in welcher Form er auch immer auftreten mag, sondern auch eine Verletzung der Gebote Gottes, eine Erscheinung des Satanismus ist.
Wie soll es anders sein, wenn:
„Und Gott schuf den Menschen nach seinem Bilde, nach dem Bilde Gottes schuf er; er schuf Mann und Frau.
Und Gott segnete sie, und Gott sagte ihnen: Seid fruchtbar und mehret euch, füllt die Erde und beherrscht sie, herrscht über die Fische im Meer und über die Vögel am Himmel und über alles Getier, das auf der Erde herumkriecht.
Und Gott sprach: Ich gab euch vielerlei Gräser, die Samen tragen, Gräser auf der ganzen Erde und jegliche Bäume, die Früchte tragen und Samen tragen; sie alle sollen eure Speise sein; und allen Tieren auf der Erde und allen Vögeln am Himmel und allem, was auf der Erde kriecht, in dem eine lebendige Seele ist, gab Ich grüne Pflanzen als Nahrung. Und so soll es sein.
Und Gott schaute alles, was er geschafften hatte, und siehe, alles war gut. Und es wurde Abend, und es wurde Morgen: der sechste Tag.“ (Mose 1:27-31)
Gott gab weder dem Menschen noch den Tieren, in denen eine lebendige Seele ist, weder den Menschen noch irgendein Tier als Nahrung, er gab dem Menschen „Gräser, die Samen säen, Gräser auf der ganzen Erde und jegliche Bäume, die Früchte tragen, die Samen säen“, und den Tieren, den Vögeln und kriechenden Tieren gab er als Nahrung „alle grünen Pflanzen“. Mensch, säe für dich Pflanzen und Bäume und verzehre Pflanzen und die Früchte der Bäume, rühre aber die nicht an, in denen eine lebendige Seele ist! Ebenso verstehe ich die zitierten Zeilen der Schöpfungsgeschichte des Ersten Buches Moses aus dem Alten Testament. Und wie handeln die Menschen, und wie verhalten sich die Tiere seit undenklichen Zeiten bis in unsere Tage, wie handeln wir selbst, es ist schrecklich, davon zu reden.
In den „Vampiren“ aus „Mir nowostej“ heißt es:
„Im Herbst 1989 erschütterte Australien das Verbrechen von Traycy Vidgington aus Brisbane. Diese 25-jährige Studentin verführte den 47-jährigen Clyde Baldok, führte ihn an einen einsamen Ort am Ufer eines Flusses, wo sie dem Unglücklichen 15 Schläge an den Hals versetzte, ihm dabei fast den Kopf abgetrennt hätte, danach trank sie aus dem Körper des „Geliebten“ Blut. Wie sich später herausstellte, war die junge Frau, die in der Kindheit auf grausame Weise von Großmutter und Großvater misshandelt worden war, eine Satanistin. Auf ihrer Brust trug sie ein Kettchen mit der

Darstellung Owens (das Symbol des Satans) mit grellroten Augen. Auf ihrer Hand hatte Vidgington einen fünfzackigen Stern eingeritzt (das Zeichen des Satans). Für ihr Verbrechen wurde Traycy zu lebenslanger Haft verurteilt.
Um Beispiele für den Vampirismus zu finden, brauchen wir, lieber Leser, nicht nach Australien, in das alte Rom oder nach Berlin zu reisen. Wie würde ein Dichter der Revolution gesagt haben: „Die Sowjets haben einen besonderen Stolz – auf die 'Bourgois' schauen sie von oben herab."
Vor gar nicht langer Zeit, in den ruhmreichen sowjetischen Zeiten, kitzelte Andrej Tschikatilo die Nerven seiner Landsleute. Laut Angaben der „Express-gazeta" (Nr. 16, 1996) wurden in den letzten 25 Jahren allein im Institut für Gerichtspsychiatrie „Serbskij", dessen Direktorin seinerzeit die heutige Ministerin für Gesundheitswesen T. Dmitrijewa war, 90 Besessene untersucht. Die bekanntesten unter ihnen waren: Sliwko (8 Morde), Golowkin – „Fischer" (11 Morde), Tschikatilo (53 Morde!!!).
Über die „Streiche" unseres Rekordmannes bei den wahnsinnigen Morden hat die Mehrheit der Leser sicher aus Zeitungs-, Funk- und Fernsehreportagen erfahren. Wir wollen hier nicht von neuem den von ihm „zurückgelegten Weg" beschreiben. Und dieser Abschaum ist nur ein Vertreter der vielen „Klassiker" des satanischen Vampirismus im In- und Ausland.
Mehr als zwei Jahre jünger als der „Rekordmann" war Igor Irtyschow, der wie auch Tschikatilo vom Gericht zum Tode verurteilt wurde. Fangen wir beim Ende an, mit einem Auszug aus der Akte des gerichtspathologischen und sexpathologischen Gutachtens:
„Irtyschow I. A. gesteht die ihm zur Last gelegten Handlungen. Er berichtete von 12 Fällen seiner homosexuellen Kontakte mit minderjährigen Jungen im Frühjahr 1994…
Er steckte die Finger seiner rechten Hand in die Analöffnung eines Jungen und imitierte einen Geschlechtsverkehr. In 2 oder 3 Fällen versuchte er, den Darm zu erfassen und herauszuziehen, in einem Falle gelang es ihm auch. Er erklärt seine Handlungen: Das war interessant." (Express-gazeta", Nr. 16, 1996.)
Und nun ein Auszug aus der Veröffentlichung von Roman Popow „Der blaue Mörder" („Solotaja seredina", 7. Juni 1996):
„Der Zweitklässler Kostja Kusmin war bestialisch im Eingang seines Hauses vergewaltigt worden. Ein Unbekannter riss ihm den Darm durch den Anus heraus und ließ das Opfer, das viel Blut verlor, im Treppenflur zurück. Die Ärzte prognostizierten nach einer fünfstündigen Operation ein tödliches Ende und empfahlen den Eltern, den Sohn in die Staaten zu bringen.
„Nur dort kann man einen neuen Darm transplantieren", sagten sie. „Zum Überlegen haben sie nur zehn Tage Zeit…"
„Die Unsinnigkeit dieser Tragödie", heißt es in der bereits erwähnten Nummer der „Express-gazeta", „besteht darin, dass die Mutter ihren Sohn aus dem Fenster sah, wie er in den Hausflur hineinging, und wartete auf ihn an der Wohnungstür. Sie hörte, dass der Fahrstuhl eine Etage tiefer anhielt, aber in Häusern dieser Serie sind die Treppenaufgänge weit von den Fahrstühlen entfernt, und, bevor die Mutter die Etagen auf- und abgelaufen war, war das Unglück schon geschehen. Wie durch ein Wunder

gelangte der Junge bis an die Tür seiner Wohnung. Die erschienenen Ärzte stellten die Diagnose: lebensbedrohliches Trauma. Zum Glück verursachte diese Geschichte viel Lärm in der Welt, zu Hilfe eilten die Amerikaner. Man brachte ihn jenseits des Ozeans, transplantierte einen Darm, und jetzt durchläuft Kostja eine Rehabilitationszeit."

Und ebenfalls von dort:

„Woher kam dieses Halbmensch-Halbtier? Geboren wurde er 1971 in der Staniza Pawlowska des Landes Krasnodar. Der Vater hatte die Familie im Stich gelassen, die Mutter litt an Oligophrenie. Irtyschow selbst verbrachte seine Kindheit in einem Sonderinternat.

Auf die Frage des Arztes, ob ihm seine Opfer nicht leid tun, bedachte er ihn mit einem hasserfüllten Blick und dreimal, mit wachsender Bosheit, antwortete er: „Sie tun mir nicht leid!"

Als die Richter das Urteil verlasen, jaulte Irtyschow wie ein Tier auf."

Und hier sind Ergänzungen zu den Episoden der Biographie und zum Charakter Irtyschows aus der bereits erwähnten Veröffentlichung von Roman Popow:

„Der Junge hatte eine unglückliche Kindheit. Seine Familie – besser ist es, nicht daran zu denken. Vater und Mutter waren Alkoholiker. Ersterer verließ früh seine Familie.

In Trunkenheit gezeugt, zeichnete sich Igor, gelinde gesagt, nicht durch großen Geist aus, 1981 geriet er in einen Autounfall und erlitt ein Schädel-Hirn-Trauma. Daraufhin brachte ihn die Mutter in einem Sonderinternat unter, wo man bei ihm Oligophrenie im Grade der Debilität, und, einfach gesagt, Idiotie feststellte. Gerade dort, in einer „Einrichtung für geistig Zurückgebliebene", erfuhr Igor die ersten Freuden, die Sex bereiten kann. Und mit 17 Jahren vergewaltigte ihn ein Freund…

Nach Abschluss einer technischen Berufsschule, in der er trotzdem den Tischlerberuf erlernt hatte, begab sich Irtyschow auf einen „ausgetretenen Weg". Wie viele Homosexuelle begann er durch das Land zu fahren und verdiente sich seinen Lebensunterhalt durch Prostitution. An die Ufer der Newa verschlug es ihn vor drei Jahren, ein „bekannter" Schaffner gabelte ihn in der Hauptstadt auf. Petersburg gefiel ihm und der Schaffner auch – so dass er bei diesem zu Hause blieb…

Igor arbeitete im Café „Pegasus" als Kellner und Geschirrwäscher, außerdem bot er periodisch seinen Körper als Ware an. Auf den Körper von Irtyschow gab es immer eine erhöhte Nachfrage, besonders bei den Stammkunden des Cafés. Igor hielt sich für einen effektiven Jüngling. Lieb und charmant. Eifersüchtig achtete er auf sein Äußeres und hatte immer eine hohe Meinung von sich. Es wurde betont, dass er leicht beleidigt und hysterisch war und sich abgesondert hielt.

Irtyschows Sexpartner waren überwiegend Masochisten. Sie alle behaupten, dass Igor ihnen gegenüber eine besondere Härte zeigte und dabei ein Maximum an Freude empfand. Seine Gewohnheiten verriet der Besessene nicht, auch als er sich über kleine Jungen hermachte. Zwei Brüder vergewaltigte er in einem winterlichen Park direkt auf dem Schnee, sich mit jedem der Reihe nach vergnügend. Das nächste Opfer – den zehnjährigen Shenja – erdrosselte er einfach. Und einige Minuten vor dem Überfall auf Kostja versuchte er im Nebeneingang einen Minderjährigen zu vergewaltigen…

Die Untersuchung förderte insgesamt zehn solcher Episoden Irtyschows zutage."

Ich habe sicherlich den normalen Leser mit Beispielen ungeheuerlicher Abweichungen im Verhalten von Menschen über Gebühr gequält. Mir selbst bringt das nicht das kleinste Vergnügen, in all diesem Dreck, verzeihen Sie, herumzuwühlen. Es ist bedrückend, all das zu lesen und wieder zu lesen, die Zeitungsfotos dieser fürchterlichen Besessenen und die Opfer ihrer Missetaten zu betrachten. Bedrückend für Geist und Körper. Es ist quälend bis zum allerunangenehmsten Schmerz im Kopf und bis zum Erbrechen. Es ist, so scheint es, besser, die Augen vor all dem zu verschließen, sich dabei aus allem herauszuhalten und „sauber“ zu bleiben. Einmal geht mich das nichts an, warum also alle diese schrecklichen Dinge wiederkäuen und meinem Leser die Stimmung verderben? Vielleicht reichen die Beispiele der unangenehmsten, dafür aber der „milderen“ unblutigen energetischen Vampire aus? Diese Vampire bringen zumindest keinen um, und man kann sich mit ziemlich einfachen Mitteln vor ihnen retten. Diejenigen aber, die begreifen, dass sie Vampire sind, können sich durch Arbeit an sich selbst auch vom eigenen Vampirismus befreien. Natürlich, warum soll man „Saubermänner“ in das Zarenreich von Monstern tauchen, wenn sie zu diesen keinerlei Beziehung haben? Nach meiner Ansicht aber rottet eine ähnliche Position nicht das Böse in der Menschengesellschaft aus, sondern kann im Gegenteil nach den Gesetzen des Karmas jene gefährden, die glauben, dass sie das nichts angeht. Gefährden kann eine ähnliche „extreme“ Situation sowohl den „Außenstehenden“ als auch seine Anverwandten, denn vor dem Bösen „die Augen verschließen“ ist auch etwas Böses, das ist das „Anwärmen“ des Bösen, das ist die Verstärkung des Bösen, das ist …. Teilnahme am Bösen.

Aber unsere Situation, lieber Leser, besteht nicht darin, das Böse mit uns herumzuschleppen, an uns das Böse heranzuziehen, sondern im Gegenteil die Ursachen zu suchen und das Böse zu beseitigen, weil wir gemeinsam schließlich das Hauptziel erreichen wollen, das sich beim Schreiben dieses Kapitels stellte – nicht nur zu begreifen, woher „die Beine“ der Blut saugenden Vampire „wachsen“, sondern auch zu versuchen, die Welt, in der wir leben, von allen möglichen Monstern zu befreien.

Aber unsere Variante des Schlüssels der Wohnung, in der sich die „Schatulle“ befindet, in der diese Geheimnisse aufbewahrt werden, liegt vorläufig noch vor uns. Und um die in uns rasende Notwenigkeit der Suche nach dem Schlüssel einer solchen „Wohnung“ zu intensivieren, machen wir vor Ereignissen Halt, die in einer anderen Wohnung passiert sind, in der Wohnung in der neunten Etage des Hauses Nr. 53 auf dem Pionierprospekt der Stadt Nowokusnezk, in die am 24. Oktober 1996 Installateure kamen, um das Heizungssystem vorsorglich zu überprüfen. Hier nun davon, was Sergej Wologodskij in seinem Thriller „Menschenfresser“ in der in den letzten zehn Jahren zur klassisch gewordenen Zeitung „Streng geheim“ schreibt:

„In die Wohnung im neunten Stock konnte man nicht gelangen – der Wohnungsinhaber öffnete nicht die Tür. Auch nach zwei Tagen ließ er keinen herein. Hinter der Tür teilte er mit, dass man ihn wie einen psychisch Anormalen gefangen hielt. Man lief zum Revierpolizisten. Dieser bestätigte: tatsächlich, ein Irrer wohnt dort. Als man die Tür aufbrach, stieg schwerer Leichengeruch in die Nase. Der Wohnungsinhaber war nicht da, er war weggelaufen. Was man in der Wohnung fand, bekommt man nicht einmal in einem Horrorfilm zu sehen: in der Wanne lagen der Teil eines Rumpfes,

daneben in einem riesigen Topf ein bereits schwärzlich gewordener Kopf, Hände. In einem der Zimmer fand man ein Mädchen, das am Bauch verletzt war, mit gebrochenem Arm, völlig entkleidet. Es war Olja, die vor einem Monat mit zwei Freundinnen hierher geraten war.
Den Wohnungsinhaber ergriff man nach drei Tagen…"
Leser, nimm allen Mut zusammen, um zu begreifen, dass wir nicht abseits stehen können, wenn so etwas geschieht. Aus der Publikation S. Wlogodskijs:
„Im Krankenhaus dann machte Olja, das letzte Opfer von Spessiwzew, Aussagen, die man mit einer Videokamera aufgenommen hatte. Man zeigte mir diese Aufzeichnung – fürchterlicher habe ich Bilder nie gesehen.
„Es kam ein Großmütterchen auf uns zu und bat, die Tür zu öffnen", berichtete Olja, kaum die Lippen bewegend. „Und wir gingen mit ihr mit."
In der Schule hatte man ihnen schließlich beigebracht, alten Leuten zu helfen.
Dieses „gute Großmütterchen" war Ljudmila Spessiwzewa. Sie stritt ihre Schuld nicht ab, sie erzählte, dass sie im Fahrstuhl bis in die neunte Etage gefahren seien, als sich plötzlich die Tür öffnete und ihr gebrechlicher Sohn auftauchte. Die Mädchen erkannten nicht die Hinterlist der Alten und nahmen die Einladung einzutreten an.
Die dreizehn und fünfzehn Jahre alten Mädchen waren in die Hölle geraten. Eines der Mädchen hatte „mehr Glück": Der Lump zerschnitt sie sofort, nachdem sie mit einer Flasche gegen ihn zum Schlage ausgeholt hatte. Die anderen erlitten einen Schock: Vor einer Minute noch schien das, was passierte, ein kleines Abenteuer zu sein. Nun aber wälzt sich auf dem Boden in konvulsivischen Zuckungen ihre Freundin. Und weiter…
Spessiwzew bezeugte:
„Ich stach auf sie mit einem Messer ein, folterte sie und zwang die Mädchen, die Leiche ihrer Freundin zu zerlegen. Ich zeigte ihnen, wie man es macht. Die Mutter hat geholfen…"
In der Wohnung fand man einige Polaroid-Fotos der Mädchen in entblößtem Zustand. Man zeigte sie Olja.

AUS DEN MATERIALIEN EINER AKTE

„Untersuchungsrichter: 'Olja, wer ist auf diesem Foto zu sehen?'
'Shenja.'
'Und auf diesem?'
'Auf diesem – das bin ich.'
'Als er euch fotografierte, lebte da Nastja noch?'
'Nein, da hatte er sie schon umgebracht.'
'Hat sich die alte Frau von Nastja eine Suppe gekocht?'
'Nein, sie hat extra gekocht. Und uns hat sie Stücke vorgelegt.'
'Wer?'
'Diese alte Frau…'"
Spessiwzew berauschte sich an seinem Mut, er spürte die unbegrenzte Macht über seine Gefangenen. Danach schlägt er auf das zweite Mädchen Shenja solange ein, bis es stirbt. Sie hat man auch zerstückelt… Er gibt zu, dass seine Mutter Menschen-

fleisch gekocht und die unglücklichen Mädchen gezwungen hat, dieses Gekochte zu essen. („Ich musste ihnen doch etwas zu essen geben.“) Der Hund der Spessiwzews, ein Neufundländer, wurde schon seit langem mit Menschenfleisch gefüttert... Der gerichtlichen Untersuchung eröffneten sich schreckliche Details. Der Wahnsinnige bekannte sich zu Morden an neunzehn Menschen im Alter von 7 bis 40 Jahren.

...Zu den vorliegenden Morden wurde Spessiwzew A. N. verhört, zur Sache liegen die Identifizierung der Sachen und Aufzeichnungen vor, die in der Wohnung der Spessiwzews beschlagnahmt worden sind. In seinen Aussagen behauptet Spessiwzew, dass seine Mutter – Spessiwzewa Ljudmila Jakowlewna - alle Leichen zerstückelt und aus dem Hause gebracht habe, wohin aber, das wisse er nicht. Spessiwzewa L. Ja. behauptet, dass sie die Überreste von drei-vier Personen aus der Wohnung geschafft habe, und zwar im Juli 1996. Sie brachte einen Brustkorb und einen Teil eines Rückgrats weg und vergrub sie auf einem freien Terrain in der Nähe (die genaue Stelle kann sie nicht bezeichnen), und im August 1996 brachte sie Knochen und einen Teil eines Rückgrats weg und vergrub sie neben den Bäumen an der Spartakusstraße. Im Oktober 1996 brachte sie einen Kopf aus dem Hause und vergrub ihn neben einer Umgehungsstraße (die genaue Stelle kann sie nicht angeben)...

In der Wohnung wurden mehrere Kleidungsstücke mit Blutspuren von 82 (!) Menschen gefunden. Die zerstückelten Leichen brachte die Mutter weg - der Kindergarten, in dem sie als Wächterin arbeitete, befand sich nicht weit vom Flüsschen Aba entfernt, - dort vergrub, versenkte und versteckte sie die corpora delicti...

...Spessiwzew sitzt in Einzelhaft und fürchtet nicht ohne Grund für sein Leben – in einer Zelle mit mehreren Inhaftierten würde man ihn schon in der ersten Nacht erwürgen. Sogar die Sitten der Welt des Verbrechens dulden nicht solche Gräueltaten. Das Gericht verurteilt ohne langes Zaudern.

In einer zivilisierten Welt ist Derartiges illegal. Verschiedene humanistische Organisationen kümmern sich beharrlich um die Rechte von Kriminellen, aber die Opfer, die bestialisch Ermordeten werden unmerklich zum fahlen Hintergrund eines qualvollen Lebens der Verbrecher. Das sind die Paradoxa unseres rechtsstaatlichen Systems. Und wer gibt die Garantie, dass der entartete Mensch aus dem Pionierprospekt Nr. 53, der, zum wiederholten Male endgültig geheilt (und wie aus einem früheren Text der Publikation hervorgeht, befand sich der Abschaum nach seinem ersten Mord im Jahre 1991 drei Jahre in Zwangsbehandlung im Gebiet Orel, von dort ist er nach der „Genesung“ nach Hause zurückgekehrt und vollbrachte noch schrecklichere Verbrechen als vor der Behandlung), nicht wieder losgeht, um zu morden, zu vergewaltigen, zu rauben... Sich rächen für seine Unzulänglichkeit, dafür, dass ihn niemand liebt, für das Gefängnisklo...

Die Ärzte sagten, dass die gerettete Olja, das letzte Opfer von Spessiwzew, auf jeden Fall überleben wird. Aber am übernächsten Tage starb sie, ohne aus dem Schock herausgekommen zu sein. Konnte sie denn überhaupt nach allem, was sie ertragen musste, weiterleben?“

Für jene, die sich für Astrologie und die Magie der Zahlen interessieren, nenne ich die genauen Daten der letzten wahnsinnigen Ungeheuer: Irtyschow wurde am 16. August 1971 geboren, Spessiwzew am 1. März 1970.

Und jetzt gebe ich einen Auszug aus der Publikation von D. Babitsch „Blaue Bärte des XX. Jahrhundert" wieder, die in der Zeitung „Komsomolskaja prawda" vom 7. Mai 1992 erschienen ist:
„Entsprechend den Angaben des Guinness-Buches der Rekorde ist Pedro Alonso Lopez, der im Jahre 1949 geboren wurde und der bekannt ist unter dem Spitznamen Kolumbianisches Ungeheuer, der den Mord an 300 jungen Mädchen (nicht älter als 10 Jahre) zugab, die er in Ekuador, Kolumbien und Peru begangen hat, das 'Scheusal des Jahrhunderts'. Seine Verbrechen beging er in der Zeit zwischen 1973 und März 1980, als er gefasst wurde…
Als der allerschrecklichste Mörder des zwanzigsten Jahrhunderts in Europa und in der dritten Welt gilt (nach dem Guinness-Buch der Rekorde) der deutsche Triebtäter Bruno Lüdke (geboren 1909). Lüdke gestand, dass er in der Zeit zwischen 1928 und dem 29. Januar 1943, als er verhaftet wurde, 85 Frauen umgebracht habe. Lüdke wurde am 8. April 1944 in Wien hingerichtet.
Der südkoreanische Polizist Wou Bom Kon aus der Provinz Kensan-Mando, der den Verstand verloren hat (wie man vermutet, aus sexuellen Gründen) ermordete innerhalb von zwei Tagen, am 26. und 27. April 1982, mit seiner Dienstwaffe und mit Granaten 57 Menschen. Die letzte Granate ließ er für sich übrig.
Die Liste der schrecklichsten Verbrechen des zwanzigsten Jahrhunderts wird von Terroristen fortgesetzt, die sich als „Kämpfer für eine Idee" ausgaben. Der „größte" unter ihnen ist zweifellos der palästinensische Terrorist Abu Nidal. Auf seinem Gewissen lasten die furchtbaren Bombenanschläge in Wien und Rom im Jahre 1985 und viele andere Verbrechen. Abu Nidal verbirgt sich, wie westliche Experten vermuten, im Irak, im Libanon oder in Syrien.
Als größte Terrorakte der Geschickte der Menschheit gelten der Anschlag der Nahost-Terroristen im Juni 1985 auf eine Boing-747 der Fluggesellschaft „Air-India" im irländischen Shannon Airport, dem 329 Passagiere zum Opfer gefallen sind, und der Bombenanschlag auf eine Eisenbahnstation in Bologna, Italien, am 2. August, der 85 Menschen ins Jenseits schickte. Der mutmaßliche Organisator dieses Anschlages, der italienische Terrorist Pierre Luigi Palia, wurde nach einer Schießerei im Jahre 1982 in Bolivien verhaftet.
Und noch ein Terrorist dieses Jahrhunderts. Der Venezolaner Iljitsch Ramirez Sanchez (geboren im Jahre 1949), unter dem Spitznamen Carlos bekannt, begann ebenfalls als „Kämpfer für eine Idee". Der Vater von Carlos, ein reicher Rechtsanwalt, war leidenschaftlicher Kommunist und deshalb nannte er zu Ehren Lenins den Sohn Iljitsch. Nachdem er ein Studienjahr an der Vorbereitungsfakultät der Universität der Völkerfreundschaft „Patrice Lumumba" in Moskau ohne besondere Erfolge studiert hatte, war er von der sowjetischen Hochschulbildung enttäuscht und begab sich nach Europa, wo er bald darauf an Operationen der „Nationalen Front für die Befreiung Palästinas" teilzunehmen begann – an der Entführung von Flugzeugen, an Bombenanschlägen usw. Danach bildete er seine eigene terroristische „Gruppe Carlos". Nachdem Sanchez mit der Ermordung zweier französischer Polizisten, die ihn verhaften wollten, begonnen hatte, erreichte er den Höhepunkt seiner Bekanntheit im Jahre 1982. Zu dieser Zeit war eine Magdalene Copi beim Transport von Sprengstoff in

Paris verhaftet worden, sie war die Freundin und künftige Gattin von Carlos. Nachdem der eifersüchtige Carlos ihre unverzügliche Freilassung gefordert hatte, organisierte er Anschläge im Zug Paris-Toulon, im französischen Kulturzentrum in Beirut und in der Vertretung der französischen Fluggesellschaft in Wien... Die Terrorakte der „Gruppe Carlos“ kosteten (nach einigen Schätzungen) hunderte Leben von völlig unschuldigen Menschen...

Unter den Frauen konnte man als die grausamste Mörderin des zwanzigsten Jahrhunderts die Engländerin Judith Minna Yord bezeichnen, die am 4. Oktober 1974 von einem britischen Gericht für 12 Morde zum Tode verurteilt worden war.

Merkwürdig ist eine Sache: Die raffiniertesten, „meisterhaft“ ausgeführten Verbrechen des zwanzigsten Jahrhunderts sind von verheirateten Menschen, von Familienvätern, begangen worden.

„Maitre des Mordes“ kann man den französischen Heiratsschwindler Henri Landru nennen. Henri Landru, geboren am 12. April 1869, war verheiratet, hatte vier Kinder, zwei Jungen und zwei Mädchen... Von 1915 bis 1919 – das war damals Rekordzeit - brachte er elf Frauen um, die er vorher zu diesem Zwecke geheiratet hatte. Landru ließ in den Pariser Zeitungen seine Heiratsannoncen drucken, auf die in der Regel vermögende Witwen antworteten. Danach, über außergewöhnlich hypnotische Fähigkeiten verfügend, „bezauberte“ sie Landru und heiratete unter fremdem Namen. Zu den Flitterwochen brachte er sie auf sein Gut im kleinen Ort Gambe, unweit von Paris. Dort tötete er sie, um sich des Geldes zu bemächtigen. Die Körper der Frauen verbrannte Landru im Küchenofen, so dass ihm praktisch keine Schuld nachzuweisen war.

Ebenso „liebte“ ein anderer Übeltäter, der englische Heiratsschwindler George Jozef Smith, seine Frau Edith und die Kinder. Er ertränkte in Badewannen drei Frauen, die ihn geheiratet hatten.

Eine würdigende Erwähnung verdienen in dieser traurigen Liste die Verbrechen des im Jahre 1988 erschossenen Besessenen Anatolij Sliwko, eines Verdienten Lehrers der RSFSR, der von 1964 bis 1985 aus sexuellen Gründen 7 Jungen umbrachte und seine Handlungen mit einer Filmkamera aufnahm.

... Andrej Romanowitsch Tschikatilo ließ praktisch keine „Vereitelung“ zu: Nicht eines seiner auserwählten Opfer konnte sich retten, er brachte sie in der Regel in einem Wald an einer Eisenbahnlinie um (damit der Lärm der vorbeifahrenden Züge die Schreie übertönte. Auf die Frauen, Mädchen und Jungen warf er sich ganz überraschend, wenn sie mit ihm gemeinsam durch den Wald gingen (er lud sie in der Regel auf seine Datsche ein). Er ging immer vornweg, damit die Unglücklichen keinen Verdacht schöpften. Und die Hauptsache: Er kam niemals, von einer Ausnahme abgesehen, als man ihn bemerkte, an den Ort des Verbrechens zurück.

Das also sind die Schicksale der zehn furchtbarsten Mörder des zwanzigsten Jahrhunderts. Alle diese Morde lassen sich zwar nicht mit den Missetaten des „Rekordhalters“ Bechram, eines indischen Räubers, vergleichen, der es in fünfzig Jahren, von 1790 bis 1840 fertigbrachte, mit seiner Schlinge aus gelb-weißem Gewebe 921 Opfer zu erdrosseln. Oder mit der schwarzen Liste der Morde der ungarischen Gräfin Erzbet

Batory (1560-1614), die 650 Mädchen aus den Dörfern um ihr Schloss im Süden Ungarns umbrachte."

Solche Gräueltaten geschehen im Reich der Menschen. Worin liegen die Gründe, die Quellen für diese Erscheinungen eines unheilvollen, unersättlichen Vampirismus? Was ist das – eine Krankheit im gewöhnlichen, medizinischen Sinne ihrer Merkmale oder etwas anderes?
Hören wir, was darüber die Presse unter Hinzuziehung von Spezialisten des entsprechenden Profils schreibt.
Andrej Tkatschenko, Doktor der medizinischen Wissenschaften, Leiter des Labors für Gerichtssexologie des Instituts für Gerichtspsychiatrie „Serbskij" antwortet auf die Fragen des Korrespondenten der „Express-gazeta" (Nr. 16, 1996):
„Woher kommen diese Sexbesessenen?"
„Sie werden mit Störungen im Hirn geboren. Diese Störungen fixieren sich durch die Geschlechtsorgane bereits im Säuglingsalter."
„Das heißt, man kann einen künftigen besessenen Menschen beizeiten erkennen und isolieren?"
„Nein, das ist nicht möglich. Und wenn er erwachsen wird und nicht Verbrecher, sonder ein Genie wird? Die Wissenschaftler können nur das feststellen, dass er irgendeine biologische Empfänglichkeit für anomale Verhaltensformen hat. Denn auch die Genialität ist eine Anomalie."
„Worin drückt sich denn das nicht normale Verhalten solcher Menschen aus?"
„Sie konzentrieren sich auf irgendeine monotone Form der Tätigkeit. Das kann ein Wissenschaftler sein, der sein ganzes Leben nur Zellen unter dem Mikroskop betrachtet und damit eine wissenschaftliche Entdeckung macht. Oder ein Mörder, der ausschließlich von seinen sexuellen Fantasien gefangen ist."
„Resultiert daraus, dass man die schwachsinnigen Mörder als psychisch Kranke ansehen muss?"
„85 % von ihnen werden als zurechnungsfähig anerkannt, d. h. sie sind fähig, über ihre Handlungen Rechenschaft abzulegen und dafür die Strafe auf sich zu nehmen."
„Kann sich ein Besessener mit sexueller Gewalt befriedigen? Oder bringt er in jedem Falle sein Opfer um?"
„Alles folgt einer aufsteigenden Linie: vom heimlichen Zuschauen, von anfänglich unschuldigen Spielen mit Kindern, bis zu perversen Formen der Gewalt und schließlich bis zum Mord.
Mehrere Male spielt er im Kopf die Situation durch, sorgfältig wählt er Zeit und Ort der Tat, er fürchtet sich schrecklich vor der Strafe. Aber nur bis zu einem bestimmten Moment. Sobald sich das Opfer in seinen Händen befindet, schaltet sich ein Mechanismus ein, den die Psychiater „eingeengtes Bewusstsein" nennen. Und hier tritt sein zweites, sein wahres „Ich" zutage.
Und hier die Meinung eines anderen Fachmanns, eines Juristen („Streng geheim", Nr. 10, 1997), ein Kommentar von Jurij Antonjan, Professor, Doktor der juristischen Wissenschaften des Unions-Forschungsinstituts des Ministeriums für Innere Angelegenheiten der Russischen Föderation:

„Alle wissen, dass viele Morde in einer emotional geladenen, rasch ablaufenden Situation begangen werden, wenn der Mensch nicht über die Zeit verfügt, um eine Entscheidung zu treffen, häufig als Antwort auf irgendwelche Beleidigungen, Erniedrigungen usw. Aber sexuell Wahnsinnige handeln methodisch, sie bedenken beizeiten, was sie tun werden, bereiten sich vor, verwischen Spuren und, was die Hauptsache ist, sie berauschen sich an den Qualen und Leiden, die ihre Opfer verspüren. Es gibt noch ein Merkmal, das die Personen vereinigt, die Serienmorde aus sexuellen Motiven begehen. Das ist praktisch ihre sexuelle Erfolglosigkeit.

Der Fall der Spessiwzews ist meiner Meinung nach einmalig. Hier handelte nicht ein Mensch, sondern drei. In der Kriminalpraxis ist das eine große Seltenheit. Und wir müssen das analysieren, weshalb dem Mörder die Mutter und in gewisser Weise auch die Schwester halfen. Man meint, dass sie die Zeugin der Verbrechen des Bruders war. Den übrigen Merkmalen nach passt Spessiwzew vollkommen in das Bild jenes Sexualmörders, von dem ich sprach. Die Familie, in der er aufwuchs, lebte nach der Beurteilung der Nachbarn sehr zurückgezogen. Was bedeutet das? Sie waren nicht angepasst, sie haben sich an dieses Milieu nicht angeschlossen und sich nicht eingefügt, in das sie sich hätten einfügen müssen. Ich denke, das geschah aus den gleichen Gründen. Spessiwzew fühlte sich übervorteilt, erniedrigt, spürte, dass man mit ihm ungerecht verfahren ist, obwohl er sich keine Antwort darauf geben konnte, wer ihn beleidigt hat. Umso mehr erschütterte ihn das alles. Und alle Verbrechen sind aus denselben Gründen begangen worden. Er war der völlige sexuelle Bankrott, soviel begriff er, er war impotent, er war nicht imstande, normale geschlechtliche Beziehungen mit Frauen einzugehen. Und wie andere sexuell Wahnsinnige, beschuldigte der dabei nur die Frauen.

Und nun komme ich zur Hauptfrage. Warum hat an den Verbrechen die ganze Familie teilgenommen? Am schwierigsten fällt die Antwort auf die Frage, warum die Schwester (war sie Zeugin der Verbrechen?) beteiligt war. Darüber habe ich keine Informationen. Ich kann nur die Vermutung anstellen, dass sie von einer sexuellen Neugier dazu angetrieben worden ist. Vielleicht habe ich auch nicht Recht. Aber viel schwerwiegender und wahrscheinlicher ist die Vermutung, dass die ganze Zeit über die Mutter ihm geholfen hat, bewogen durch ein Schuldgefühl. Im Unterbewusstsein spürte sie oder ahnte sie im Voraus, dass diese Unglücksfälle, die mit dem Sohn passiert sind, wegen der er sogar in ein psychiatrisches Krankenhaus gekommen ist, auf ihr Verhalten zurückzuführen sind. Sie trägt Schuld daran, dass er als solcher geboren, als solcher aufgewachsen ist. Und deshalb half sie ihm in jeder Weise. Das fand seinen Ausdruck auch darin, dass sie die Spuren der Verbrechen verwischte, die abgetrennten Teile der Toten wegbrachte, für ihn die Opfer anlockte, um auf diese Weise ihrem Sohn „Annehmlichkeiten“ zu schaffen.

Ganz schwierig ist es, Beschuldigungen an sie beide zu richten. Und wissen Sie warum? Sie werden sie nicht verstehen, und Sie haben wahrscheinlich auch mich nicht verstanden, weil sie in einer anderen Sprache sprechen und anders denken. Im Verhör verhielt sich die Spessiwzewa sehr aggressiv, auf gestellte Fragen antwortete sie gereizt, und häufig gab sie unpassende Antworten. Das heißt, dass sie die Sprache, in der man mit ihr sprach, nicht verstand.

War Spessiwzew krank? Offenbar, Abweichungen irgendwelcher Art hatte er, eben deswegen brachte man ihn in ein psychiatrisches Krankenhaus. Ich glaube aber nicht, dass eine Krankheit, eine psychische oder eine andere Störung die Ursache für die Ausführung solch furchtbarer Handlungen war. Diese Störungen förderten vielmehr noch die Ausführung von Verbrechen. Es gibt eine zwingende Notwendigkeit, Mutter und Tochter einer psychischen Untersuchung oder sogar einer Begutachtung zu unterziehen. Ich schließe nicht aus, dass man bei ihnen Störungen finden könnte.
Warum tötete Spessiwzew auch Jungen? Soweit mir andere Fälle ein Urteil ermöglichen, vollzog er in der Person dieser Jungen gleichsam seinen symbolischen Selbstmord, er tötete sich selbst. Das war Selbstmord auf psychologischem Niveau.
Und das letzte Moment – der Kannibalismus. Er kommt zwar nicht stark zum Tragen. Trotzdem kochte die Mutter Menschenfleisch, sie verfütterten es an ihren Hund, zwangen ihr nächstes Opfer, davon zu essen. Diese Unmenschen waren aus einer anderen Welt, sie lebten in anderen Dimensionen, nach anderen moralischen Normen…
Und was sagt das Gericht?“
Hier ist noch eine Meinung über Vampire und Mörder (Zeitung „Mir nowostej“, Nr. 40, 1995):
„Die Ursachen für einen Vampirismus sind leider nicht bis zum Ende aufgeklärt. Offenbar hat sich in der letzten Zeit niemand ernsthaft dieses Problems angenommen. Auch heute existiert in der Welt für diese Erscheinung nur ein richtiges Forschungszentrum, das sich in New York befindet. Die Mitarbeiter des Zentrums beobachten ständig 25 Patienten. Diese Menschen kann man bedingt „friedliche“ Vampire nennen. Sie bedrängen niemanden, sie leben ein völlig alltägliches Leben, sie haben Familien, selten eine ordentliche Arbeit. Das Einzige, wodurch sie sich von gewöhnlichen Sterblichen unterscheiden, ist das Entstehen des Bedürfnisses nach frischem Blut. In der Regel ist es das Blut von Tieren, Vögeln, gewöhnlich von einem Stier oder Huhn. Es gibt aber auch solche, die im gegenseitigen Einvernehmen Blut voneinander trinken. Beim Studium ihrer Physiologie, des Stoffwechsels, ihres Verhaltens, ihrer Psyche zucken die Wissenschaftler nur mit den Achseln: Irgendwelche Anomalien, die die ungewöhnliche Leidenschaft dieser Menschen erklären, sind nicht aufgefallen. Natürlich kann das in gewisser Weise die Feststellung von Krankheitsursachen fördern, und das ist unzweifelhaft eine Krankheit, - jene Tatsache, dass alle 25 Menschen Knoblauch ganz und gar nicht vertragen, der, wie bekannt ist, im Blut die Fette aufspaltet. Vielleicht liegt in diesen Fetten der Schlüssel zur Lösung des Rätsels.“
Heureka! Durch den Dschungel widerlicher Informationen über Vampire als Blutsauger und Lustmörder irrend, haben wir am Ausgang einer solchen Information auch etwas Nützliches zum Zwecke des Schutzes des friedlichen Menschen vor dem Aggressor gefunden. Knoblauch ist seit langem bekannt als Mittel des Schutzes vor jeglicher Unreinheit. Prägen wir uns ein, dass wir uns vor solcher Unreinheit, zu der Vampire verschiedener Schattierungen gehören, uns jetzt auch mit Knoblauch schützen werden. Und vor fetten Speisen noch mehr. Näher an den Knoblauch, weg von Fetten. Vielleicht liegt im Verbot des Genusses von Schweinefleisch eine der Weisheiten des Judaismus? Vielleicht liegt eine andere Weisheit derjenigen, die den Juda-

ismus für ihre Religion ansehen, in der Liebe zum Knoblauch? So wir in den guten sowjetischen Zeiten die Losung herausgegeben haben 'Es lebe der Friede, es lebe die Freundschaft und die Zusammenarbeit zwischen den Völkern der ganzen Welt!', fügen wir heute in diesem Stil noch hinzu: „Es lebe seine Hoheit Knoblauch – der unermüdliche Kämpfer für Leben und Gesundheit der ganzen Menschheit!" Du spürst, lieber Leser, wie Knoblauch riecht? Möge immer dieser große Duft bei dir sein. Besser vom Knoblauch durchdrungen als durch irgendeine Unreinheit verstümmelt oder vernichtet worden zu sein.

Und jetzt ausschließlich zu unserem Thema, zum Thema der karmaenergetischen Vampire. Errätst du, mein Gesinnungsgenosse, worauf ich anspiele? Du hast es genau erraten – Blut saugende Vampire, besessene Vampire, mörderische Vampire und die übrige Unreinheit, die die Menschheit quälen und zerstören, sind karmaenergetische Vampire, und durch keine Mittel der heutigen offiziellen Medizin darf man sie als Kinder definieren, die Muttermilch trinken, weil diese Kinder in der Zukunft gefährlich sind, wenn sie die nach unserem großen Dichter, einem hellsichtigen Dichter, kurz vor seinem Ende, das ihm die Hände eines Mörders bereitet haben, an uns vermachten Worte wiederholen können:

Ich betrete allein diesen Weg:
Durch den Nebel blinkt der steinige Weg;
Die Nacht ist still. Die Einöde schenkt Gott Gehör,
Und ein Stern mit einem anderen spricht.

In den Himmeln ist es feierlich und wunderbar!
Es schläft die Erde im blauen Schein...
Was ist mir so schmerzlich und so schwer?
Warte ich auf etwas? Beklage ich etwas?

Jeder Mensch ist schließlich einmalig und unabhängig vom Einfluss anderer, wenn er bereits geistig, physisch und psychisch geformt ist, obwohl bis zur Bildung eines Individuums zweifellos alles auf ihn Einfluss ausgeübt hat, was im gegenwärtigen Leben und in den vorausgegangenen Leben seiner Seele war, d. h. vor ihrer Reinkarnation in den heutigen physischen Körper. Die Medizin kann nichts Bestimmtes zum Bereich der Diagnostik eines künftigen Blut saugenden Vampirs oder besessenen Mörders sagen, was, so meine ich, davon spricht, dass die Erfahrungen der offiziellen Medizin und die modernste medizinische Technik nicht in der Lage sind, solche Krankheiten zu diagnostizieren, die nicht nur eine Gefahr für die Gesundheit und das Leben des allein „den steinigen Weg" betretenden Vampirs und Sadisten, sondern auch aller Menschen um ihn herum, in sich bergen. Und nicht immer hat man König Knoblauch zur Hand. Wir wissen schon aus den vorangegangenen Kapiteln, wie man einen Vampir in sich und in den uns umgebenden Menschen besiegt. Aber das ist wenig. Da es allen Grund gibt, nicht nur zu vermuten, sondern auch anzunehmen (ich bin davon überzeugt), dass die Grundursache des Vampirismus jeglicher Spielart – vom scheinbar harmlosen alltäglichen bis zum bestialisch tötenden – ein Mangel an Energie aus diesem oder jenem Grund ist, und dieser Mangel an Energie wurde dem Karma seiner Seele, dem genetischen Karma zugrunde gelegt oder ausgeformt im

laufenden Leben im Karma des eigenen Bösen oder im Karma der eigenen Dummheit, so muss jeder Mensch in Bezug auf sein Karma diagnostiziert werden. Diagnostiziert nicht von irgendeinem in seinem Beruf mittelmäßigen Psychiaterchen, das auch im Bereich seiner Gesundheit nicht auf der Höhe ist, sondern von einem richtigen Bioenergietherapeuten. Unter dem Kapitel „Jagd auf Hexen“ endete mit einem Interview mit der heutigen Ministerin für Gesundheitswesen T. Dmitrijewa, die glaubt, dass etwa 25 % der Menschen über Normabweichungen verfügen. Ich bin überzeugt, Frau Dmitrijewa weiß, dass unter den Psychiatern der Anteil, die ernsthafte Abweichungen von der Norm aufweisen, mindestens dreimal höher ist. Nicht ihnen darf man den Schutz der Menschen vor Psychopathen überlassen!
Und noch etwas. Aus Erfahrung weiß ich, dass viele Verbrecher sich wunderbar von ihren Sünden bioenergetisch reinigen mit eben jenen Methoden, von denen im vorhergehenden Kapitel die Rede war. Einen besonderen Platz nimmt in dieser bioenergetischen Reinigung die Korrektur des Karmas ein, dessen Mechanismus zur Durchführung der Schluss desselben Kapitels gewidmet ist. Wir werden es nicht wiederholen, aber wir werden auch nicht zu träge sein, ein paar Seiten zurückzublättern. Wir werden nicht träge sein, um auch unsere Nächsten als auch uns selbst vor einer möglichen Gefahr zu schützen. Wir werden bis zum Automatismus die Technologie des Begreifens des Sieges über die Vampire aller Schattierungen und selbstverständlich auch die Technologie des Schutzes vor Vampiren, von der im nächsten Kapitel die Rede sein wird, abarbeiten.

Schutz vor Vampiren

Alle oben beschriebenen Maßnahmen sind darauf gerichtet, dem Vampir in sich selbst zu besiegen. Wie aber schützt man sich vor einem fremden Vampir? Die Einflussnahme eines Vampirs auf einen anderen Menschen ist eine negative energetische Einwirkung. Natürlich hat das mit Behexung, Verderbnis oder Zombierung nichts zu tun. Alles das ist ein Eindringen eines anderen Biofeldes in unseren Organismus, und es fügt uns energetischen Schaden zu mit entsprechenden, überwiegend negativen Folgen für unsere Gesundheit. Wenn wir uns nicht freiwillig zur Spende bereit erklären, so ist der Vampir für uns ein ungebetener Gast. Seit langem schon sind verschiedene Verfahren des Schutzes bekannt. Führen wir einige davon an:

1. Die erste und wichtigste Regel beim Verkehr mit anderen Menschen (besonders mit Vampiren) ist, dass man sich **unter keinen Umständen erregt**, weil bei jeder beliebigen Reizursache (eingeschlossen die Worte und Handlungen anderer Menschen) nicht nur ihr Sinn, sondern auch unsere Reaktion wichtig ist. Die unbewusste oder bewusste „Arbeit" des Vampirs zum Raub fremder Energie erreicht ihr Ziel nur dann, wenn sich sein Opfer erregt. Meine „Helden", unabhängig von der Art und Weise ihres Umgangs mit ihren „Unterstellten" (einer aggressiven oder zärtlichen Verhaltensweise), erreichten ihr moralisches oder physisches Gleichgewicht, wenn sich diejenigen Menschen, die unter den Beschuss ihrer verbalen Attacken geraten sind, anfangen sich zu erregen. Die Vampire erfahren dabei vom Prozess des Energieverbrauchs Befriedigung. Dabei muss man betonen, dass die Energie des Reizes bei weitem nicht die beste ist, von ihr geht ein übler Geruch der schmutzigen Energie aus, einer Art „schwarzer Energie", zu der die helle Energie des Spenders verarbeitet wird. Dem Spender wird nicht nur Energie entnommen, er leidet auch unter seiner Umwandlung in einen Generator „schwarzer Energie", die, bevor sie zum Vampir übergeht, den Spender zerstört. Darin besteht eben das Widerwärtige des Vampirismus, dass die Vampire willkürlich oder unwillkürlich danach trachten, im Organismus ihrer Spender die weiße Energie mit ihren hellen, guten Gedanken in schwarze Energie umzuwandeln, die dem Spender Schmerzen und Leiden verursacht. Aus eben diesem Grunde fühlen sich Menschen, die sich vor Vampiren beim Umgang mit ihnen nicht schützen können, so elend. Mit dem Geschlecht der Vampire hat das nichts zu tun.
Wie aber soll sich ein Mensch nicht aufregen, wie soll er sich beherrschen, wenn man versucht, ihn zu reizen?
Ein wichtiges Mittel des Schutzes vor Aufreizung ist ein starkes Biofeld. Achten Sie deshalb auf Ihr Biofeld! Machen Sie bioenergetische Übungen, die im vorangegangenen Abschnitt beschrieben worden sind. Ein starkes Biofeld ist ein starker bioenergetischer Schutz. Dabei muss man berücksichtigen, dass Menschen mit einem starken Biofeld gleichzeitig auch Spender sind, mit denen Vampire Umgang haben möchten. Denken sollte man auch daran, je höher das bioenergetische Potenzial eines Menschen ist, desto größer ist auch seine außersinnliche Wahrnehmung, die beliebige Einflüsse auf ihn feststellt, darunter auch Reizerreger. Um diese „Kehrseite der Me-

daille“ zu neutralisieren, von der man Kenntnis haben muss, sollte man den Kopf, das Gehirn, die Arbeit der Gedanken „einschalten“. Daher stammt auch das folgende Verfahren des Schutzes.

2. **Schutz durch Gedanken**. Die Arbeit des Gedanken kann man unter zwei Aspekten betrachten: der Gedanke, der die eigenen Handlungen des Menschen leitet; der Gedanke, der auf andere Menschen gerichtet ist.
Betrachten wir die erste Richtung der Arbeit des Gedankens in Anwendung auf die wechselseitigen Beziehungen zwischen Mensch und Vampiren, aber die Bedeutung des Gedankens im Bereich seines Einflusses auf andere Menschen ist ein besonderes Thema, das der Autor in seinem Buch „Die Bioenergetik des tätigen Menschen“ detailliert behandelt.
In der ersten Richtung der Arbeit des Gedankens in Bezug auf Vampire müssen wir uns zur Regel machen „der graue Wolf kann uns nicht schrecken“, d. h., wir müssen wissen, dass ein konkreter „grauer Wolf“, ein Vampir, existiert, aber wahrzunehmen haben wir ihn nicht als Räuber oder Dieb, sondern als gutes Haushündchen. Ein solches Hündchen spürt schnell, dass Sie keine „Frucht von jenem Felde (d. h. von seinem Felde)“ sind, und wird bald von Ihnen ablassen.

3. **Vampire soll man meiden**. Lassen Sie sich niemals mit einem unangenehmen Menschen ein! Sollte es schwierig oder unmöglich sein, eine solche Begegnung zu vermeiden, so muss man das zweite Verfahren anwenden.

4. Das folgende Verfahren heißt: „**sich fruchtlosen Phantasien hingeben**“. Wenn es ihnen aus diesem oder jenem Grunde unmöglich scheint, sich vor einem Vampir durch die Flucht zu retten, d. h. sich physisch von ihm zu entfernen, so flüchten Sie in Gedanken in schneeweiße Wolken, in den blauen Himmel. Das ist möglich, stellen Sie sich vor, dass Sie von weißen Wolken oder vom blauen Himmel umgeben sind, die Ihren Gefühlen angenehm sind. Versuchen Sie es, es ist ziemlich einfach.

5. **Lenken Sie nicht die Aufmerksamkeit auf sich**, besonders nicht von Leuten, die für Sie uninteressant sind oder die Sie nicht brauchen.

6. **Lassen Sie sich mit einem Ihnen unangenehmen Menschen in kein Streitgespräch ein**.

7. **Verschließen Sie die Konturen Ihres Biofeldes**:
a) Verschränken Sie Arme und Beine bei der Konversation mit einem Menschen, von dem Sie Unannehmlichkeiten erwarten können;
b) verbinden Sie Daumen und Zeigefinger der einen Hand mit Daumen und Zeigefinger der anderen Hand so, dass sie einen Ring bilden, die anderen Finger der Hände legen Sie aufeinander.

8. **Spiegel.** Bei einer Begegnung mit einem anderen Menschen oder bei der Konversation mit ihm, stellen Sie sich vor, dass zwischen Ihnen und ihm eine Spiegelwand steht, die mit ihrer reflektierenden Seite auf diesen Menschen gerichtet ist.

9. **Scheinwerfer.** Stellen Sie sich vor, wie aus dem Bereich Ihres „dritten Auges" ein starker, greller Strahl aus dem Scheinwerfer tritt, den Sie in den Bereich des „dritten Auges" und in die Augen des anderen Menschen richten, dessen für Sie unerwünschte Aufmerksamkeit Sie auf sich gezogen haben.

10. **Gebet an das reine Kreuz**:
Gott wird auferstehen und seine Feinde werden vernichtet, und die Ihn hassen, laufen vor seinem Angesicht davon, als ob Rauch verweht, so verschwinden sie, als ob Wachs vor dem Angesicht des Feuers dahinschmilzt, so verderben auch sie die Teufel vor dem Angesicht des liebenden Gottes und die sich zum Kreuzeszeichen bekennen, und sie sprechen voller Freude: Freue Dich, Erhabener und durch das Kreuz des Lebens spendender Herr, vertreibe die Teufel mit Deiner Kraft, unseres gekreuzigten Herrn Jesus Christus, der in die Hölle hinabgestiegen ist und die Kraft des Teufels vernichtet, der uns sein ehrliches Kreuz zur Vertreibung allen Übels geschenkt hat. Oh, Erhabener und mit dem Kreuz das Leben spendender Herr!
Hilf uns mit der Heiligen Jungfrau Maria, der Gottesmutter und mit allen Heiligen, in alle Ewigkeit. Amen.

Oder kurz:
Beschütze uns, Herr, mit der Kraft Deines erhabenen und das Leben spendenden Kreuzes, und bewahre uns vor allem Übel!

11. **Gebet an den heiligen Schutzengel**:
Engel des Christi, mein heiliger Beschützer und Schutzpatron meiner Seele und meines Leibes, vergib mir, wenn ich gesündigt habe bis zum heutigen Tage, erlöse mich von allen Lügen des Feindes, weil ich meinen Gott mit Sünden nicht erzürnen will; und bete für mich, dem sündigen und unwürdigen Knecht, damit ich des Segens und der Barmherzigkeit der Allmächtigen Dreifaltigkeit und der Mutter des Herrn, meines Jesus Christus und aller Heiligen würdig werde. Amen.

Es gibt noch eine Vielzahl anderer Verfahren, aber die oben angeführten sind die einfachsten und effektivsten für den Schutz nicht nur vor Vampiren, sondern auch vor anderen negativen energetischen Einflüssen, insbesondere vor Behexung und Verderbnis. Wenn Sie diese gebrauchen lernen, dann werden Sie zur eigenen Freude feststellen, dass Sie mit dem Vampirismus kein Problem haben. Und wenn Sie darüber hinaus die Übungen zur Entwicklung des eigenen Biofeldes durchführen, wird es Ihnen gelingen, auch viele andere Probleme des täglichen Lebens zu überwinden.
Versuchen Sie, alle Verfahren unbemerkt zu machen, ohne sie zur Schau zu stellen und ohne die Aufmerksamkeit der sie umgebenden Personen auf sich zu ziehen.

Anstelle eines Schlusswortes

Viele der beschriebenen Lebenssituationen, Episoden und der Personen sind Dir, lieber Leser, wahrscheinlich schon seit langem bekannt. Sie sind Dir aus Deinem Leben bekannt. Und möge es nicht passieren, dass die Namen Deiner Bekannten und Verwandten mit den Namen meiner Helden übereinstimmen. Möge Deine Situation eine ganz andere sein, als sie hier im Buch beschrieben ist. Aber Du wirst mit mir einverstanden sein, dass vieles, was Du hier gelesen hast, für Dich nichts Neues darstellt. So soll es auch sein. Denn ich habe über meine Vampire eigentlich nicht geschrieben, um irgendwelche neuen Entdeckungen zu machen. Das Ziel, dass ich mir gestellt habe, als ich die ersten Zeilen schrieb, war ein völlig anderes – inwieweit kann man den Lesern helfen, unter Einsatz der im Buch angeführten Übungen eine Immunität vom Vampirismus zu erarbeiten, und in Fällen, wenn das notwendig ist, zusätzliche Maßnahmen des Schutzes vor beliebigen energetischen Überfällen der Vampire.

Das im Buch berührte Problem ist unerschöpflich, und die Aktualität seiner Lösung wächst leider. Wollen wir das Problem bereits heute lösen, weil eine weitere Expansion des Vampirismus einhergeht mit sehr ernsten Folgen sowohl für die Menschheit, die heute lebt, als auch für ihre Nachkommen. Wollen wir dieses Problem lösen, damit wir nicht „den Ast absägen, auf dem wir sitzen“, damit wir nicht ähnlich dem Krylowschen „Schwein unter der Eiche“ nicht die Wurzeln dessen vernichten, der fähig ist, Früchte zu tragen und Früchte trägt. Ein recht bekannter Extrasensory und energetischer Vampir sagte mir nach dem Lesen der ersten Ausgabe dieses Buches: „Ich begreife nicht, warum man über dieses Thema schreiben soll.“ Ich würde ihm mit dem Epilog der erwähnten Fabel von Iwan Andrejewitsch Krylow antworten:

Die Unwissenheit in ihrer Verblendung
Schmäht Wissenschaft und Lehre,
Und ohne es zu fühlen,
Genießt er aller wissenschaftlichen Mühen Früchte.

Und ich möchte hinzufügen, dass die Übungen, die im Buch angeführt sind, eine mehrfache Zweckbestimmung haben, die den Rahmen dessen übersteigt, „wie man einen Vampir besiegt“.

Meine Beobachtungen geben mir allen Grund zu der Behauptung, das die systematische Erfüllung dieser und ähnlicher Übungen nicht nur bedeutend die Energetik eines Menschen erhöht, sondern auch vielfach die physische Kraft und Ausdauer, dem Menschen hilft, sich vom Syndrom der chronischen Müdigkeit und vielen anderen Krankheiten zu befreien, die Nahrungsaufnahme zu verringern.

Wagen Sie es und denken Sie daran, verehrte Leser, dass Ihr „eigenes bestes Lied noch nicht gesungen ist“. Wenn es noch nicht gesungen ist, so haben Sie das Beste noch vor sich, denn die Klassiker unserer Literatur haben offen bekannt, dass „die Errettung der Ertrinkenden die Sache der Ertrinkenden selber ist“. An uns liegt es, uns zu beweisen, dass „wir auch nicht auf den Kopf gefallen sind“. Das wäre der Wunsch.

Dezember 1994, August 1995,
Januar 1997, Oktober 1997

Weitere Bücher des Autoren:

Das Syndrom der chronischen Müdigkeit Schutz und Heilung vor Verderbnis, dem Bösen Blick, Behexungen und anderem Unheil von Igor Saveljev

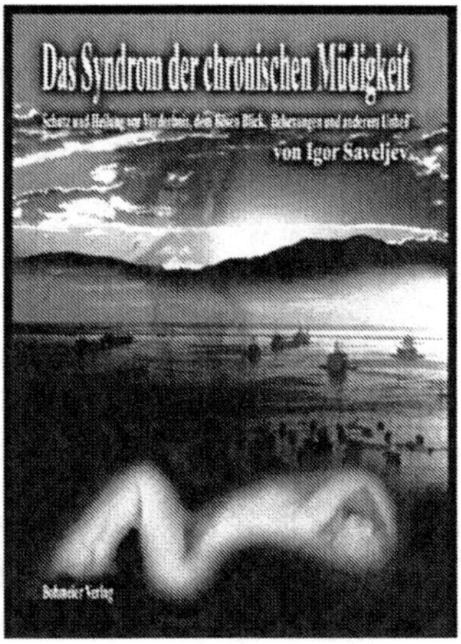

ISBN 978-3-89094-479-1,
176 Seiten, Softcover, Format DIN-A5, Aus dem Russischen von E. Buchmann

Buchbeschreibung: Als ich, E. Buchmann als Übersetzer, dieses Buch in die Hand bekam, glaubte ich, meinen Augen nicht zu trauen. "Chronische Müdigkeit, Behexung, Verderbnis" - das kannte ich nur aus Märchen. Dornröschen fiel mir ein, Jorinde und Joringel als Brautpaar. Zaubermeister, Hexen und Hexer - also doch Märchen?
Da Saveljev Heiler ist (in Russland ein durchaus akzeptierter Beruf), führt er Fälle mit Behexung und Verderbnis aus seiner Praxis an, analysiert sie gründlich, erläutert seine Heilmethoden. Sie erfahren in diesem Buch, was ein Biofeld ist, was Chakren sind und welche Bedeutung sie für das Leben des Menschen haben. Der Autor greift auf hinduistische Vorstellungen der Energiezentren zurück. Sie, liebe Leserin, lieber Leser, erfahren, wie Sie Ihr Biofeld stärken können und lernen praktische Übungen kennen. Im weiteren gibt der Autor Verfahren zur Reinigung des Hauses von bösen Kräften und zur Vernichtung von Teufeln an. Sie, die Leser, werden merken, dass der Glaube an Gott eine wichtige Rolle bei der Arbeit des Heilers spielt.
Der Frage, wie man sich vor Behexung, Verderbnis und anderem Unheil schützt und wie man sie beseitigt, sind weitere Kapitel dieses Buches gewidmet.
Ein Buch aus der Praxis für die Praxis!

Aus dem Inhalt:

Vorwort des Übersetzers und des Autoren
Das Syndrom der chronischen Müdigkeit - das Syndrom der Behexung und der Verderbnis ◄► Anatomie und Physiologie des Biofeldes ◄► Böser Blick, Auge, drittes Auge ◄► Behext ◄► Mit Verderbnis belegen ◄► Wer wem? ◄► Besessenheit ◄► Schutz vor Verderbnis, Behexung und anderem Unheil ◄► Die Entfernung von Behexung, Verderbnis und anderem Unheil ◄► Karma ◄► Zombie ◄► Anstelle eines Schlusswortes